心電図
セルフアセスメント

229題で学ぶ判読へのアプローチ

監訳　新 博次　日本医科大学多摩永山病院院長
訳　　村松 光　日本医科大学内科学(循環器内科学)非常勤講師

ECG Interpretation
The Self-Assessment Approach
SECOND EDITION

Zainul Abedin, MD, FRCP(C), FHRS
Robert Conner, RN

医学書院

【著者】
Zainul Abedin, MD, FRCP (C), FHRS
Associate Professor of Clinical Medicine
Texas Tech University Health Sciences Center
El Paso, TX
Adjunct Associate Professor of Electrical Engineering and Computer Science
University of Texas at El Paso

Robert Conner, RN

Authorized translation of the second original English language edition,
"ECG Interpretation : The Self-Assessment Approach"
©2008 Zainul Abedin & Robert Conner
Published by Blackwell Publishing

All Rights Reserved. Authorized translation from the English language edition published by Blackwell Publishing Limited.
Responsibility for the accuracy of the translation rests solely with Igaku-Shoin Ltd., and is not the responsibility of Blackwell Publishing Limited.
No part of this book may be reproduced in any form without the written permission of the original copyright holder, Blackwell Publishing Limited.
©First Japanese edition 2014 by Igaku-Shoin Ltd., Tokyo

Printed and bound in Japan

心電図セルフアセスメント――229題で学ぶ判読へのアプローチ

発　行　2014年3月1日　第1版第1刷

監訳者　新　博次
訳　者　村松　光
発行者　株式会社　医学書院
　　　　代表取締役　金原　優
　　　　〒113-8719　東京都文京区本郷1-28-23
　　　　電話　03-3817-5600（社内案内）

印刷・製本　双文社印刷

本書の複製権・翻訳権・上映権・譲渡権・公衆送信権（送信可能化権を含む）は（株）医学書院が保有します.

ISBN978-4-260-01917-0

本書を無断で複製する行為（複写，スキャン，デジタルデータ化など）は，「私的使用のための複製」など著作権法上の限られた例外を除き禁じられています．大学，病院，診療所，企業などにおいて，業務上使用する目的（診療，研究活動を含む）で上記の行為を行うことは，その使用範囲が内部的であっても，私的使用には該当せず，違法です．また私的使用に該当する場合であっても，代行業者等の第三者に依頼して上記の行為を行うことは違法となります．

JCOPY 〈(社)出版者著作権管理機構　委託出版物〉
本書の無断複写は著作権法上での例外を除き禁じられています．複写される場合は，そのつど事前に，(社)出版者著作権管理機構（電話 03-3513-6969，FAX 03-3513-6979，info@jcopy.or.jp）の許諾を得てください．

監訳者の序

　Zainul Abedin, Robert Conner 著"ECG Interpretation : The Self-Assessment Approach, 2nd ed"が日本語に完訳され出版されることになった。本書は，改訂により最新の循環器病学の進歩にも対応し，最近明らかになったイオンチャネル病にも心電図を中心とした解説を加えるなど実用性の高いものとなっている。さらに，多数のセルフアセスメントを用意することにより読者の判読スキルの向上に役立てる方式を用いるなど，臨床心電図学をコンパクトに学ぶための座右の書として好都合のものに仕上げられている。

　本書は，村松光博士が時間を惜しむことなく一貫したスタイルで翻訳したものであり，その努力は賞賛に値する。そのため文章スタイルが統一されており，通読するに際し不自然さを感じない。

　心電図は，今日の医療現場においても，多くの臨床に直結した重要な情報を与えてくれる。循環器領域では，心電計は血圧計に次いで普遍的であり，より標準的である。非侵襲的で簡便であるが，心電図所見が示す情報は重要かつ明確である。その臨床現場で速やかに提供される情報から得られる恩恵は計り知れないものがある。しかし，まことに残念であるが，最近では循環器を専攻しているにも関わらず若い医師の中には，心電図は記録したが，自ら判読せず自動的に記録されるコンピュータによる診断所見のみで判断する方がいる。そのようなことでは時間とともに刻々と変化する病態を見逃すのみならず，時には患者の生命を危うくする。だからこそぜひ本書を活用し，心電図判読に興味を持っていただきたい。心電図に関わる多くの医療関係者（医師，看護師，検査技師）にとって本書は魅力的な一冊となることを期待したい。心電図の判読力を高め，臨床現場でのスキルアップにつなげていただければ幸いである。

2014年1月

日本医科大学多摩永山病院院長

新　博次

訳者の序

　心電図学の進歩は近年著しいものがある．心臓電気生理検査に代表される心内電位図や体表面心臓微小電位の数理学的解析，単一心筋細胞を用いパッチクランプ法を駆使してのイオン電流やイオンチャネルの動態解析，チャネル病の遺伝子解析，電気工学の進歩を融合させての電気解剖学的マッピング法など，電気生理学の基礎から臨床に至るまでその進歩の功績は非常に広範囲に及び，ますます発展していくものと考えられる．その成果に伴い不整脈の精確な診断が可能となり，さまざまな不整脈の発生機序が解明でき，さらには治療にも応用できるようになった．

　一方で体表面から簡便に記録できる標準12誘導心電図（以下，心電図）は，最初に医療現場に導入されて以来100年以上の歴史を有しており，あらゆる診療科で日常診療上欠かすことのできない一般的検査法として汎用・頻用されている．今日の心電計には自動解析機能が当然のごとく標準装備されているため，考えながらじっくりと心電図を読む習慣がともすると敬遠されがちになり，またディバイダーを片手にして心電図を精確に読んで不整脈の発生機序を考えるスキルが軽視されがちになってきているのかもしれない．

　巷間には心電図に関しいろいろな切り口から纏められている数多くの書籍が氾濫し，毎年次々と上梓されている．しかしながら，"心電図の理解の仕方"に関して詳細かつ丁寧に解説した書籍は決して多くはない．しかも実際に心電図を読みながら現象と機序を解説し，包括的に理解を深め知識を発展させていく手法を取り入れた書籍はさらに少ない．

　本書は上記のニードを適えてくれるテキストと考えられる．かつ日常診療で有効に活用できるスキルを養ってくれる優れ物と言える．著者のAbedin氏は，多くの心電図に関する書籍には，心電図でみられる現象と機序に関する説明の仕方で正しくないものがあることを，本書中の随所で的確に指摘している．また，より正確かつわかりやすい考え方に基づき解説を加えている点は賞賛に価し，従来の書籍にはない鋭い表現で論理を進めている．著者の意向が十分に理解できれば一歩踏み込んで心電図を読めるに違いないと確信する．本書には非常に多くの鮮明な心電図の実記録が掲載されているので，臨場感を味わいながらディバイダーを片手に判読しつつ，読み進めていただきたい．最後まで読破した暁には，きっと今までとは異なった視点で日常診療の心電図を読んで理解するスキルが獲得できることを念じて序としたい．

　最後に本原書を日本語翻訳しようという動機を滋養してくれた今までにお世話になっ

た心電学や不整脈学の恩師に深く感謝の意を表したい．また，日々の翻訳作業を地道に支え励ましてくれた家族に対して感謝の気持ちを贈る．本書刊行にあたりご尽力いただいた医学書院の中根冬貴氏，柴崎巌氏に感謝いたします．

　2014年1月　山梨甲府にて

村松　光

日本語版への序

"ECG Interpretation：The Self-Assessment Approach" は Robert Conner 氏の優れた企画である。高評を得た本書は彼の卓越した努力によるものであり，第2版では，第1版の成功をさらに発展させた。

本書が採用している書式構成は今日の心電図の参考書に広く使われているものである。内容としては不整脈の機序に関する基礎的かつ臨床的な心電図の解説を大幅に追加し，より実用性を高めた。

本書の目的は，心電図や電気生理学を学ぶ者に不整脈へのアプローチ法を提供することであり，心電図を解釈し不整脈の機序をさらに理解するために重要な基礎的題材と臨床的題材を深く織り込んでいる。本書の内容がより正確な臨床診断とより適切な治療や管理に結びつくものと期待している。

村松光博士が独力で本書原文を日本語に翻訳されたことに対し，我々は深く感謝申し上げる。氏は信じられないほど勤勉かつ迅速にこの翻訳を成し遂げられた。

Zainul Abedin, MD, FRCP（C）, FHRS

序

　標準12誘導心電図（以下，心電図）の精確な理解はすべての医療従事者に必須の基本的スキルである．本書はセルフアセスメントを活用し，心電図の理解方法に関して包括的かつ段階的に表現されており，心電図の基本的な考え方から高度な概念まで発展的に学ぶことができる．本文，セルフアセスメントともに心電図をほぼ原寸大で図示しており，**心電図判読の必須アイテム**といってもよい実践的ガイドである．

　以下のような特徴がある．

- 内容を強調して読者に馴染みやすいフォーマットにしたため，実例を判読するのに役立つ．
- 学習目標を明確に表記したため，心電図解釈における複雑な事項を読者は効果的に学習できる．
- 多数の心電図記録の実例で重要な概念を標示し，判読スキルを会得するのにとても明瞭な心電図記録である．
- 多肢選択方式の問題では現象が的確に強調され，統合的な学習ができる．

　第2版では，初版を徹底的に見直した上で，心電図所見を追加した．また，さまざまな不整脈やイオンチャネル病に関する新しい章を加え，全面的にアップデートした．本書は電気生理学者，医学生，看護師，臨床検査技師などに対して心電図を系統的に学習するために不可欠な助けとなるであろう．

Zainul Abedin, MD, FRCP（C）, FHRS

Robert Conner, RN

目次

1 波形と間隔 ... 1
2 平均 QRS 軸の決定 ... 6
3 正常心電図 ... 11
 セルフアセスメント Part 1 ... 15
4 心室内伝導障害 ... 21
5 心筋虚血と心筋梗塞 ... 31
 セルフアセスメント Part 2 ... 40
6 心腔拡大と心臓肥大 ... 49
7 急性心膜炎 ... 53
8 洞調律とその機能不全 ... 56
 セルフアセスメント Part 3 ... 62
9 房室ブロック ... 76
10 心房不整脈 ... 88
 セルフアセスメント Part 4 ... 94
11 上室リエントリー性頻拍 ... 115
12 Wolff-Parkinson-White 症候群 ... 124
 セルフアセスメント Part 5 ... 130
13 接合部不整脈 ... 156
14 心室不整脈 ... 161
15 チャネル病 ... 179
16 電気的ペーシング ... 184
 セルフアセスメント Part 6 ... 191

参考文献 ... 215
セルフアセスメント 解答 ... 216
索引 ... 225

CHAPTER 1 Complexes and intervals

1 波形と間隔

心電図（electrocardiogram；ECG）はひと言で表すならば，体表面から測定される心臓電気活動の記録である．水平方向と垂直方向に1mm刻みの記録用紙に表示され，水平軸の1mmは40msec（0.04秒）の時間経過を表し，垂直軸の1mmは0.1mVの起電力を表している．記録用紙の5mmごとに太線が表示され，水平軸（時間線）では，200msec（0.2秒），垂直軸（電位線）では0.5mVとなる．また，心腔内から得られる電気活動の記録は，**心内電位**と呼ばれる．

心電図モニタで使用される記録紙には，通常3sec（秒）間隔で上部に小さい垂線が標示されている．心拍数は，6sec間に記録される波形数を数えて10倍すれば即座に概算できる．正確に計算するには，波形と波形の間にある1mmのマス目の数を数えて1,500から割れば良い．現在すべてのモニターシステムは，画面上と記録紙上の両方に心拍数が表示されている．

波形　complex

心電図は，波形（complex）と間隔（時間，interval）というたった2つの要素から構成されている．正常の波形は，①P波，②QRS波，③T波，④U波から成る（**図1-1**）．

P波は心房筋の脱分極を表している．正常P波は円形でいずれの誘導においても振幅が0.25mV（2.5mm）を超えることはなく，110msecを超えて持続することはない．正常P波軸は前額面誘導（Ⅰ，Ⅱ，Ⅲ，aVR，aVL，aVF）で+15°から+75°の間である．P波の振幅は，基線すなわち**等電位線**（isoelectric line）から波

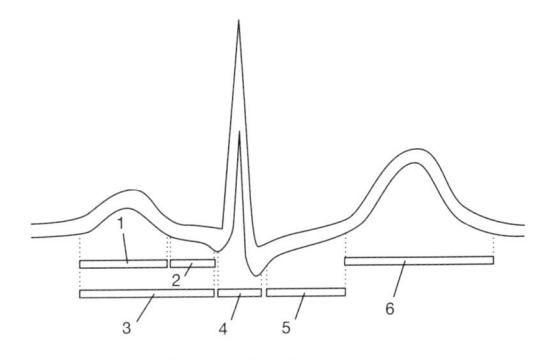

図1-1　正常心電図の波形
1：P波，2：PR部分，3：PR間隔，4：QRS波，5：ST部分，6：T波

形の頂点までを測定する．右房は左房よりわずかに早く脱分極するため，P波の前半部分は右房の脱分極を表し後半部分は左房の脱分極を表すが，正常時はこれらは重複して起こるために単一の振れとなる．

図1-2は体表面心電図の特徴と心臓電気現象との関係を示している．洞結節の興奮（1）は，房室結節（4）やHis束と脚枝（5）の伝導と同様に**心電図上静的**（electrocardiographically silent）であることに注目することは重要である．

回復過程の順序は三相に分類できる．伝導組織がいかなる刺激に対しても反応しない**絶対不応期**（absolute refractory period）(7)，**過常期**（supernormal period）(8)，伝導組織が興奮伝導するが，正常伝導より緩徐であることを典型的な特徴とする**相対不応期**（relative refractory period）(9)である．心拍数が増減，すなわち周期長が変化すると，不応期は漸減したり漸増したりする．そのため不応期の厳密な長さは

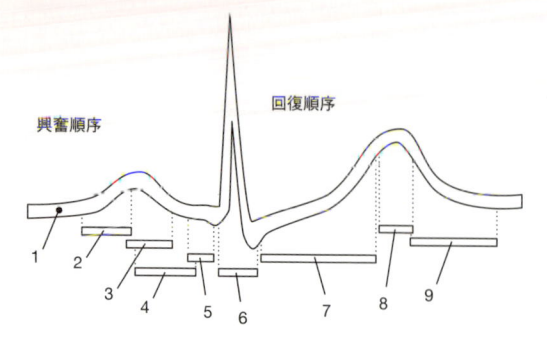

図 1-2　心電図と心臓電気現象との関係

興奮順序　　　　　　心電図
1. 洞結節脱分極　　　無波
2. 右房興奮　　　　　P 波の前半
3. 左房興奮　　　　　P 波の後半
4. 房室結節　　　　　無波
5. His 束/脚枝　　　　無波
6. 心室興奮　　　　　QRS 波

回復順序　　　　　　心電図
7. 絶対不応期　　　　ST 部分
8. 過常期　　　　　　T 波頂点
9. 相対不応期　　　　T 波

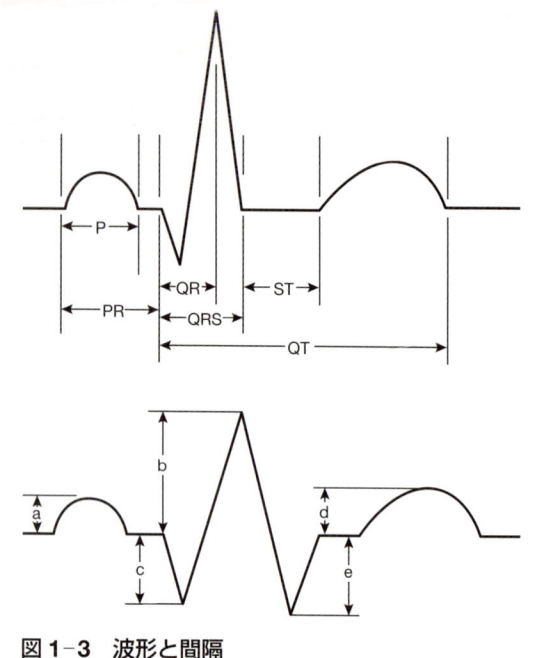

図 1-3　波形と間隔
a：P 波振幅，b：R 波振幅，c：Q 波振幅，d：T 波振幅，e：S 波振幅

心拍数や伝導系の状態次第で変化する。

いわゆる過常期（8）は誤って名付けられた医学用語の 1 つである。実際には，過常伝導現象は伝導が過常ではなくその多くは**正常以下**（subnormal）で，重篤な伝導障害がある状況で観察される。過常伝導は時相（タイミング）の関数の 1 つであり，T 波の頂点に興奮が起こると伝導が認められるが，それより先か，または後に興奮が起こると伝導は認められない。したがって，伝導は予想以上に良好であること，むしろ早期に伝導することが過常性を特徴付けるポイントとなる。

QRS 波は心室筋の脱分極を表している。QRS 波の電位差は正常でも広いものの，前額面誘導の aVL 誘導で 1.1 mV（11 mm）以上や aVF 誘導で 2.0 mV（20 mm）以上，水平面（前胸部）誘導で 3 mV（30 mm）以上の場合は異常高電位とみなす。正常 QRS 波の持続時間は 50～100 msec である。

QRS の陽性波と陰性波は，慣例に従って名付けられており，QRS 波の最初の振れが**陰性**（negative）の場合 **Q 波**と呼ぶ。Q 波の振幅は基線から記録波形の最深点までを測定する（**図 1-3**）。小さく幅の狭い Q 波は，I，III，aVL，aVF，V_5，V_6 誘導で通常認められる。正常 Q 波の幅はどの誘導においても 30 msec を超えることはない。Q 波は QRS 波の振れの大きさに応じて，小文字（q）や大文字（Q）で表現される。完全に陰性の QRS 波や陽性の振れが基線上 1 mm に達しない場合には **QS 波**と呼ぶ（**図 1-4**）。

QRS 波の最初の**陽性**（positive）の振れは，先行する陰性の振れ（Q 波）の有無に関わらず **R 波**と呼ばれる。R 波の振幅は基線から記録波形の頂点までを測定する（図 1-3）。多相性の QRS 波の場合には，後にくる陽性の振れを R'と表記する。R 波は相対的なサイズに応じて大文字または小文字で表現する（図 1-4）。

R 波に続く**陰性**（negative）の振れを **S 波**と呼ぶ。S 波の振幅は基線から記録波形の最深点までを測定する。多相性の QRS 波の場合には，最初の S 波の後にある陰性の振れを S'波と呼

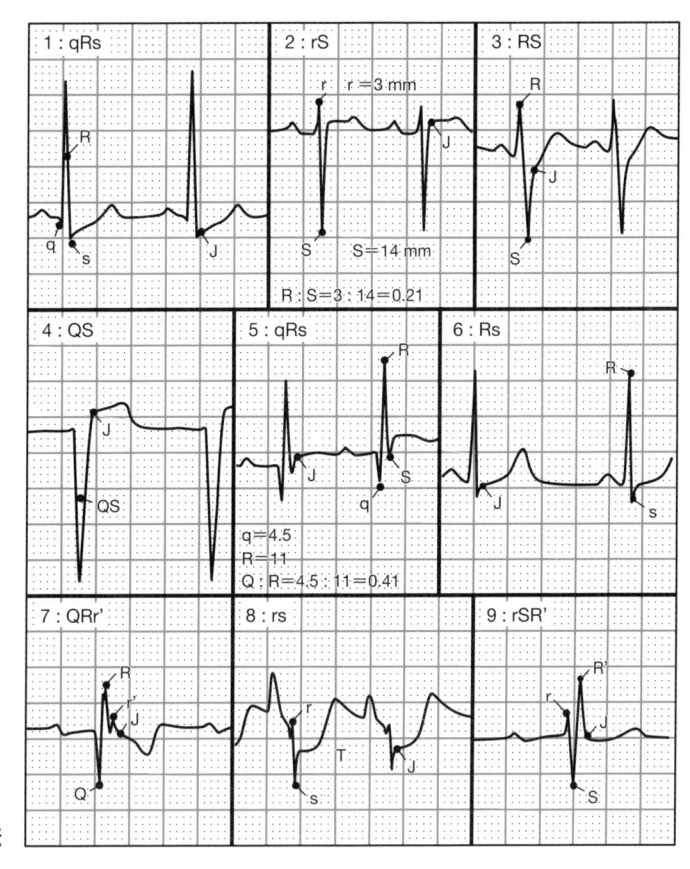

図1-4 波形の命名法

図1-5 U波

ぶ。Q波やR波のようにS波もサイズに応じて小文字や大文字で表現することがある。

T波は心室筋の再分極を表している。振幅は基線から記録波形の最頂点までを測定するが，正常ではどの前額面誘導でも0.5 mV（5 mm）を超えることはなく，またどの水平面（前胸部）誘導（V_1〜V_6）でも1.0 mV（10 mm）を超えることはない。正常T波は緩やかな上向き傾斜から始まり，下向き成分は終末部にかけより急峻な傾斜を示して基線に戻る（5ページ図1-6の**1a**〜**3a**を比較）。言い換えれば正常T波は先鋭（テント状）ではなく，また対称的でもない。T波の極性は誘導で異なっており，正常では成人の場合Ⅰ，Ⅱ，V_3〜V_6誘導で陽性（上向き），aVR誘導で陰性（下向き）で，Ⅲ，aVL，aVF，V_1，V_2誘導ではさまざまである。

U波は小さな振れで，T波の後に時々みられることがある（**図1-5**）。Purkinje線維の再分極を表していると考えられ，その極性は通常先行するT波と同じである。U波はT波が等電位の基線に達した後に始まる。二峰性T波の第2成分をU波と間違えないよう注意すべきである。U波は電解質異常（特に低カリウム血症），薬剤の影響，心筋虚血により出現することがある。またU波は徐脈で増強する傾向がある。

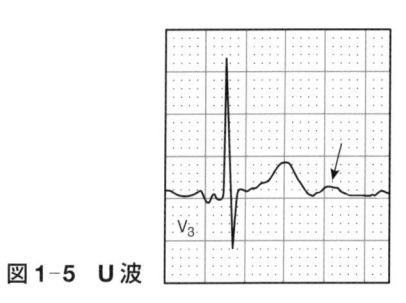

表 1-1 QTc 間隔の上限

心拍数	QTc 間隔（sec）
40	0.49〜0.50
50	0.45〜0.46
60	0.42〜0.43
70	0.39〜0.40
80	0.37〜0.38
90	0.35〜0.36
100	0.33〜0.34
110	0.32〜0.33
120	0.31〜0.32

間隔（時間）interval

臨床的に利用できる心電図の間隔を図1-3に示す。

PR間隔は2つの成分からなり，①P波と②PR部分がある。P波の開始からQRS波の最初の振れまでを測定するPR間隔は，通常成人で120〜200 msecである。小児で180 msec以上，成人で200 msec以上の場合には，**1度房室ブロック**（first-degree atrioventricular block）を考慮する。

QR間隔はQRS波の開始からR波の最頂点までを測定するが，心室興奮到達時間を間接的に反映している。この臨床的意義と応用は次章で述べる。

QRS間隔はQRS波全体の開始から終了までを測定するが，正常範囲は50〜100 msecである。QRS間隔が120 msec以上の場合には**心室内伝導遅延**（intraventricular conduction delay）が存在する。

ST部分（ST segment）はQRS波の終了からT波の開始までを測定する。QRS波とST部分の接合部を**J点**という（図1-4）。ST部分は正常ではJ点で**等電位**（基線と同じ高さ）となるが，正常でも前額面誘導で1 mmまでの上昇や，水平面誘導では2 mmまでの上昇がみられる。ST部分が0.5 mm以上低下している場合は，すべて異常とみなす。

QT間隔はQRS波の開始からT波の終了までを測定するが，正常でも心拍数で変化し，患者の性別や年齢でもわずかに変化する。心拍数で補正したQT間隔を**補正QT間隔**（QTc）と呼ぶ。補正QT間隔の正常上限を**表1-1**に示す。QT間隔の延長は，先天性QT延長症候群（Romano-Ward, Jervell and Lange-Nielsen），心筋炎，心筋虚血，急性脳血管障害，電解質異常や多数の薬剤の影響によりみられる。**トルサード・ド・ポアント**（torsades de pointes：TdP）として知られている多形性心室頻拍は，QT延長が関係しているものとされる。女性は正常でもQT間隔が長いために，男性よりもTdPを起こしやすい。

それぞれの間隔を測定する場合には注意が必要である。すなわち波形記録が明確に区別できず，波形の開始と終了がどこか正確に判断できない場合がしばしばあり，特に波形が低電位の場合，また基線からの立ち上がりや基線への復帰が不明瞭（スラー化）な場合は，測定自体が問題になる。例えばT波の終了時点の決定が難しいことがよくある。さらに，P波やQRS波の開始が明確に記録されていない場合は，PR間隔の正確な測定が困難なことがある。このような場合には，波形がはっきり区別できる別の誘導を探すべきである。基線が動揺した記録やアーチファクトで波形が不明瞭な記録には，診断的価値が乏しいか全くない。

そのほかに，通常よく使用される2種類の間隔がある。1つはP波から次のP波までの時間である**P-P間隔**であり，心房レートやその規則性を検査するために用いられる。もう1つは，QRS波から次のQRS波までの時間である**R-R間隔**であり，心室レートとその規則性を検査するために用いられる。

スラー，ノッチ，分裂
slurring, notching, splitting

図1-6の1a〜3aように，正常のQRS波は幅が狭く明確に記録された波形を示す。一方で心室内伝導遅延が存在する場合には，QRS波は幅広くなり緩やかに動く**スラー**といわれる所見を示す。さらに最初の振れが陽性であれ陰性

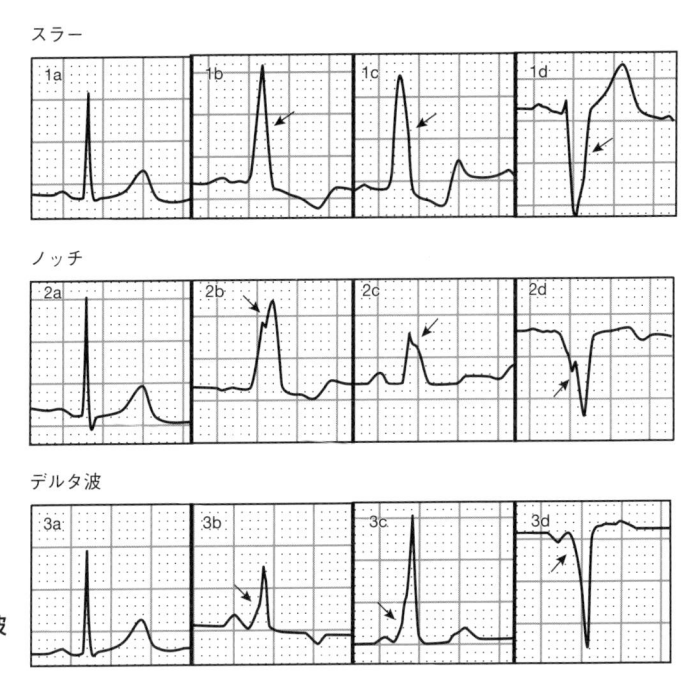

図1-6 スラー，ノッチ，デルタ波
1a～3aは基本波形。

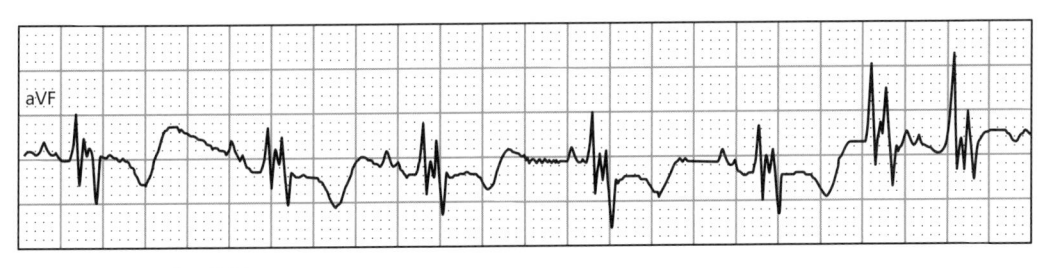

図1-7 QRS波の分裂

であれ，ノッチがみられることがある。ノッチは基線の上にも下にも越えない限局した変形で，それだけで単独の波形とはならない。ごくまれに**分裂**したQRS変形が認められることがある（**図1-7**）。QRS波の分裂は進行した重篤な心筋障害に合併している。

QRS波の異常波形には，特徴的な病態に関連したものがいくつかある。**デルタ波**（delta wave）は早期興奮による心室融合興奮の結果であり，Wolff-Parkinson-White症候群の特徴の1つである。これに関しては12章で述べる。**Osborn波**（Osborn wave）または**J波**は，J点におけるこぶ状の陥凹であり，著明な低体温患者で最も多く認められる（7章参照）。

2 平均QRS軸の決定

　心臓では，心筋細胞の脱分極により三次元的に移動し，かつ拍動の間に連続的に方向を変化する電気が発生する。この電気変化の総和が心起電力ベクトルとなり，心電図の振幅と方向を決定する。心筋で生じる瞬時起電力のすべてを個別に考えることは不可能だが，収縮期のある時間において全体を平均化することは可能であり，**瞬時ベクトル**（instantaneous vector）と呼ばれる単一のネットの振幅と方向が同定できる。収縮期の瞬時ベクトルすべてを統合して脱分極の全過程を表す単一ベクトルにすれば，**ネットないし平均の心臓ベクトル**（net or mean cardiac vector）が得られる。さらに単純化して，平均ベクトルを三次元的空間の単一面に関してのみ計算した結果得られるベクトルが**平均QRS軸**（mean QRS axis）である。

前額面誘導 frontal plane lead

　前額面誘導すなわち**肢誘導**（limb lead）は，3つの双極肢誘導（Ⅰ，Ⅱ，Ⅲ）と3つの単極肢誘導（aVR, aVL, aVF）から構成されている。
　双極肢誘導（bipolar lead）は二肢間の電位差を記録するように設計されている（**図2-1**）。Ⅰ誘導は左右の上肢に接続し陽極は左上肢である。Ⅱ誘導は右上肢と左下肢に接続し，左下方向が陽極となる。Ⅲ誘導は左上肢と右下肢に接続し，右下方向が陽極となる。この3つの誘導で形成される三角形を**Einthovenの三角形**（Einthoven's triangle）と呼ぶ。肢誘導（標準誘導）の心電図における電位間には**Einthovenの法則**が成り立ち，Ⅱ誘導のネットの電位はⅠ誘導とⅢ誘導の電位の和（L2＝L1＋L3）に等しくなる。

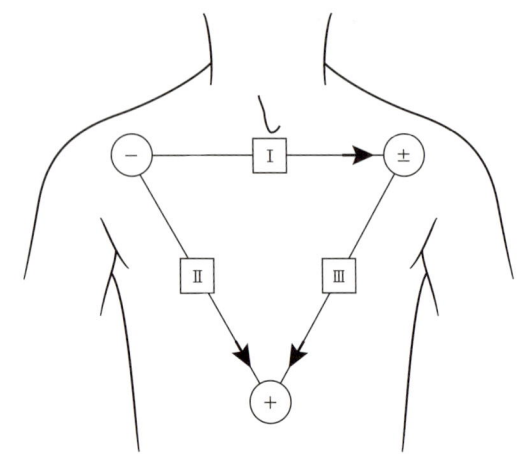

図2-1 双極肢誘導の方向

　単極肢誘導（unipolar lead：aVR, aVL, aVF）の陽極はEinthovenの三角形の頂点で，陰極（**Wilson中心電極**）は心臓の電気的中心点である。単極肢誘導と呼ばれる理由は，陰極の基準点が電気的に静の中心電極だからである。単極肢誘導はすべて文字Vで表現される。単極肢誘導の振れは小さいために**増幅**する必要性がある。表記法は以下のように略記される。R, L, Fはそれぞれ**右上肢，左上肢，下肢**であること，**V**は誘導が単極であることを表し，aは増幅していることを表している（**図2-2**）。

六軸座標系 hexaxial reference system

　前額面における電気軸は，6つの前額面誘導が基準となる。したがって，肢誘導で六軸座標系を作るためには，**図2-3**に示すように双極肢誘導を相互に交差する位置まで移動させる必要がある〔誘導の方向（矢印の向き）は変わらないことに注目〕。このように配列すると，双

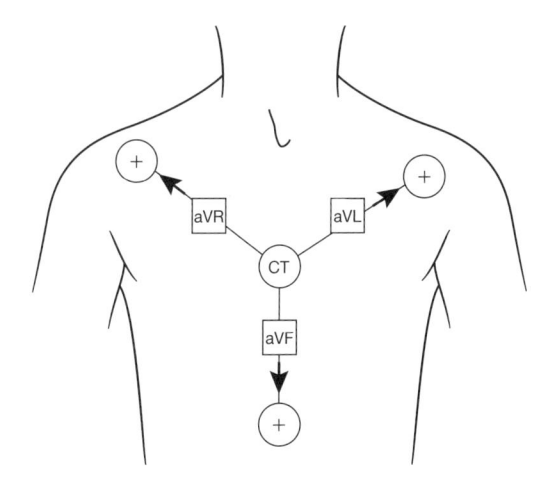

図2-2　単極肢誘導の方向
CT：中心電極

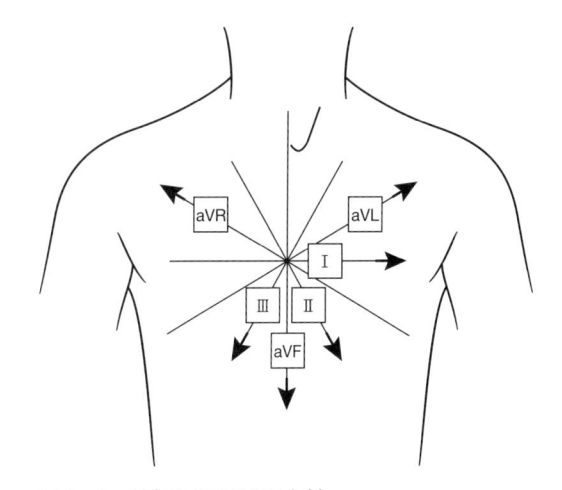

図2-4　前額面における六軸

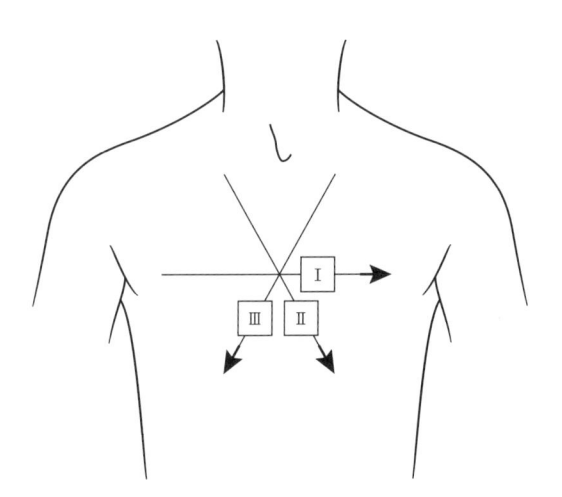

図2-3　双極肢誘導の方向

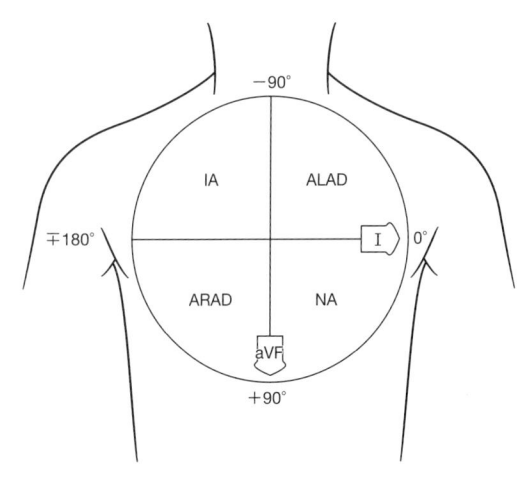

図2-5　正常軸と異常軸による四分円
ALAD：異常左軸偏位，ARAD：異常右軸偏位，IA：不定軸（通常は極端な右軸偏位と考える），NA：正常軸

極肢誘導によって前胸部がそれぞれ60°の角度で6個に区分される。

次に単極肢誘導を加え，双極肢誘導と交差するように配列させる。6つの誘導すべてが通る中心点が中心電極である。単極肢誘導の方向は変わらない。前胸部はそれぞれ30°ずつの角度で12個に区分される（**図2-4**）。

Ⅰ誘導とaVF誘導は前胸部を四分位に分ける。**図2-5**に正常軸と異常軸による四分位を示すが，この四分位を円で囲むと，それぞれの四分位は90°ずつの円弧で区分される。

Ⅰ誘導とaVF誘導の陽極（矢印）間の四分位は正常軸の四分位（NA）である。右側の四分位は**異常右軸偏位の四分位（ARAD）**であり，正常軸の上方の四分位は**異常左軸偏位の四分位（ALAD）**である。残りの四分位は**不定軸の四分位（IA）**で，"無人地帯"と呼ばれることもあるが，極端な右軸偏位を表しているという考えがほとんどである。

完全な六軸座標系の円弧に30°ずつ数値をつ

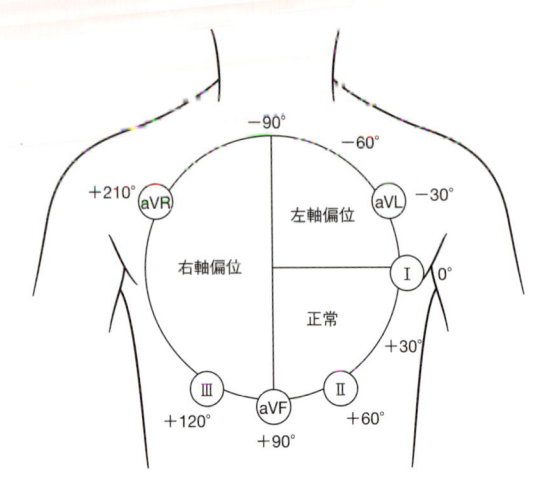

図2-6 六軸座標系

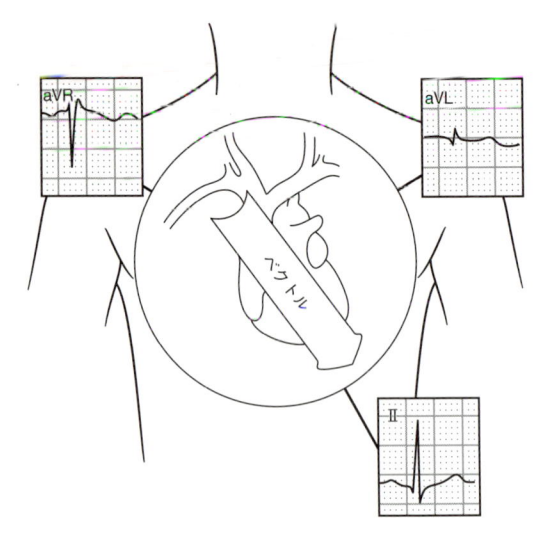

図2-7 心臓全体の心起電力ベクトル

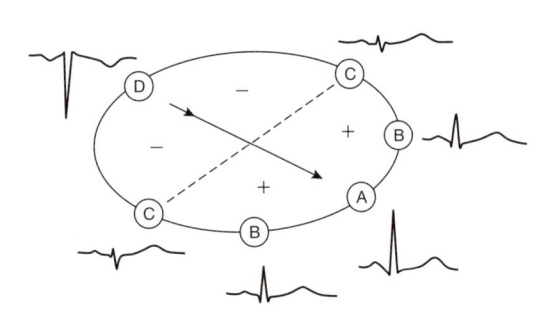

図2-8 波形の大きさと平均 QRS ベクトルに相対する極性
CC 間の破線は零位面を明示する。

ける（図2-6）。慣例的にⅠ誘導の陽極を0°と定め，Ⅰ誘導の上方向空間を陰性とし，下方向空間を陽性としてほかの誘導の陽極にそれぞれ数字をつける。実臨床では不定軸（北西軸）の四分位は極端な右軸偏位を表していると考えられ，aVR 誘導の陽極辺りまで延長してプラスの数字をつけて +210° とする。

正常例では電気軸は**左下方向へ向かう**。

図2-7 の3つの誘導とその記録波形から，以下の単純な3法則がわかる。これらは，QRS 軸の決定のため，確実に理解しておく必要があるだろう。

(1) 電気が誘導の陽極に**向かって**流れる場合は，**陽性波形**（図2-7のⅡ誘導）が記録される
(2) 反対に，誘導の陽極から**離れる**方向に電気が流れる場合は，**陰性波形**（図2-7のaVR 誘導）が記録される
(3) 誘導の陽極に対して**垂直方向**に電気が流れる場合は，**二相性ないし平坦な波形**（図2-7のaVL 誘導）が記録される

電気の流れる方向に対して垂直な誘導で記録される平坦または二相性の波形は**移行波形**（transition complex）と呼ばれ，陽性から陰性への移行が生じる**零位面**（null plane）を明示している（図2-8）。

電気の流れは正常では下方向かつ左方向であるため，P-QRS-T 波は順にⅡ誘導で陽性となるのが正常であり，aVR 誘導では陰性となる。すなわち上述した3法則に従って，以下の3つの質問に答えることで QRS 軸を決定することができる。

(1) どの誘導で最も陽性な（最も高い）R 波が記録されるか？ その答えから電気がどの誘導に対して一番真正面に向かってくるかが明らかになる
(2) どの誘導で最も陰性な（最も深い）S 波が記録されるか？ その答えから電気がどの誘導に対して一番反対側に離れていくかがわかる
(3) どの誘導で最も小さい（最も平坦な）QRS

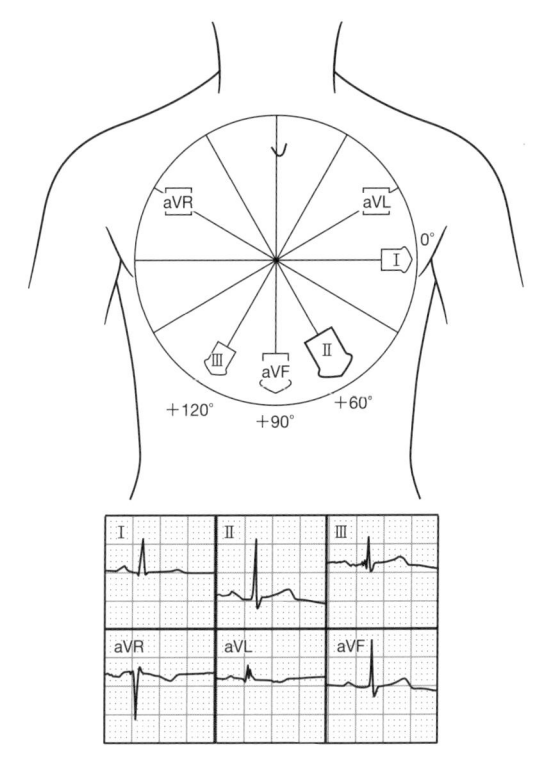

図 2-9　正常軸

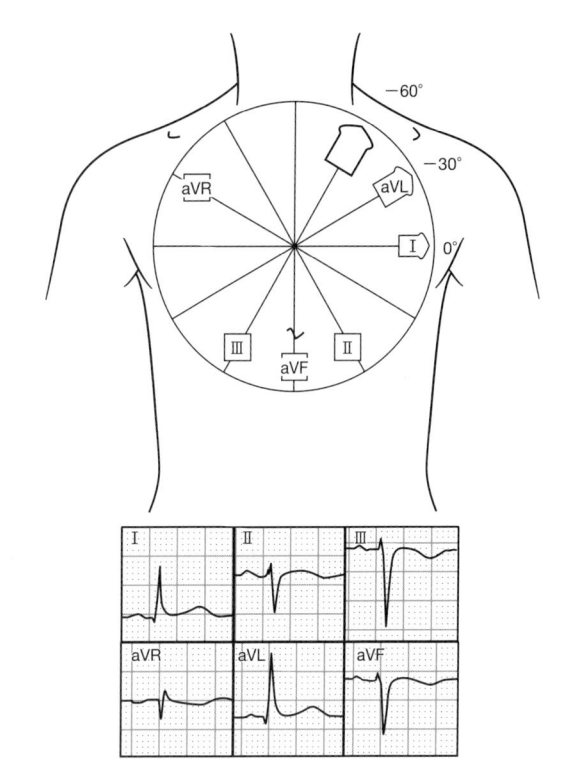

図 2-10　左軸偏位

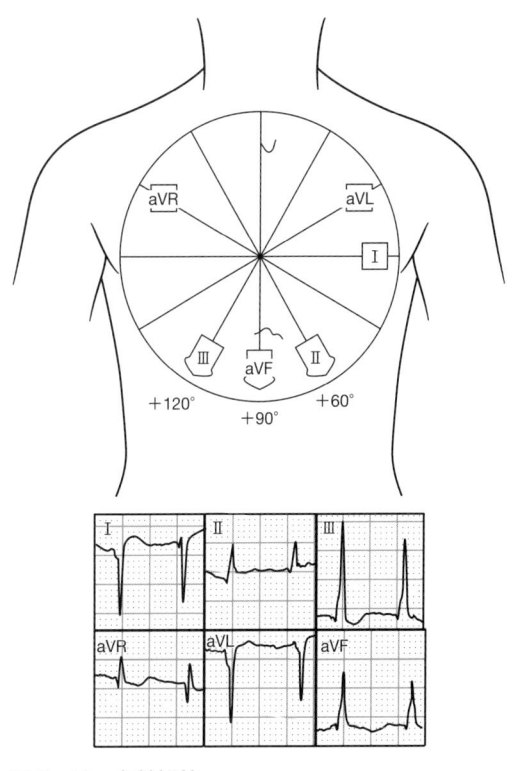

図 2-11　右軸偏位

波が記録されるか？　その答えから心臓全体の心起電力ベクトルの動きがどの誘導に対して一番垂直に近いかがわかる

初学者が六軸座標系を覚えるためには，Ⅰ誘導の軸を赤道とし，aVF 誘導の軸を極の位置と考えるとよい。aVF 誘導の陽極が南極（F＝足＝南）である。下壁誘導は一系列を形成している。すなわち，Ⅱ誘導は正常軸の四分位，Ⅲ誘導は右軸偏位の四分位，aVF 誘導は 2 つの四分位の境界を成している（**図 2-9**）。

異常左軸偏位の例を**図 2-10** に示す。ここでは電気の流れが上方向かつ左方向のため，最も高い R 波は aVL 誘導でみられる。最も小さい QRS 波形が aVR 誘導でみられるのは，電気の流れがこの誘導に対して垂直なためである。しかしながら，Ⅲ誘導の S 波の深さは aVL 誘導の R 波の高さより大きい点には注意する必要があるだろう。このことは全体のベクトルが aVL 誘導の陽極に向かう方向よりもⅢ誘導の陽極から離れる方向により近いことを意味して

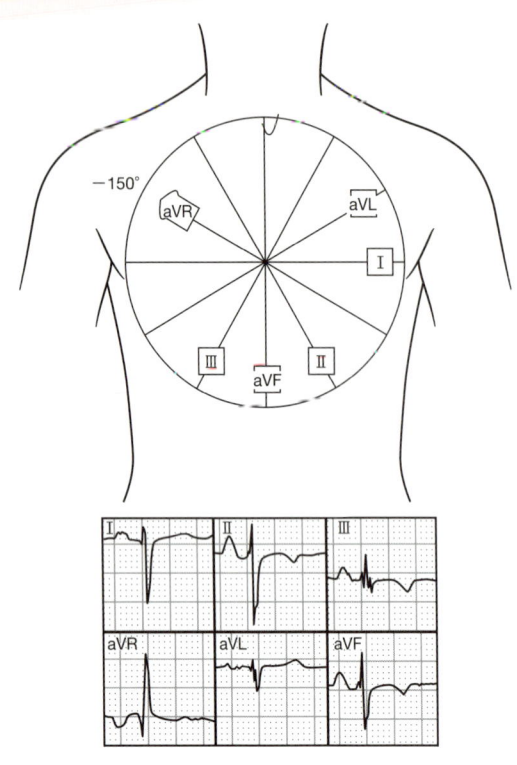

図2-12　著明な右軸偏位

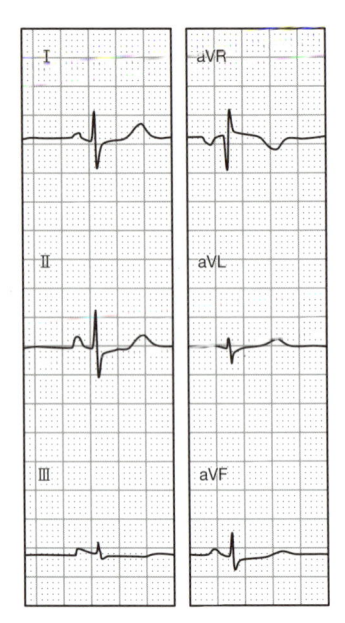

図2-13　不定軸

いる（図2-10の矢頭はこの事実を反映した大きさとなっている）。軸はaVL誘導の陽極（-30°）より左側，すなわち-60°の領域である。Ⅰ誘導とaVL誘導はともに電気が向かってくる側の半球にあり，陽性の波形が記録される。Ⅱ，Ⅲ，aVF誘導は電気が離れていく側の半球であり，陰性の波形が記録される。aVR誘導は零位面にあり小さな二相性の波形が記録される。

これらの原理は右軸偏位（**図2-11**）や極端な右軸偏位（**図2-12**）の例を調べてみればはっきりわかる。

現在市販されている心電計はP波，QRS波，T波の軸を全測定で計算してくれるが，心電計でも読影者でも決められない真の不定軸がごく少数例で認められる。こうした稀有な例では，どのQRS波形も移行波形にみえる（**図2-13**）。

心電図判読の本質は，軸が何度であるかを計算できることではなく，軸の異常や変化を一目で判断できることにある。血液ガスや血清電解質の境界値のように，心電図でも多くの電気軸の境界例に遭遇するが，軸偏位は診断ではなく，次章以降で述べる多くの異常波形に関連する補助的な所見であることを理解しなければならない。

CHAPTER 3　The normal electrocardiogram

3 正常心電図

本章では水平面誘導を紹介し，正常心電図の特徴について述べるとともに，移行帯，低電位，心室興奮順序とQRS波との関係について示す。

水平面誘導　horizontal plane lead

水平面誘導すなわち**前胸部誘導**（precordial lead）は単極（V）誘導である。陽性の電極は前胸壁を横断して配置され，不関電極はWilson中心電極である。V_1誘導は第4肋間胸骨右縁，V_2誘導は第4肋間胸骨左縁，V_4誘導は第5肋間の左鎖骨中線上，V_3誘導はV_2とV_4の中間位置にある。V_5誘導は第5肋間の左前腋窩線上で，V_6誘導は第5肋間の左中腋窩線上にある。前胸部誘導の空間的位置関係を**図3-1**に示す。前胸部誘導の配置は，常に骨格を指標として行う。誘導の位置を間違えると疑似異常をもたらすことがある。

正常心電図の特徴
features of the normal electrocardiogram

図3-2に正常心電図を示す。重要な特徴がわかりやすいように番号を付けて説明する。P波からT波までのすべての波形は，正常ではⅡ誘導で陽性となる（①）。したがって同一例での波形はaVR誘導ですべて陰性となる（②）。図3-2には正常の平均QRS軸が記録されており，前額（垂直）面で最大のR波はⅡ誘導でみられ，V_1誘導では小さい**初期r波**（③）とより深いS波がみられる。V_1誘導でのT波（④）は陽性，二相性，陰性のいずれの場合もある。V_2〜V_6誘導のT波は成人の場合，正常では陽性である。いずれのT波も近位部では緩やかに上昇し（⑤），遠位部でより急峻に基線に戻

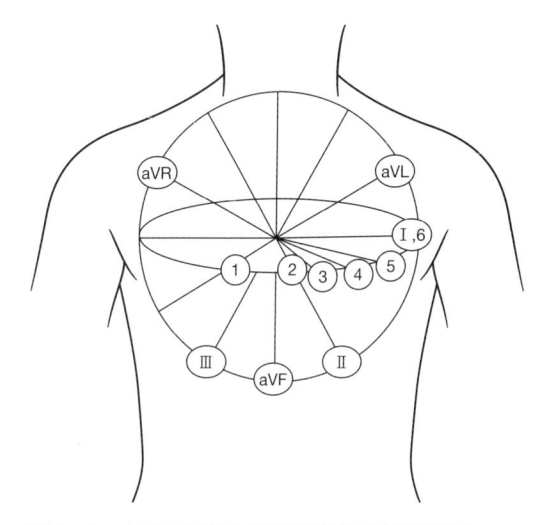

図3-1　水平面誘導と垂直面誘導の位置関係

る。ST部分の近位部の角度が先鋭な場合は異常を疑ってかかるべきである。

前胸部誘導でのR波は正常ではV_1からV_3誘導にかけて振れが大きくなり，R波とS波の振幅が等しい等相性（RS）波形がみられる（⑥）。この**移行波形**（transition complex）は**移行帯**（transition zone）を表すが，正常所見ではV_3，V_4誘導ないしこの間でみられる。移行（RS）波形がV_1またはV_2誘導でみられる場合は**早期移行**（early transition）を示唆し，等相性波形がV_5またはV_6誘導でみられる場合は**遅延移行**（late transition）を示唆する。QRS波からST部分が開始する点を**J点**（⑦）と呼ぶ。J点の変形に関する注意点は，7章で述べる。

V_6誘導でのQRS波は，典型的には幅の狭い**q波**（⑧）で始まり大きなR波に続く。V_1誘導で正常所見にみられるrS波形群を**右室パターン**（right ventricular pattern）と呼び，V_6

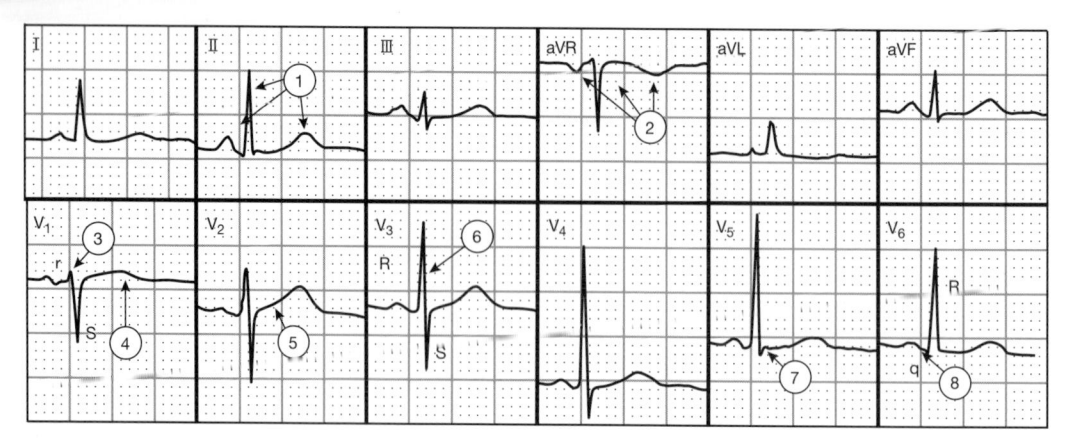

図3-2 正常心電図

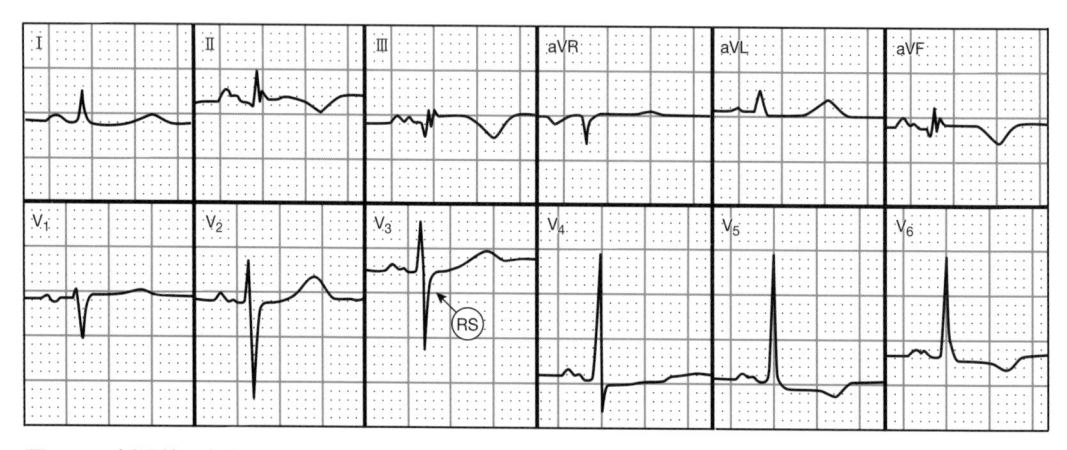

図3-3 低電位の心電図
RSは移行波形。

誘導でのqR波形を**左室パターン**(left ventricular pattern) と呼ぶこともある。しかし，どのような形のQRS波でも心臓で発生するすべての電気現象の総和であり，決して特定の誘導の陽極近傍で発生したものではないことは覚えておくべきである。

●**低電位**

I, II, III誘導において，陽性と陰性の振れの総和が15 mm未満の場合は**低電位**（low voltage）と診断する。**図3-3**に低電位例を示す。低電位は心筋と皮膚の間に低伝導性の体液や組織のある患者（肺気腫，肥満，心嚢液貯留）や，梗塞による心筋の消失，心筋の変性・沈着のある患者（アミロイドーシスなど）でみられることが多い。

●**R波の増高不良**

図3-4にR波の増高不良を示す。V_1誘導のQRS波はrSr形態（①）を示しており，これは人口の約5％にみられる正常亜型である。V_3誘導における初期R波の高さが2 mm未満（②）の場合は，R波の増高不良と診断する。増高不良は左室肥大，前壁心筋梗塞，肺気腫，左脚ブロックの患者でみられることが多い。

●**心室興奮とQRS波**

収縮期のある一定時間に存在する心臓すべて

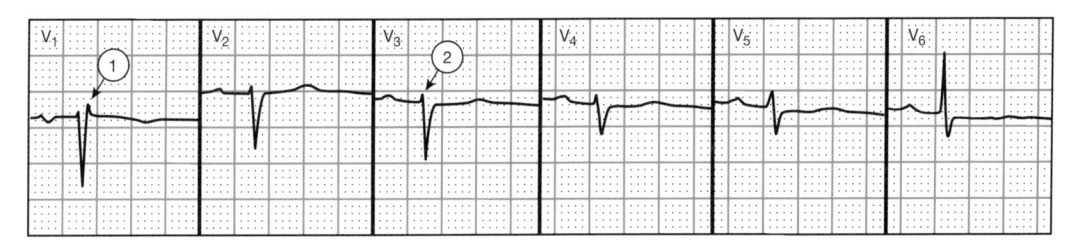

図3-4 R波増高が遅延した心電図

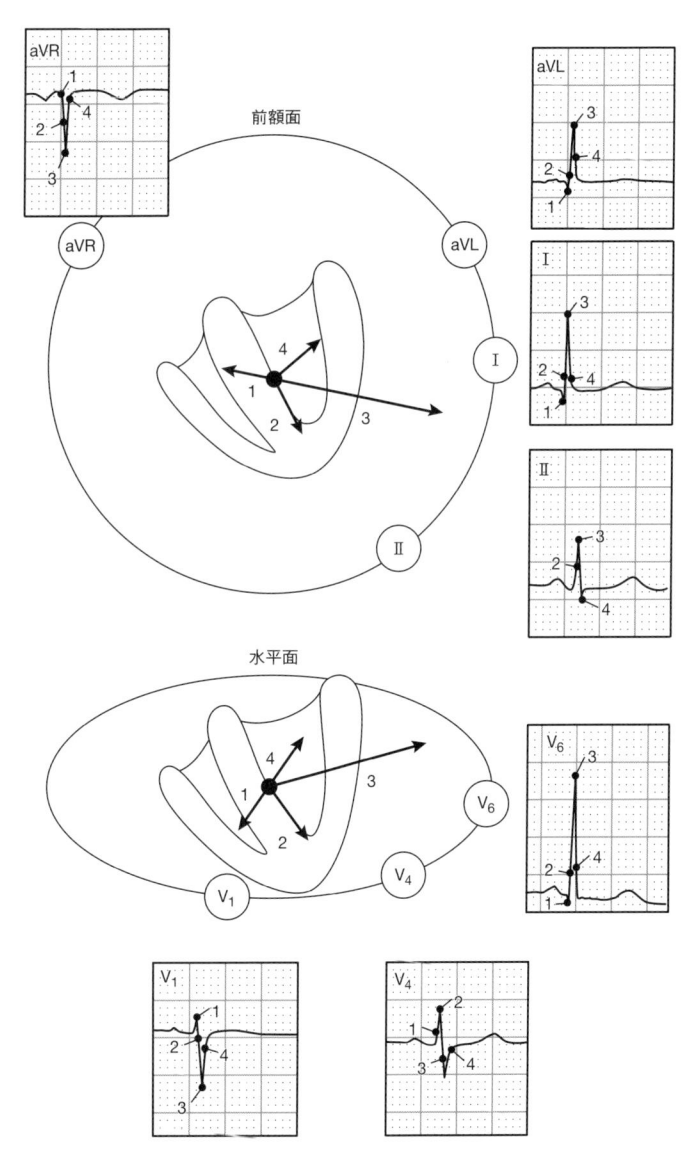

図3-5 正常な心室興奮

の起電力を一括して平均すると瞬時ベクトルが得られる。瞬時ベクトルは**図3-5**の**矢印1〜4**のように図式化され、ある一定時間に生じる電気変化の方向と振幅の平均値を示している。瞬時ベクトルの移動順序により心室筋の部位別興奮順序が表現できる。

瞬時ベクトルで表される電気的興奮波は三次元であるが，通常の心電図は以下の2つの面でしか誘導を記録できない。肢誘導（Ⅰ，Ⅱ，Ⅲ，aVR，aVL，aVF）は前額面，すなわち冠状面での電気活動をとらえ，前胸部誘導（V_1～V_6）は水平面すなわち横断面での電気活動をとらえている（図3-1）。

洞房結節，房室結節，His束，脚枝で生じる脱分極は起電力が小さすぎて体表面からは振れが記録されない。心室の脱分極は左室中隔の表面から始まり，右前方向へ向かう最初の脱分極波形を生じ，瞬時ベクトルすなわち**矢印1**（図3-5）で示した中隔ベクトルを生じる。中隔ベクトルはV_1誘導で**小さい初期r波**と同時にⅠ，aVL，V_6誘導で**小さい初期q波（中隔q波）**を発生させる。

脱分極は心室中隔の起始部から中隔下部の左側と右側に広がり，心室の心尖部領域を通過する。この興奮波の前面は**矢印2**（図3-5）で示されているが，中隔の長軸に沿った方向を示しⅡ誘導の陽極に向かって前方かつ左方向に向かう。この心起電力ベクトルはV_1誘導に対してほぼ垂直であるため，この誘導における初期の陽性の振れは下行して等電位の基線に戻る。前方，左方または左前方向に面している誘導では，このベクトルを反映して陽性の振れ（R波）が記録される。aVR誘導ではベクトルから動きが離れていくので，陰性波が記録される。

次に**矢印3**（図3-5）で示した興奮相では，脱分極が左心室の厚い前壁と側壁に移動して，後方・左下方向に動く様子を示している。この大きなベクトルから遠ざかる誘導（aVR，V_1）では深い陰性S波が記録され，左室ベクトルに直面した誘導では高いR波が記録される。このベクトルの動きに対し最も垂直な前胸部誘導では，RS波形の等相性移行波形が記録される。

心基部，すなわち左室円錐基部の厚い壁の興奮は，脱分極過程の終了を表し，最終ベクトル（図3-5，**矢印4**）は後方・左上方向を向く。このベクトル全体の動きに対し，遠ざかる面の誘導では顕著なS波の遠位脚が記録され，直面する誘導ではR波の下行脚が終了するか最後に小さい終末s波が記録される。

矢印3（図3-5）のベクトルが正常より前方を向いている場合，V_1またはV_2誘導はベクトル方向に対しより垂直に近くなり，これらの誘導では移行（RS）波形が出現する。その結果は早期移行で，水平面誘導での前方軸偏位を反映している。これは正常亜型として起こることがあり，また右室肥大による心起電力の方向変化を表すことがある。**矢印3**のベクトルが正常より後方を向いている場合は，V_5またはV_6誘導がより垂直に近くなり，この誘導で移行（RS）波形が出現する。これは遅延移行で水平面誘導での後方軸偏位を反映しており，正常亜型として起こることや，左室肥大による心起電力の変化で生じることもある。

右室の心起電力は**矢印1，2**（図3-5）のベクトルにより示されるが，壁が厚い左室で生じるさらに大きな心起電力（**矢印3**）に隠されてしまう。次章では，心室興奮の順序を表現するために選んだこの4つの瞬時ベクトルを再度用いて，脚ブロックによる興奮順序の変化を示し，その結果生じるQRS波の変化について説明する。

セルフアセスメント Part 1

1-1 V₂ 誘導でみられた等相性の RS 波形は何を示しているか？
    a. 早期移行　**b.** 正常移行　**c.** 遅延移行

1-2 左室中隔の脱分極の結果として，V₁ 誘導では _____ が記録され，I 誘導と aVL 誘導では _____ が記録される。
    a. 小さい初期 q 波　**b.** 小さい初期 r 波　**c.** 移行（RS）波形

1-3 以下に示す心電図は正常か？　もし正常でなければどうしてか？

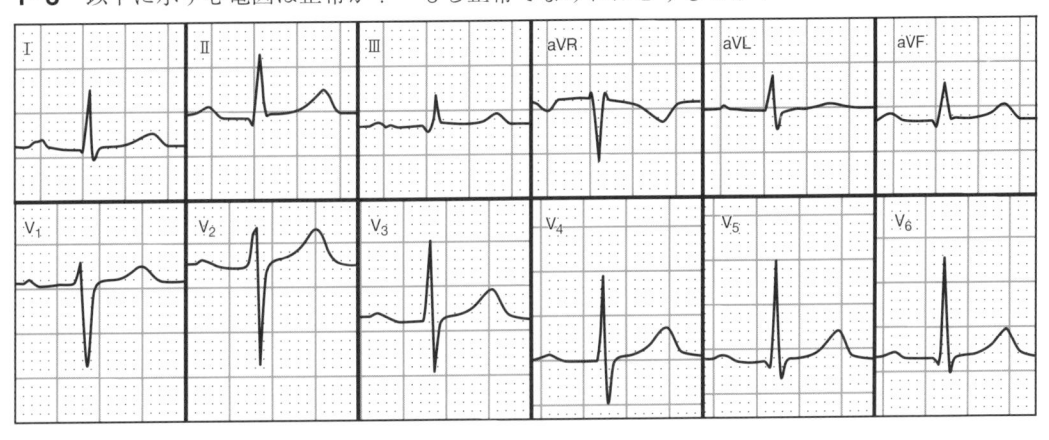

1-4 Einthoven の三角形の頂点はどの誘導で形成されているか？
    a. II，III，aVF　**b.** I，II，III　**c.** aVR，aVL，aVF

1-5 前額面の軸を決定せよ。

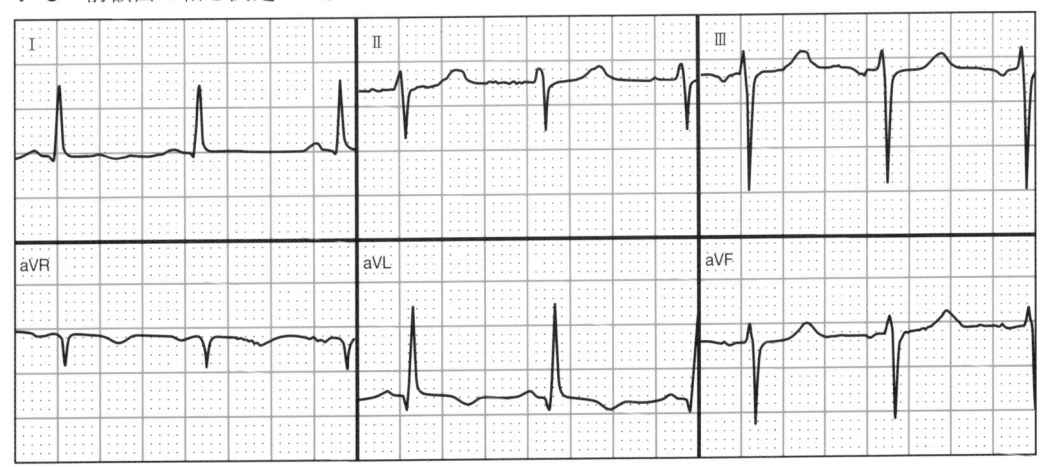

1-6 III誘導が陽性の極性を示すとき，電気軸は四分位のどこか？
    a. 正常軸　**b.** 右軸偏位　**c.** 左軸偏位

1-7 前額面の軸を決定せよ。

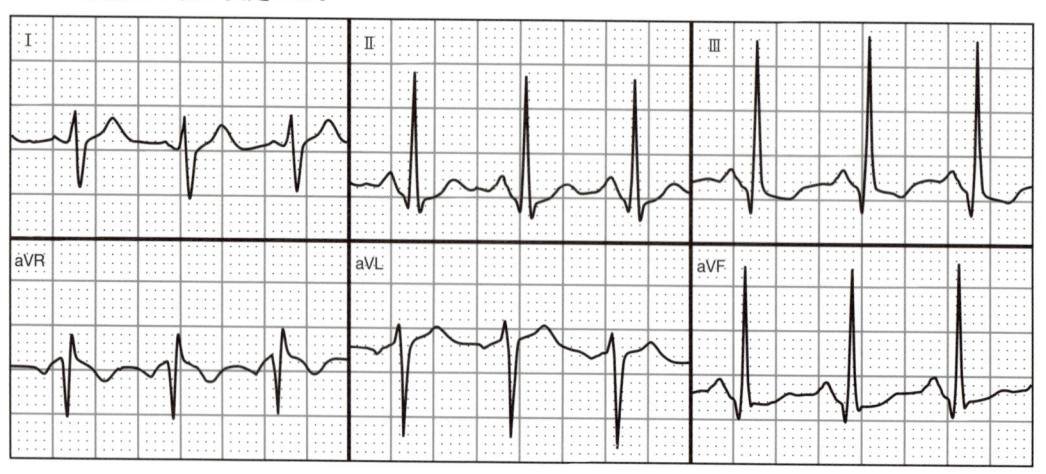

1-8 成人における V_1 誘導の T 波は正常では _____ 。
    a. 陽性のみ　**b.** 陽性か二相性　**c.** 陽性か二相性か陰性

1-9 正常心電図の左室パターンは _____ である。
    a. qR 波　**b.** RS 波　**c.** rS 波

1-10 この心電図は正常か？　正常でない場合，その理由を述べよ。

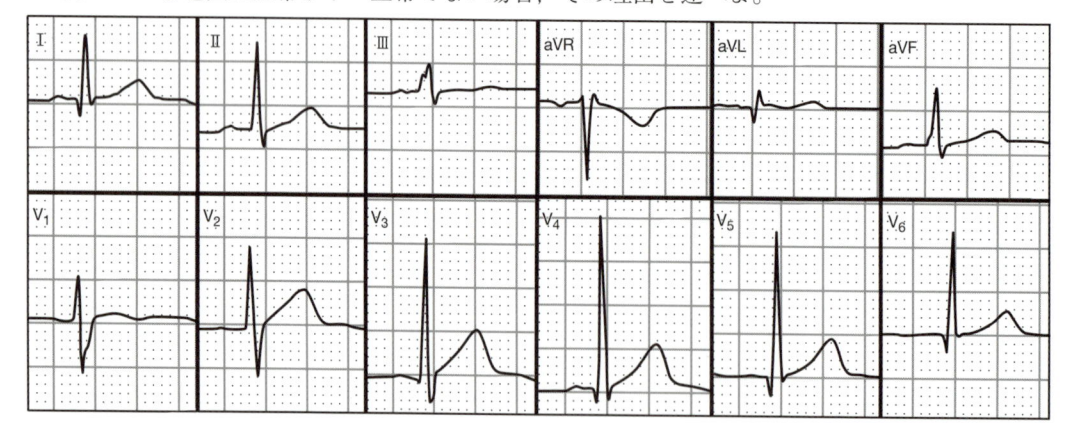

1-11 前額面の軸を決定せよ。

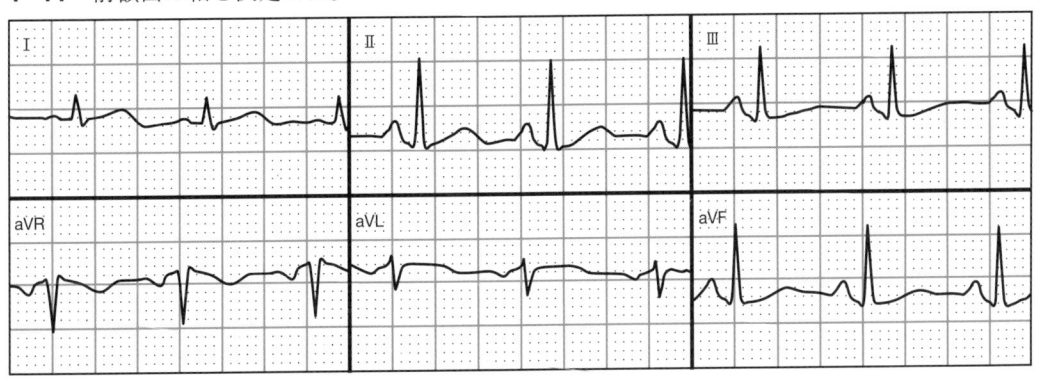

1-12 前額面の軸を決定せよ。

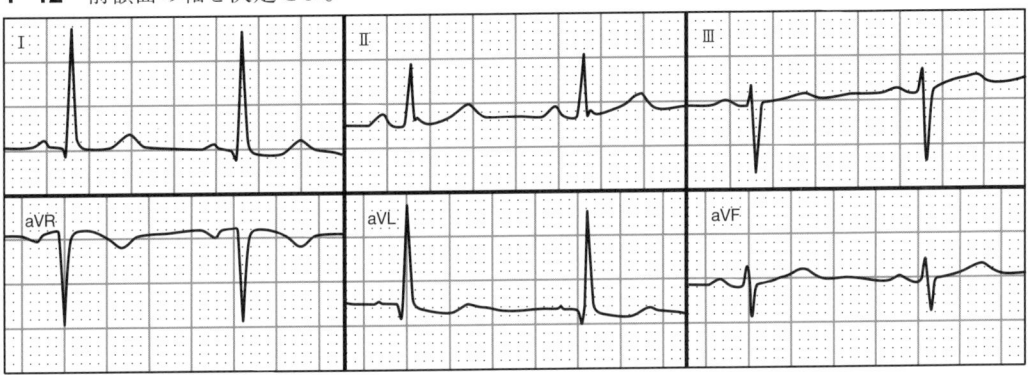

1-13 前額面の軸を決定せよ。

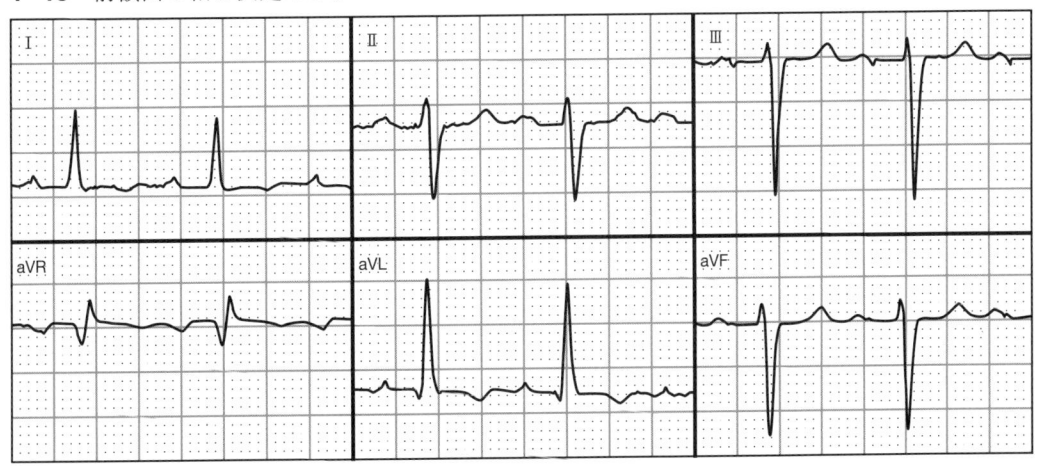

1-14 前額面の軸を決定せよ。

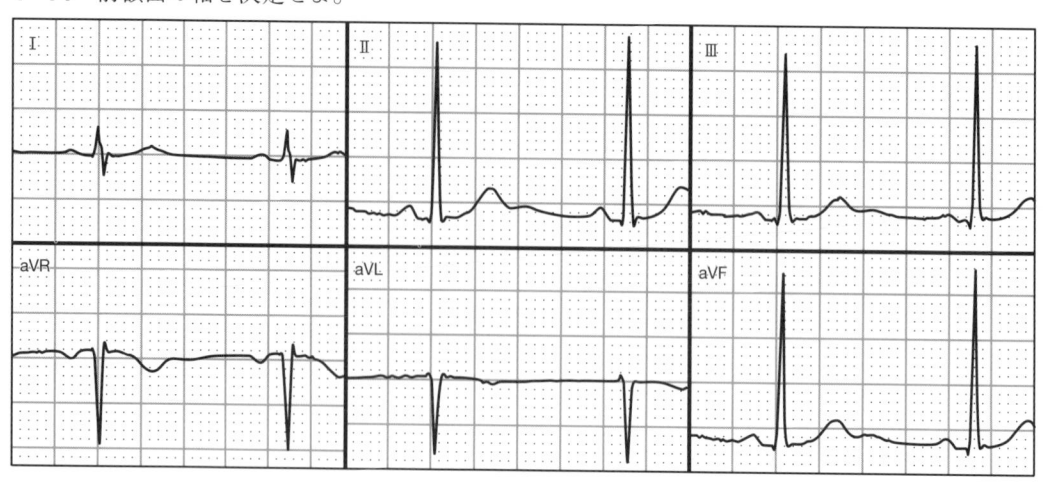

1-15 前額面の軸を決定せよ。

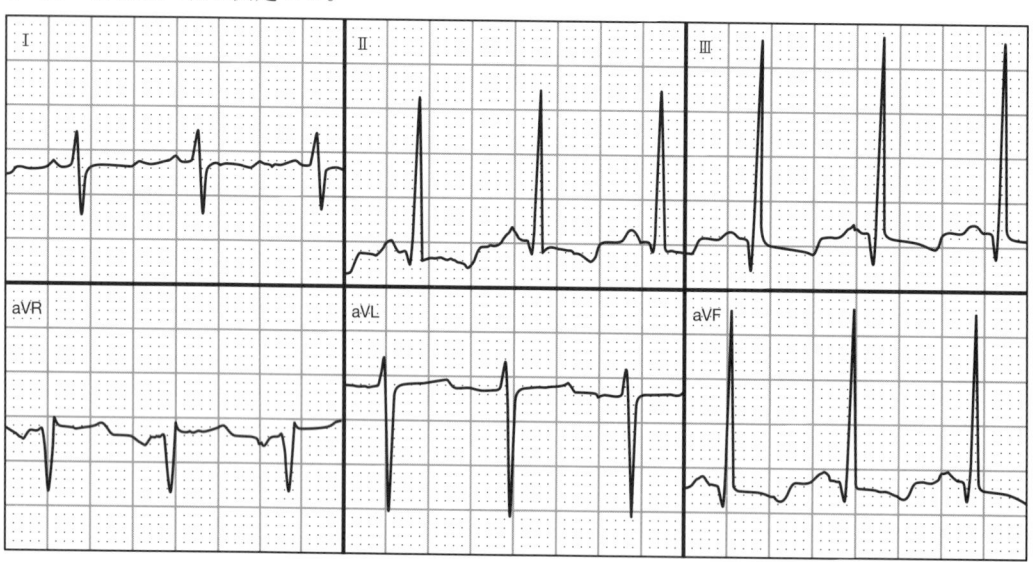

1-16 前額面の軸を決定せよ。

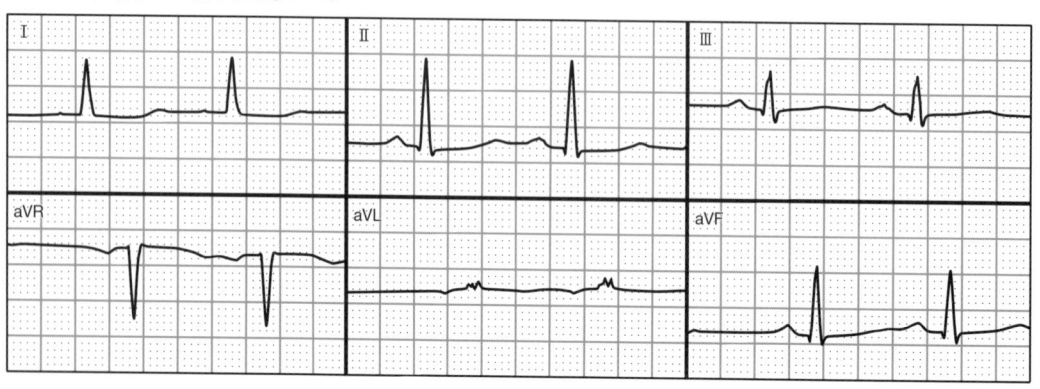

1-17 この心電図は正常か？ 正常でない場合，その理由を述べよ。

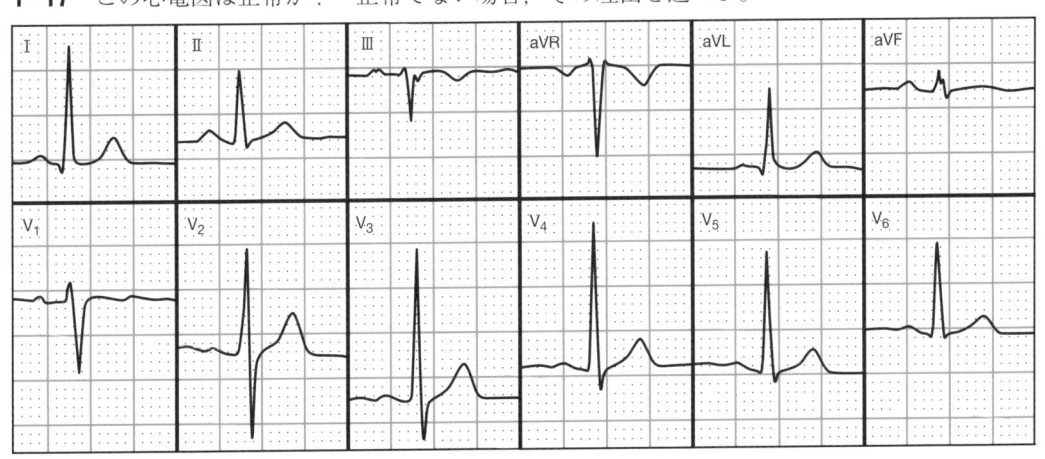

1-18 前額面の軸を決定せよ。

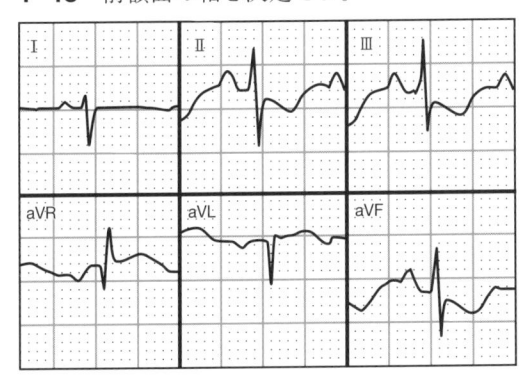

1-19 この心電図は正常か？ 正常でない場合，その理由を述べよ。

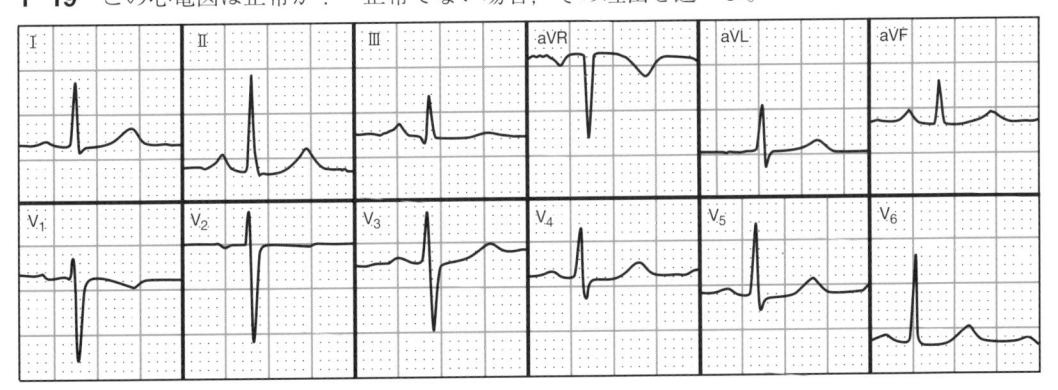

1-20 この QRS 波は正常か？ 正常でない場合，その理由を述べよ。

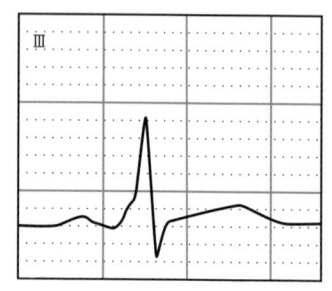

4 心室内伝導障害

CHAPTER 4 Intraventricular conduction defects

心臓の線維性組織
fibrous skeleton of the heart

　心臓の4つの弁はいずれも輪状の線維性組織である**線維輪**（annulus fibrosus）に囲まれており，これは弁尖の固定端をつなげる役割を果たしている。線維輪に隣接する部分は緻密な組織で結合しており，僧帽弁輪と大動脈弁輪は小さな三角形の組織である**左線維三角**（left fibrous trigone）を介して左側で癒合している（**図4-1，lft**）。

　僧帽弁輪と三尖弁輪，大動脈弁輪は，もう1つの重要な結合組織である**右線維三角**（right fibrous trigone）すなわち**中心線維体**（central fibrous body）を介して癒合している（図4-1，**cfb**）。中心線維体を延長した部分と大動脈弁輪の一部は，心室腔の上部を隔てる薄く丈夫な隔壁である**膜性部心室中隔**（membranous interventricular septum；ms）となり，下方に伸びて分厚い筋性部心室中隔の頂部に続いている（図4-1）。

　線維性組織と遠位伝導系は緊密に関係している。房室結節は僧帽弁輪に接して位置している。また，His束は中心線維体を貫き（貫通脚），膜性部心室中隔の後縁を下行し，筋性部心室中隔の頂部で右脚と左脚に分岐する。左脚の束枝は大動脈弁輪と筋性部心室中隔の頂部に密着している。先天性の弁疾患や大血管異常，また心房中隔欠損症や心室中隔欠損症は，線維性組織の異常を伴っており時に伝導障害を起こす。また高血圧症や弁膜疾患による中心線維体や弁輪の病的変化は，遠位伝導障害発症率の有意な増加にも関係している。

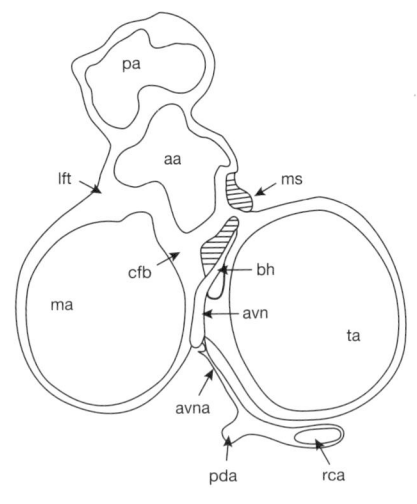

図4-1　心臓の線維構造
aa：大動脈弁輪，avn：房室結節，avna：房室結節動脈（枝），bh：His束，cfb：中心線維体，lft：左線維三角，ma：僧帽弁輪，ms：膜性中隔，pa：肺動脈弁輪，pda：後下行枝，rca：右冠動脈，ta：三尖弁輪

遠位伝導系 distal conduction system

　房室結節（atrioventricular node）（図4-1，avn）は，僧帽弁輪に隣接する心房中隔下部に位置している。房室結節は三尖弁中隔尖の上部で冠静脈洞開口部の前方に位置しており，栄養を供給する房室結節枝は人口の90％で右冠動脈由来，残り10％は左回旋枝由来である。

　His束（房室束，atrioventricular bundle of His）は房室結節遠位部から始まり，中心線維体の中央部を貫通して，筋性部心室中隔の頂部まで膜性部心室中隔の後縁を下行する。左脚の後枝と中隔枝は心室中隔に沿ってHis束からシート状に起始する。His束は終末部で分枝して左脚前枝と右脚の細い一本の束枝になる。約

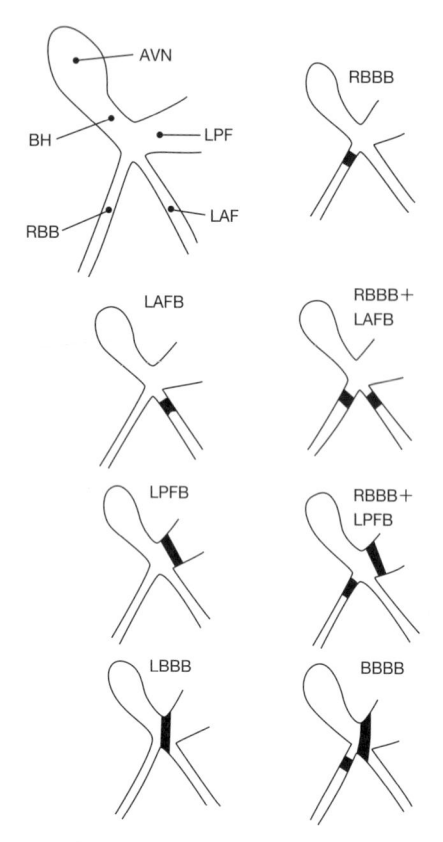

図4-2 遠位刺激伝導系とブロックの種類
AVN：房室結節，BBBB：両脚ブロック，BH：His束，LAF：左脚前枝，LAFB：左脚前枝ブロック，LBBB：左脚ブロック，LPF：左脚後枝，LPFB：左脚後枝ブロック，RBB：右脚，RBBB：右脚ブロック

半数例では，His束は右冠動脈の結節枝と左前下行枝の第1中隔（穿通）枝の両方から血液の供給を受けている。残り半分は右冠動脈後下行枝からのみ血液供給を受けている。

右脚（right bundle branch）はHis束の分岐部から起始し，その線維は左脚前枝から分枝している。右脚は長細い束枝で心内膜下あるいは心室中隔の筋肉内を走行し，三尖弁の前乳頭筋の基部で終わる。右脚の血液供給は，50％の症例で右冠動脈の結節枝と前下行枝の第1中隔枝から，残りは第1中隔枝のみからそれぞれ行われている。

左脚（left bundle branch）の起始部位は大動脈弁の無冠尖と右冠尖に関連している。左脚の線維は筋性部心室中隔の頂部に沿ってHis束全体から扇状に起始し，3つの束枝に分離する。

左脚前枝（left anterior fascicle）は最も長く細い伝導線維で，His束終末部から分枝し，僧帽弁の前乳頭筋の基部まで伸びる。この束枝は血液供給を左前下行枝の中隔枝から受ける。解剖学および生理学の面から左脚前枝と右脚は両側性に相補的と言える。構造的にも類似しており，共通の血液供給を受けるとともに伝導障害を最も受けやすい束枝である。事実，左脚前枝ブロックを伴う右脚ブロックが一般的に遭遇する二枝ブロックの型である。

中間束枝，すなわち**中心中隔束枝**（centro-septal fascicle）は左脚の前枝後枝間から起始するか，他束枝の一方または両方から起始する場合がある。正常所見では，3つの主要束枝間での相互連結が存在する。中間束枝のブロックは一般的に心電図では認識されない。それゆえ，遠位伝導系は本質的に四重の束枝（右脚枝，左脚前枝，中間束枝，左脚後枝）の形状をとっている。

左脚後枝（left posterior fascicle）は短く，扇状の伝導線維で左室後乳頭筋の基部に向かう。血液は50％の症例で右冠動脈の結節枝および前下行枝の中隔枝から，残りは結節枝のみから供給されている。

脚束枝は特殊化した心筋線維である**Purkinje線維**（Purkinje fibers）の心内膜連絡網（ネットワーク）につながっており，心筋全体に興奮を広げる。

心電図と解剖学の関係 electrocardiographic criteria and anatomic correlations

脚枝の主幹または，左脚前枝か左脚後枝のいずれかの伝導が緩徐になるかまたは消失するとQRSの変化が出現する。このQRS変化は**脚ブロック**（bundle branch block）または**束枝ブロック**（fascicular block）と呼ばれる。**ヘミブロック**（hemiblock）は束枝ブロックの古い命名法である。ヘミブロックは"片（側）ブロック"を意味するが，左脚が二等分されると想定した場合にのみ適当な用語である。

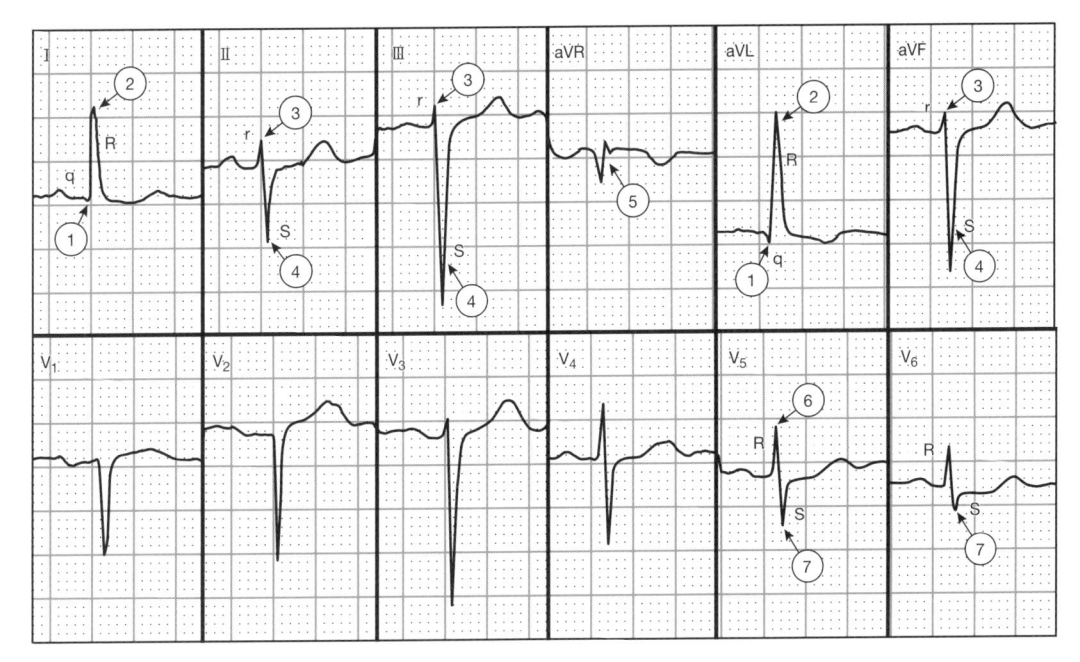

図 4-3 左脚前枝ブロックの心電図

● 左脚前枝ブロック

　左脚前枝の伝導が遅延ないし完全消失した状態が **左脚前枝ブロック**（left anterior fascicular block；**LAFB**，図 4-2）であり，心室内伝導障害の中で最も一般的である。この障害では，心起電力の平均ベクトルが上方向と左方向に変化し，**左軸偏位**（−30～−90°）とQRS波の特徴的変化を生じる（**図 4-3**）。すなわち，側壁誘導（ⅠとaVL）で小さい初期q波（①）と高いR波（②）が出現し，下壁誘導（Ⅱ，Ⅲ，aVF）で小さい初期r波（③）と深いS波（④）が出現する。aVR誘導のQRS終末部にノッチ（⑤）を認めることが時々ある。遅延移行（⑥）が一般的にみられ，V_5とV_6誘導で通常みられる中隔r波が終末S波（⑦）に入れかわることが多い。

● 左脚後枝ブロック

　左脚後枝の伝導消失または伝導遅延である **左脚後枝ブロック**（left posterior fascicular block；**LPFB**，図 4-2）は，心室内伝導障害の中では最もまれである。この障害では，心起電力の平均ベクトルが下方向と右方向に変化し，**右軸偏位**（+100～+180°）とQRS波の特徴的変化を生じる（**図 4-4**）。すなわち，側壁誘導（ⅠとaVL）で小さい初期r波（①）と深いS波（②）が出現し，下壁誘導（Ⅱ，Ⅲ，aVF）で小さい初期q波（③）と高いR波（④）が出現する。LPFBは，図 4-4 のようにほとんど常に右脚ブロック（RBBB）と一緒に出現する。LPFB単独のまれな例を **図 4-5** に示す。

● 右脚ブロック

　右脚の伝導遅延や伝導消失は **右脚ブロック**（right bundle branch block；**RBBB**，図 4-2）になり，以下の5つの特徴的なQRS変化が出現する（**図 4-6**）。

(1) 120 msec 以上のQRS波の延長
(2) V_1誘導でrSR'パターン
(3) 側壁誘導（Ⅰ，aVL，V_6）で幅広いS波
(4) 心室興奮到達時間（VAT）の延長
(5) V_1誘導でT波の陰転化

　QRS軸は正常であるか，特にLAFB（こちらが多い）またはLPFBを合併した場合には

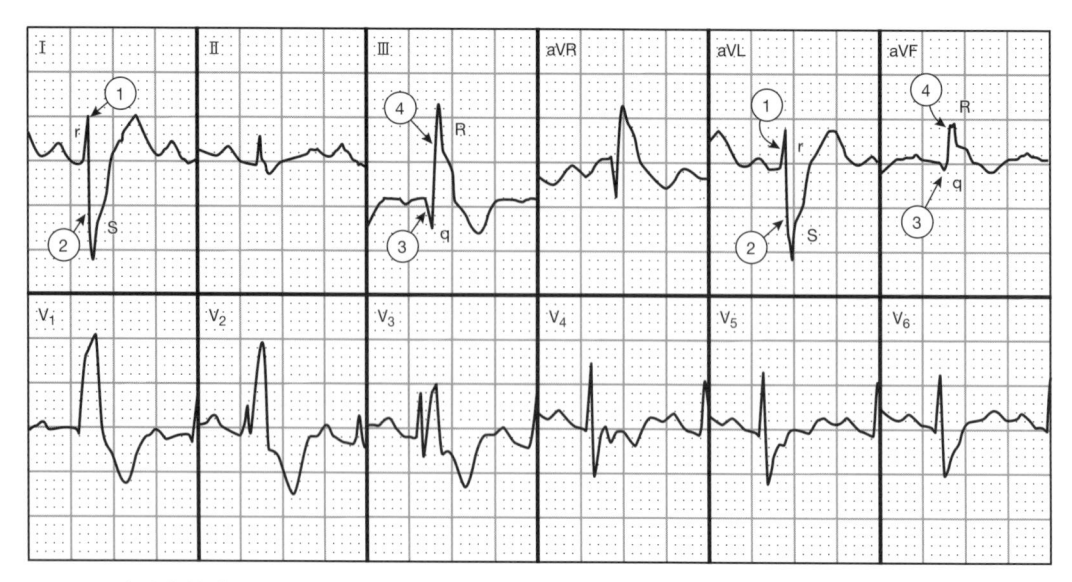

図 4-4 左脚後枝ブロックと右脚ブロックの心電図（二枝ブロック）

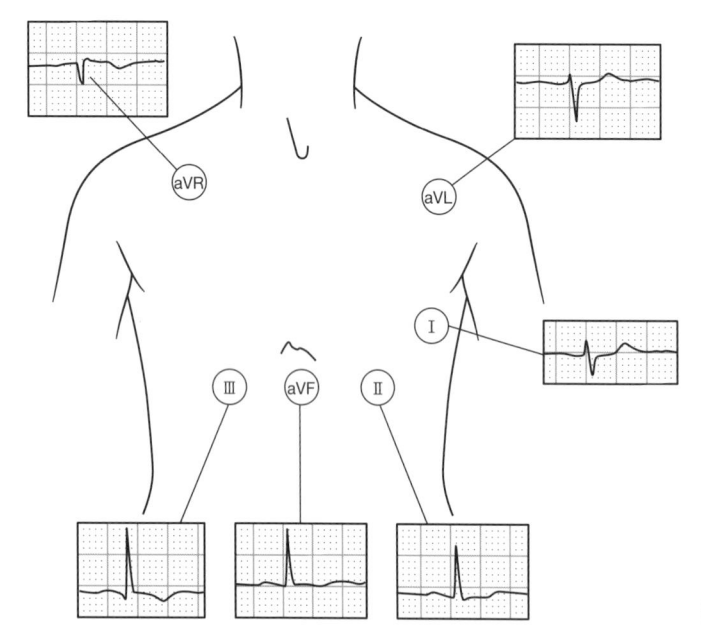

図 4-5 左脚後枝単独の束枝ブロック

それぞれ左軸偏位または右軸偏位となる。

　RBBB の場合には V_1 誘導の QRS 波は非常に多様な形態を示すが，常に陽性が優位である（**図 4-7**）。

　右前胸部誘導における VAT の延長は，右脚の伝導遅延もしくは伝導消失による。VAT は **QR 間隔**に反映され，正常な心室内伝導時には V_1 誘導の QRS 波開始から S 波最下点までを測定するか，RBBB の場合には QRS 波開始から R' 波頂点までを測定する（**図 4-8**）。正常の VAT は V_1 誘導で 35 msec を超えることはない。

【右脚ブロックにおける心室興奮】

　RBBB では左脚は障害されないため，心室興

4　心室内伝導障害

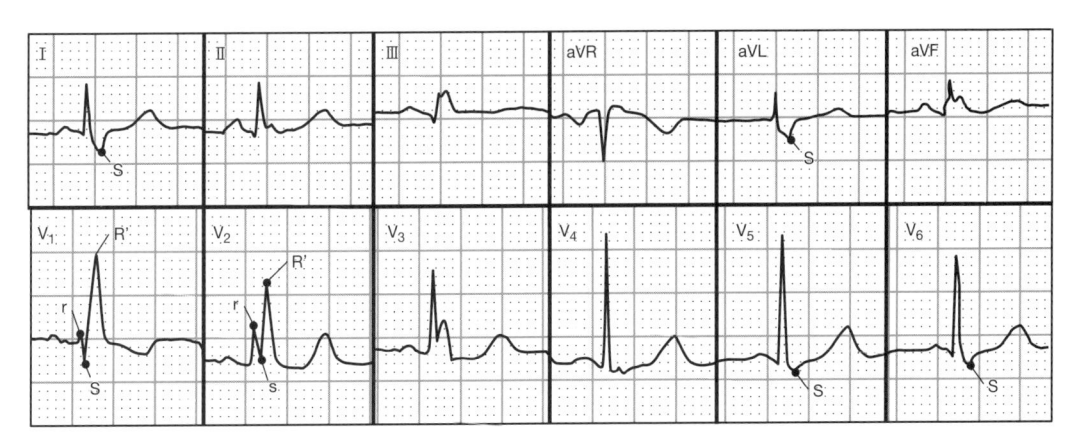

図4-6　右脚ブロックの心電図

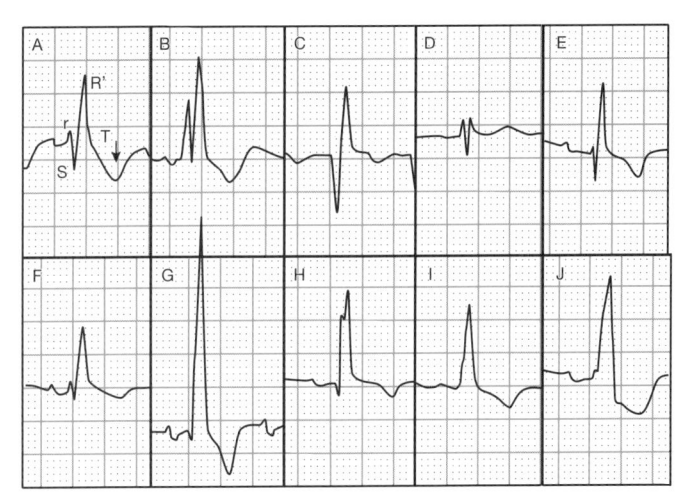

図4-7　V₁誘導における右脚ブロック波形

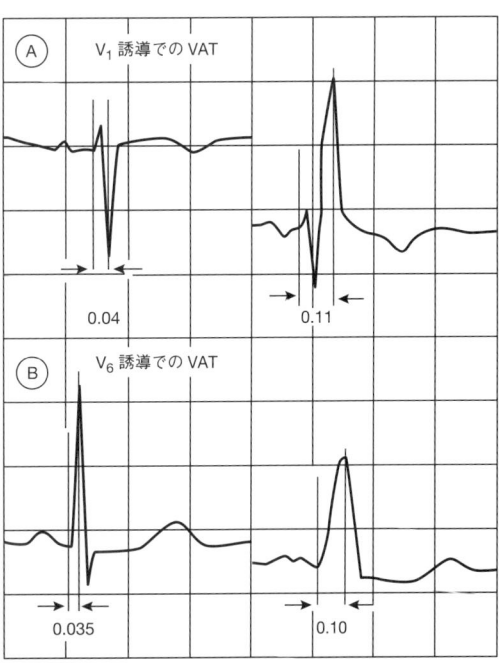

図4-8　心室興奮到達時間（VAT）
2つの矢印で挟んだ部分がVAT（単位はsec）。それぞれ右側の波形でVATが延長している。

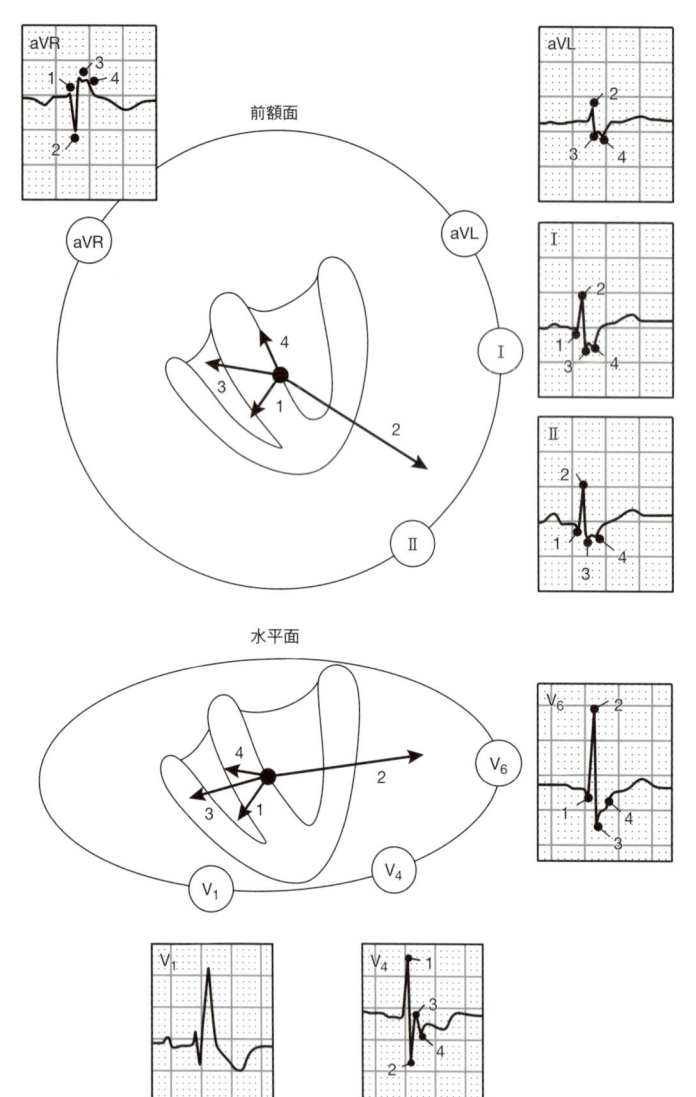

図 4-9 右脚ブロックでの心室興奮

奮は左室中隔の表面から順当に開始する。中隔興奮により生じる起電力は前方と右方向を向き，正常な中隔ベクトルを形成する（**図 4-9，矢印 1**）。中隔ベクトルは V_1 誘導における小さい初期 r 波に関与するが，中隔梗塞に伴う RBBB の場合には消失する（図 4-7, C を参照）。心室内伝導が正常な場合，中隔ベクトルは左側壁誘導（I，V_6）で小さい初期 q 波を生じる。

左脚には伝導障害がないため，左室の心筋全体の脱分極が中隔の次に生じる。左室で生じる起電力ベクトル（**図 4-9，矢印 2**）は左方と後方向を向くため，V_1 誘導で S 波，左側壁誘導

（I，II，V_6）で高い R 波が生じる。前額面誘導における R 波の高さは前額面の平均 QRS 軸を反映しているが，合併する束枝ブロックのために異常なことが多い。

中隔の伝導が緩徐になる結果として，右室中隔が興奮して右室中隔ベクトル（**図 4-9，矢印 3**）が生じる。これは右方と前方向を向くため V_1 誘導で R' 波の立ち上がりと左側壁誘導（I，aVL，V_5，V_6）で幅広い終末 S 波を形成する。

矢印 4（図 4-9）の瞬時ベクトルは右室自由壁と右室流出路の脱分極の結果生じるものである。右方と前方を向いており，V_1 誘導で R' 波

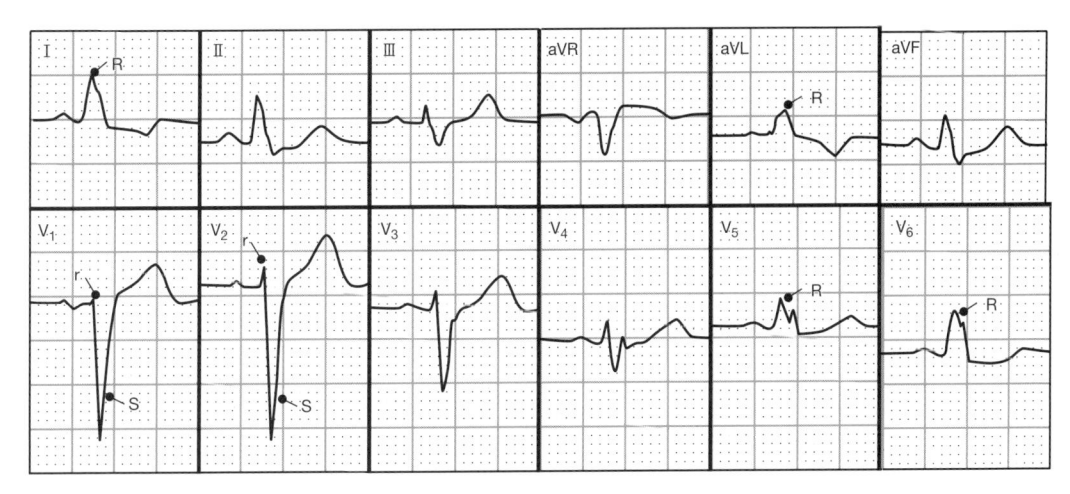

図4-10　左脚ブロックの心電図

の頂点と左側壁誘導でS波の終末部が記録される。水平面における移行帯上の電極では，図4-9のV₄誘導に示したように多相性の移行波形が記録されることがある。

● 左脚ブロック

左脚の伝導遅延ないしは伝導消失の結果として左脚ブロック（left bundle branch block；LBBB，図4-2）が生じ，以下の5つの特徴的なQRS変化が出現する（図4-10）。

(1) 120 msec 以上のQRS波の延長
(2) 右前胸部誘導（V₁，V₂）で幅広くスラーしたS波
(3) 左側壁誘導（I，aVL，V₅，V₆）でノッチやスラーをしばしば示す幅広いR波
(4) VATの延長
(5) QRS波の極性と反対側にST部分とT波が逆転する

右室中隔の興奮は保たれているので（中隔梗塞の場合は消失することがある），V₁とV₂誘導で小さい初期r波が生じる。

左前胸部誘導のV₅とV₆ではVATが延長し，図4-8ではQR間隔が45 msec以上となっている。これは左脚における伝導が緩徐または欠如しているためである。

【左脚ブロックにおける心室興奮】

左脚ブロックでは心室の脱分極は右室中隔の表面から始まり，前方と左方向を向くベクトル（図4-11，矢印1）が最初に形成される。このベクトルは右前胸部誘導のV₁とV₂で小さい初期r波を生じ，左側壁誘導のI，aVL，V₅，V₆でR波の立ち上がりに関与する。

矢印2（図4-11）の瞬時ベクトルは中隔下部の脱分極を示しているが，左方と後方向を向き右前胸部誘導におけるs波下行脚と左側壁誘導におけるR波上行脚を形成する。中隔の脱分極が持続すると矢印3（図4-11）のベクトルが生じる。このベクトルは左側壁誘導におけるR波頂点のノッチまたはスラーを反映している。

左室自由壁と左室円錐基部の脱分極で矢印4のベクトルが形成される。このベクトルは左方と後方向を向いているため，左側壁誘導におけるR波下行脚と右前胸部誘導におけるS波上行脚に関与している。このベクトルは水平面で極端に後方を向くことがあり，その結果I誘導とaVL誘導で典型的な直立R波形が記録されるが，V₅，V₆誘導では二相性移行（RS）波形または深いS波が記録される。

● 多束枝ブロック

最も頻繁に遭遇する多束枝ブロックは二束ブロック（bifascicular block），すなわち右脚ブロック兼左脚前枝ブロック（RBBB+LAFB，

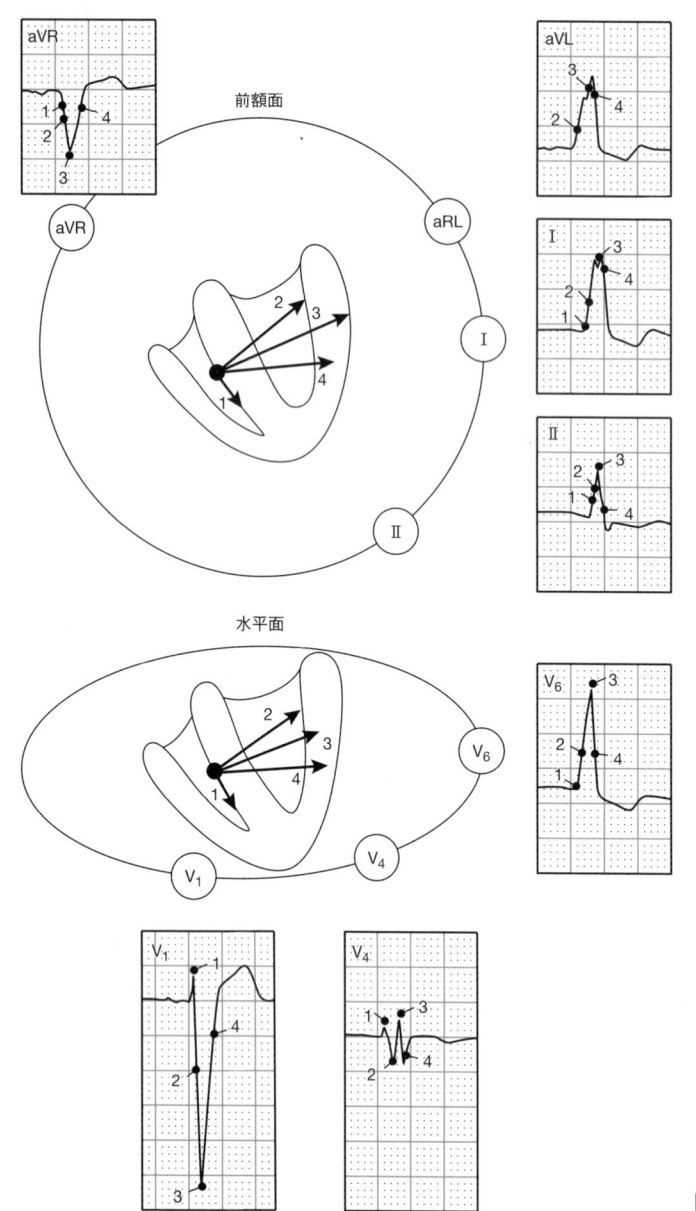

図 4-11　左脚ブロックでの心室興奮

図 4-2）である。最も少ない二束ブロックは右脚ブロック兼左脚後枝ブロック（RBBB + LPFB）である。また多束枝ブロックは**両脚ブロック**（bilateral bundle branch block；**BBBB**）として現れることもあり，右脚ブロックと左脚ブロックが異なる記録間で交互に現れたり，また同一記録で現れたりすることすらある。幅広い QRS 波を伴う Mobitz II 型 2 度房室ブロックは，通常，間歇的な両脚ブロックを示す。1 度房室ブロックを伴う脚ブロックは，片方の脚の伝導消失と他方の脚の伝導遅延を示すことがある。

先進国では，遠位伝導障害のほとんどが，虚血性心疾患，びまん性硬化性変性疾患（Lenègre 病），隣接する伝導組織を侵害する心臓線維組織の石灰化（Lev 病）の 3 つのどれかが原因となって起きる。しかしながら，中南米出身者で心筋症による心不全または伝導障害や不整脈を

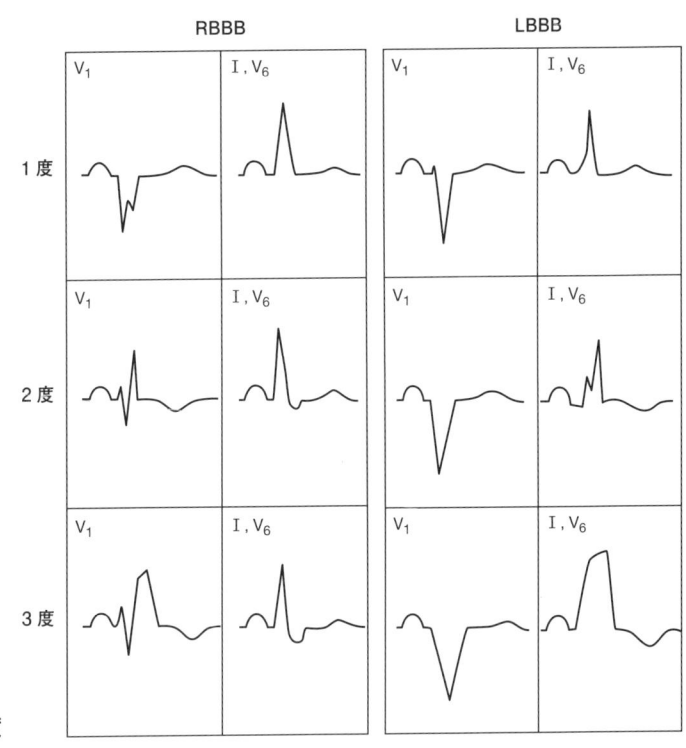

図4-12 脚ブロックの程度

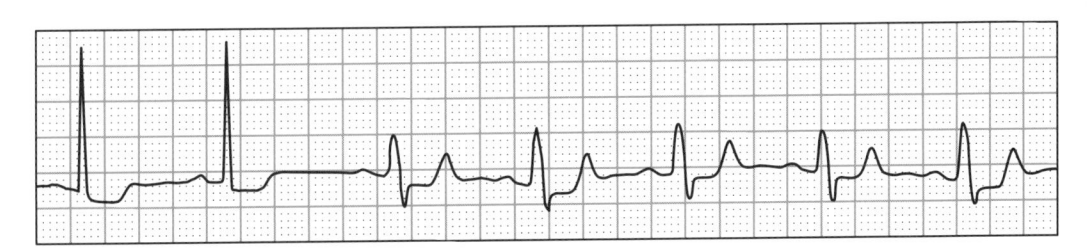

図4-13 心拍数のわずかな増加で突然生じた左脚ブロック

もつ患者を診察したら，Chagas病（アメリカトリパノゾーマ症）も常に疑うべきである。事実，束枝ブロックはChagas病を治療していた循環器医によって最初に同定された疾患である。

●不完全脚ブロック

さまざまな程度の脚ブロックが同定され（図4-12），実臨床でしばしば認められる。

●心室内変行伝導

突然生じる周期長の変化は，心室内変行伝導（aberrant ventricular conduction）として知られている現象であり，機能的脚ブロックが急に生じたことに由来することが多い。最も一般的な変行伝導の型は促進依存性（acceleration-dependent）脚ブロックである（図4-13）。この脚ブロックの型はほとんどの例で脚枝の再分極過程が終了する前に早期興奮が遠位伝導系に進入した場合に発生する。

通常，周期長が漸減的に短縮すると再分極に要する時間も漸減的に短縮する。そのため例えば心房期外収縮の場合のように周期長が突然短縮すると，促進依存性脚ブロック（変行伝導）が起こる。周期長が長-短の順序となった後に起こる変行伝導は，Ashman現象と呼ばれる（図4-14, 15）。

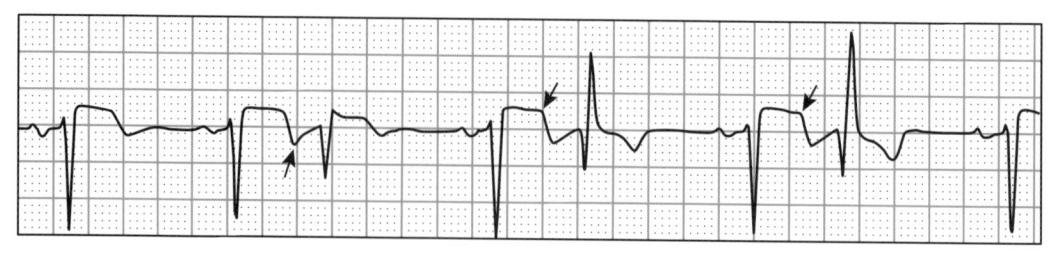

図 4-15　V₁ 誘導での Ashman 現象
長-短の R-R 間隔を生じる心房期外収縮（矢印）が，異なる程度の右脚ブロックを伴って伝導している。

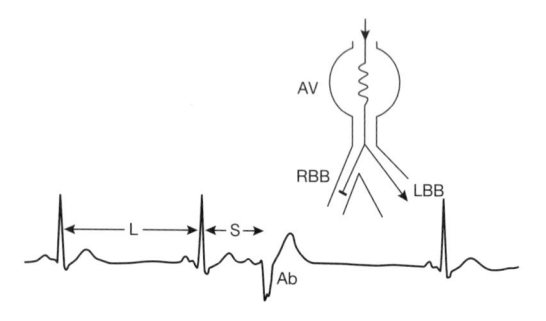

図 4-14　Ashman 現象の模式図
長周期(L)に続く短周期(S)により促進依存性脚ブロック（変行伝導：Ab）が誘発される。

減速依存性（deceleration-dependent）脚ブロックは非常にまれな変行伝導の型であるが，周期長が延長した時に起こる。1つの脚枝内の自発的脱分極が変行伝導の生理学的基盤である可能性が最も高く，影響を受けた部分の自発的脱分極が伝導障害領域を形成する。

●非特異的心室内伝導遅延

非特異的心室内伝導遅延（nonspecific intra-ventricular conduction delay；NSIVCD）とは，伝導遅延（QRS＞120 msec）を示す心室内伝導障害であるが，脚ブロックの波形的基準に適合しない場合に限定された用語である。この場合の QRS 波形は多相性で異様なことが多く，時々分裂した QRS 波を示す。

CHAPTER 5　Myocardial ischemia and infarction

5　心筋虚血と心筋梗塞

　冠動脈硬化症は動脈内腔の進行性閉塞であり，**急性冠症候群**（acute coronary syndrome）の解剖学的基質である。冠動脈疾患（coronary artery disease；CAD）の診断においては，機器は技術的に進歩しているものの患者への医療面接と既往歴が依然として最重要である。胸部不快感を訴える患者に対し，心電図は虚血の診断と虚血部位の同定に不可欠なツールである。息切れのような狭心症を想起する症状を念入りに見つけることはもちろん求められるが，CADに対する多くの人々の理解は，劇的な"心臓発作"のようなイメージで彩られており，強く否定する人もいることは心に銘記すべきである。糖尿病患者では無症候性の梗塞を経験することもある。また症例によっては，不快感は胸部とは無関係のしびれやひりひりした痛み，鈍痛や灼熱感のような感覚として現れたり，狭心症とは言いがたい非特徴的な感覚として現れたりすることもある。また悪心や皮膚冷感や唾液過剰分泌のような「具合が悪い」といった症状を伴う場合は，鑑別診断を誤ることがさらに多いと考えられる。

冠動脈の解剖　coronary artery anatomy

　左右2つの冠動脈は，大動脈の最初の分枝としてそれぞれ左右のValsalva洞から起始している。その起始点は大動脈の内腔からみたとき入口部と呼ばれる（**図5-1**）。
　図5-1①に示す**左冠動脈**（left coronary artery），すなわち**左主幹部**（left main coronary artery）は大動脈の左Valsalva洞から起始し，肺動脈幹の後方を通って心臓の胸肋面に伸びる。左主幹部の長さには個人差があり，非常に

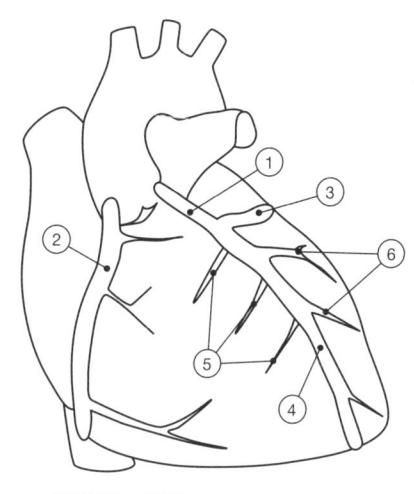

図5-1　冠動脈の解剖
①：左主幹部，②：右冠動脈，③：左回旋枝，④：左前下行枝，⑤：中隔枝（穿通枝），⑥：対角枝

短い主幹から数cmに及ぶものまである。前心室間溝に到達すると，直接の延長である左前下行枝と，左回旋枝の2つの枝に分かれる。
　左前下行枝（left anterior descending artery；LAD，図5-1④）とその分枝は，左前自由壁と左室中隔前部を含む心筋の前側の主要な血液供給を担う（**図5-2**）。LADからは，重要な一対の二次分枝，すなわち**中隔枝**（穿通枝，septal perforating artery，図5-1⑤）と**対角枝**（diagonal artery，図5-1⑥）が伸びる。1～3本の対角枝が左室の前外側自由壁に血液を供給し，3～5本の中隔枝が心室中隔の前側2/3とこれに関連した伝導組織，すなわち右脚と放射状左脚枝の前方に血液を供給する。
　左回旋枝（left circumflex artery，図5-1，**5-3**③）は左冠動脈から直接的には延長しておらず，左冠動脈から角度をなして起始し，房室溝

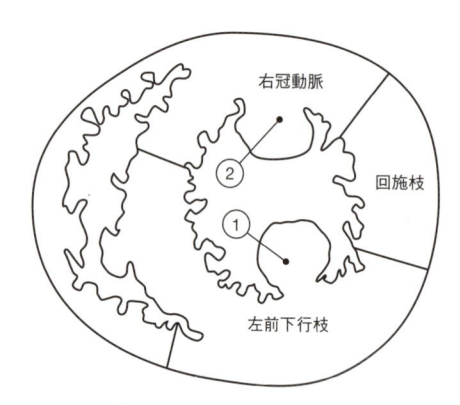

図 5-2　主要な心筋領域とその動脈支配
①：前乳頭筋，②：後乳頭筋．

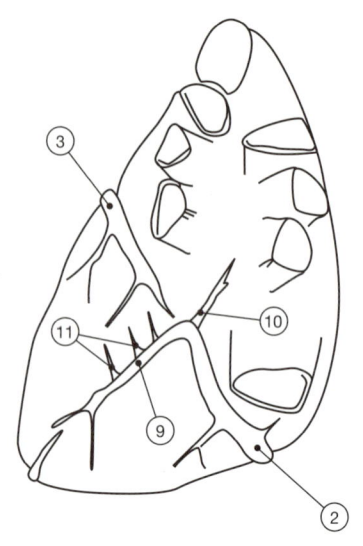

図 5-4　冠動脈の解剖
②：右冠動脈，③：左回旋枝，⑨：後下行枝，⑩：房室結節，⑪：中隔枝（穿通枝）

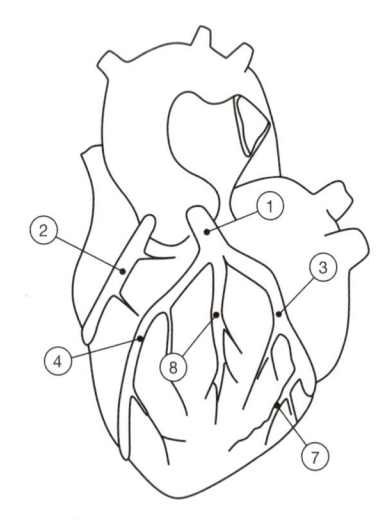

図 5-3　冠動脈の解剖
①：左主幹部，②：右冠動脈，③：左回旋枝，④：左前下行枝，⑦：鈍角枝，⑧：中間枝

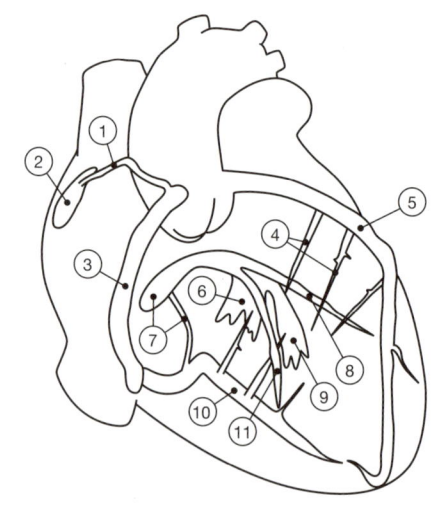

図 5-5　遠位伝導系
①：洞結節動脈，②：洞（房）結節，③：右冠動脈，④：中隔枝，⑤：左前下行枝，⑥：左脚後枝，⑦：房室結節と房室結節動脈，⑧：左脚前枝，⑨：左脚中隔枝，⑩：後下行枝，⑪：右脚

内を下方に曲がって心臓の下（横隔膜）面に達する．左回旋枝は左室側壁と左室円錐の背部を栄養する（図5-14と比較）．左回旋枝からは，3本の**鈍角枝**（obtuse marginal artery，図5-3⑦）が起始する．ほとんどの人で左回旋枝の終末は多数の小筋枝になるが，10%では左回旋枝は**心交差**（クルックス，房室溝と後心室間溝との交差点）に至ったあと，後心室間溝内を**後下行枝**（posterior descending artery；PDA）として続く．後下行枝が左回旋枝から供給されている場合は，"左冠動脈優位"と言われる．

左冠動脈主幹部が二叉で終わらずに3つ以上の枝に分かれることが時々ある．三叉の分岐が存在し，三血管が左主幹部終末から分岐する場合は，前方がLAD，後方が左回旋枝，残った中間の動脈が**中間枝**〔ramus intermedius，図5-3⑧〕となる．

右冠動脈（right coronary artery；RCA，図5-1，5-3，**5-4**②）は大動脈の右Valsalva洞か

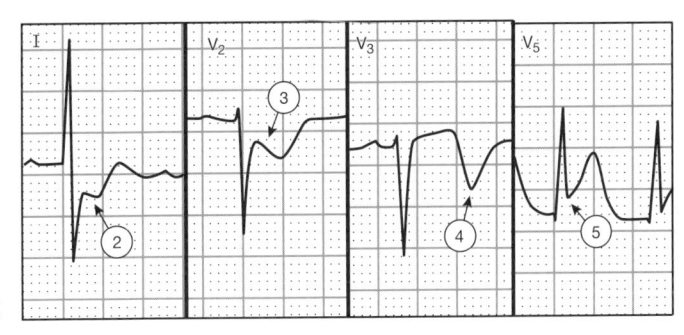

図 5-6 虚血変化

ら起始し，肺動脈と右心耳の間を通って下方に曲がり，房室溝内を右室の下面に向かう。人口の 55% で洞房結節（図 5-5 ②）は洞結節動脈〔図 5-5 ①〕と呼ばれる右冠動脈の比較的大きな枝から栄養が供給されている。RCA は心臓の下面に向かって旋回しながら右房と右室への枝を出し，心交差で重要な**房室結節動脈**（atrio-ventricular nodal artery，図 5-5 ⑦）を分枝する。

RCA は心交差で急峻に下へ屈曲し，"羊飼いの杖"の形状をとりながら**後下行枝**（PDA，図 5-4 ⑨，図 5-5 ⑩）へと続く。PDA は LAD と平行の位置で相対し，LAD と同様に中隔枝（図 5-4 ⑪）出して中隔の後ろ 1/3 とこれに関連する伝導組織，すなわち後方と中隔に放射状に広がる左脚枝に血液を供給している（図 5-5 ⑥，⑨）。左右の冠動脈の中隔枝は吻合を形成しており，側副血行の重要な源となっている。後下行枝はほとんどの症例で右冠動脈から供給されているが，この場合は"右冠動脈優位"と呼ばれる。

心筋虚血の心電図
electrocardiogram of myocardial ischemia

安静時に苦痛のない狭心症患者の心電図記録には，心筋虚血を示唆する所見が全くみられないことがよくある。実際，そのような状態で得られた**正常心電図は虚血の検出を考える上では無意味である**。

図 5-6 に虚血を示唆する心電図所見をいくつか示す。虚血の指標としては ST 部分と T 波の変化があるが，ここで再確認すべきことは

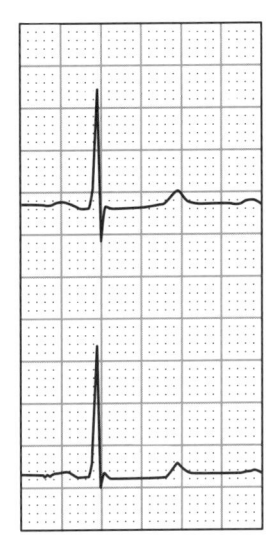

図 5-7 ST 部分の平坦化（V₅，V₆ 誘導）

正常な ST 部分の上行傾斜は緩やかであり，急峻な角度や極性の変化を伴わずに T 波の近位脚に自然に移行していくことである（**正常な ST 部分は平坦でなく，上昇や低下もない**）。

虚血では ST 部分と T 波の接合部が急峻な角度を伴う **ST 低下**（ST segment depression）をよく引き起こす（図 5-6 ②，③）。異型狭心症（variant angina），すなわち Prinzmetal 狭心症時の ST 部分は，一般的に虚血を示唆する ST 低下とは明らかに対照的な変化をとる。一過性の冠攣縮で誘発されるこの発作中は ST 部分の上昇がみられ（図 5-6 ⑤），冠攣縮消失後には基線に戻る。ST 部分の平坦化（flattening of the ST segment，**図 5-7**）は，特異的ではないものの虚血を反映していることをしばしば疑わせる所見である。

T 波陰転化（T wave inversion，図 5-6 ④）

も一般的に虚血を示唆する所見の1つである。典型的な虚血による陰転T波は，狭く比較的対称である（矢先T波）。脚ブロックやかなり進行した心膜炎や心肥大もT波陰転化の一般的な原因となる。

Wellens症候群では通常，前胸部誘導のV₁～V₃でT波陰転化や**二相性T波**（biphasic T waves）が認められる（**図5-8**）。この所見が認められた患者は，心電図検査時に胸部不快感を訴えることがある一方で無症状のこともある。心筋逸脱酵素は通常，基準範囲内であるが，この心電図所見はLAD近位部の重篤な狭窄と切迫前壁梗塞に関連していることが多いので，**運動負荷試験は禁忌**であり，血管造影検査を可及的速やかに実施すべきである。

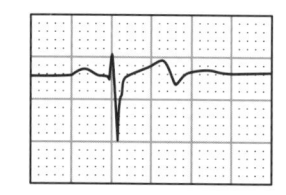

図5-8 **Wellens症候群におけるT波の変形（V₂誘導）**

心筋梗塞 myocardial infarction

古典的な心電図理論に従うと，**急性心筋梗塞**（acute myocardial infarction；AMI）の診断に用いられる指標は，以下の3つである。
(1) T波陰転化
(2) ST部分の上昇
(3) 異常Q波

古典的な理論ではT波の陰転化は心筋虚血を反映していると考えられ，ST部分の変化は心筋傷害を表しており，異常Q波は壊死を示唆している。梗塞Q波の定義は40 msec以上の間隔である。虚血領域に面した誘導に現れる変化は**標示変化**（indicative change）と呼ばれ，虚血領域からみて反対側へ向かう誘導で起こる変化は**鏡像変化**（reciprocal change）として知られている。

ただ，この基準を用いると心筋梗塞の発生率は概して過小評価され，梗塞の多くが診断されない。救急部を受診する梗塞患者の大多数はT波陰転化やST低下のみという報告がある。これらの梗塞はかつて"心内膜下"梗塞として知られていたものであるが，**非Q波梗塞**と呼ん

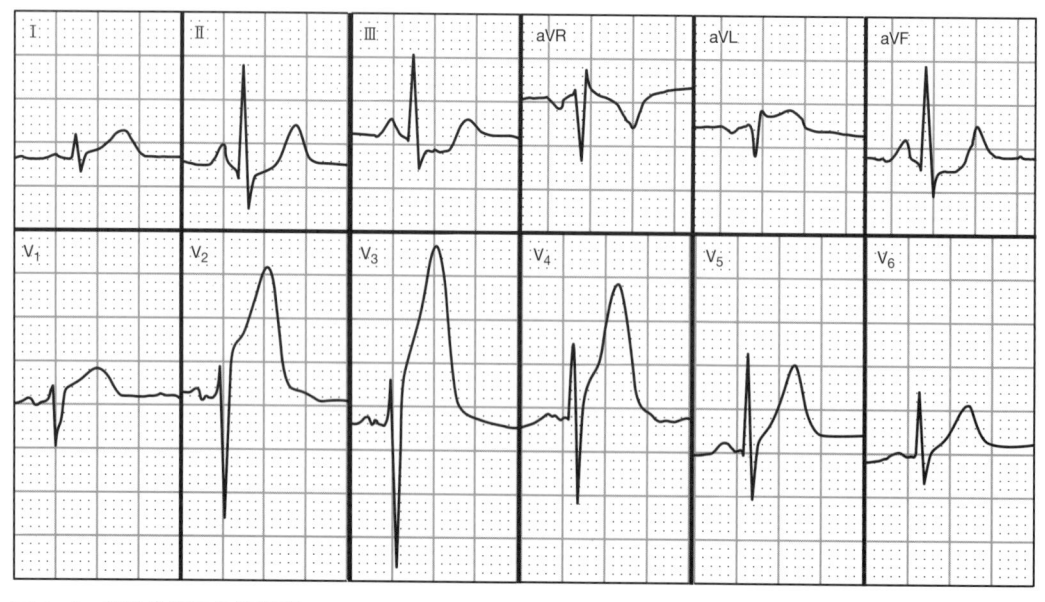

図5-9 **超急性期の心筋梗塞**
高く対称性のT波が虚血領域（V₂～V₅誘導）で出現する。

だほうがよい。より詳細な評価が求められるが，同等に梗塞を示唆する重要な所見は，**R波振幅の減高**（loss of R wave amplitude）である。これは連続的に心電図を調べることで確定診断できる。

心筋症や左室肥大，Wolff-Parkinson-White症候群などの梗塞以外の疾患でも，梗塞を疑うようなパターンを呈することがある。

梗塞の典型的な心電図波形は経時的に変化する。**超急性期**（hyperacute phase）では梗塞の最初の心電図所見が出現し，**急性期**（acute phase）は第1病日〜週においてみられ，**亜急性期**（recent phase）は1か月未満の梗塞を反映し，**陳旧性梗塞**（old infarction）という用語は一般的に3か月を超えて治癒した梗塞を指す。

超急性期の特徴は異常に高く対称的なT波で，ST上昇は伴うことも伴わないこともある（**図5-9**）。この時期を速やかに認識することは，時宜を得た介入に必須である。

梗塞が**急性期**に進行すると，虚血領域に面した誘導でST部分が上昇し，次の段階の特徴に続く。急性期では，早い段階からT波が陰転化し始め，最終的には急性心筋梗塞の古典的**必須条件**である異常Q波が梗塞領域に面した誘導（標示誘導）で出現する。ST上昇とT波陰転化は連続して優美な弓形のST-T複合波（コーブ）を形成し，T波の遠位脚は直線化（平坦化）して典型的な**コーブ-平坦T波**（cove-plane T wave）を形成する。梗塞Q波では，2つの連続した陰性波が基線より下に記録されてQS波となる（**図5-10**）。

図5-10　急性期の心筋梗塞
E．①：ST上昇
F．①：ST上昇，②：T波陰転化，③：Q波
G．①：ST部分のコーブ化，②：T波陰転化，③：Q波
H．①：QS波

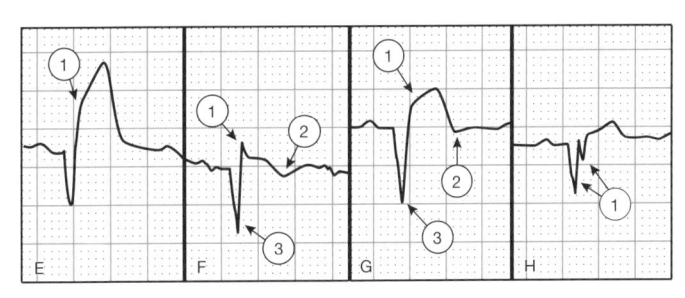

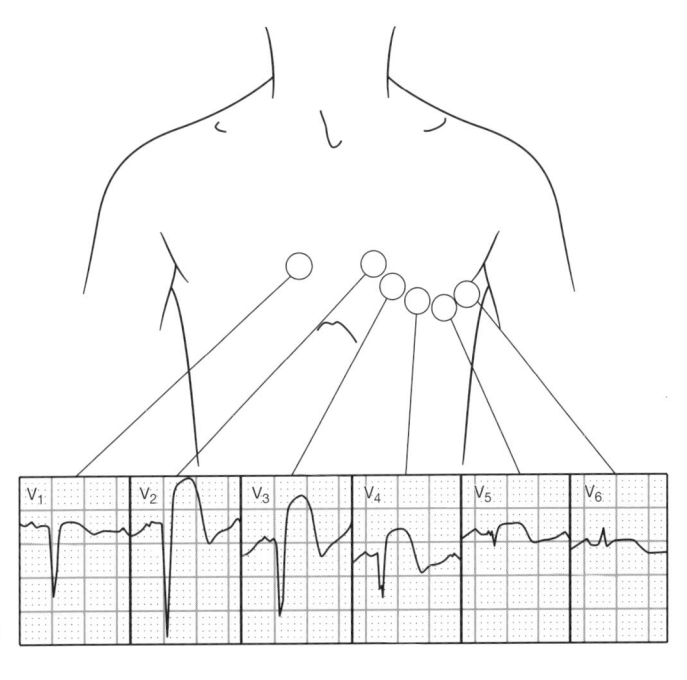

図5-11　進行性の前壁中隔心筋梗塞

心筋領域は，心電図で以下のように識別することができる。

- 中隔：V_1，V_2
- 前壁：V_3，V_4
- 前壁中隔：$V_1 \sim V_4$
- 側壁：I，aVL，V_5，V_6
- 前側壁：I，aVL，$V_3 \sim V_6$
- 下壁：II，III，aVF
- 後壁：$V_1 \sim V_3$ で鏡像変化

前壁心筋梗塞（anterior wall myocardial infarction；AWMI）は前胸部誘導においてST上昇，陰転T波，異常Q波が出現した場合に診断される。梗塞は局所（中隔）にとどまったり左室自由壁の全部ないし一部を含むことがある。前壁梗塞は左冠動脈または左前下行枝の閉塞の結果として起こる。図5-11に進行性の前

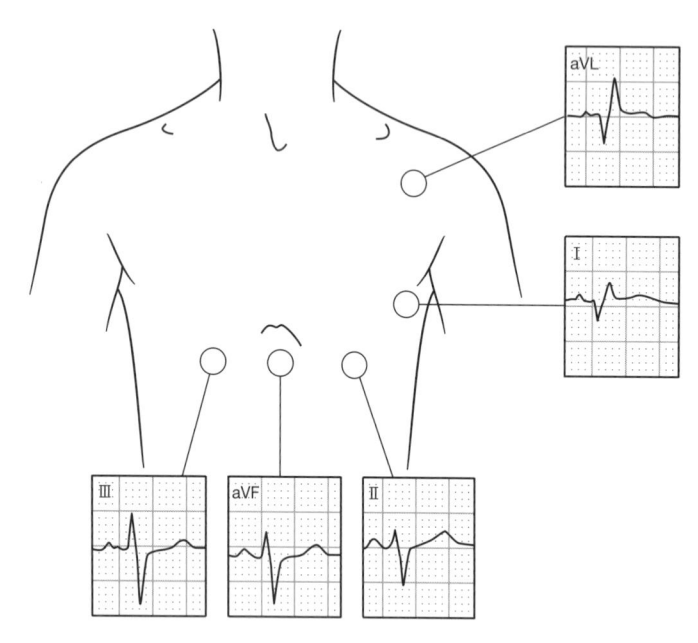

図5-12 側壁心筋梗塞

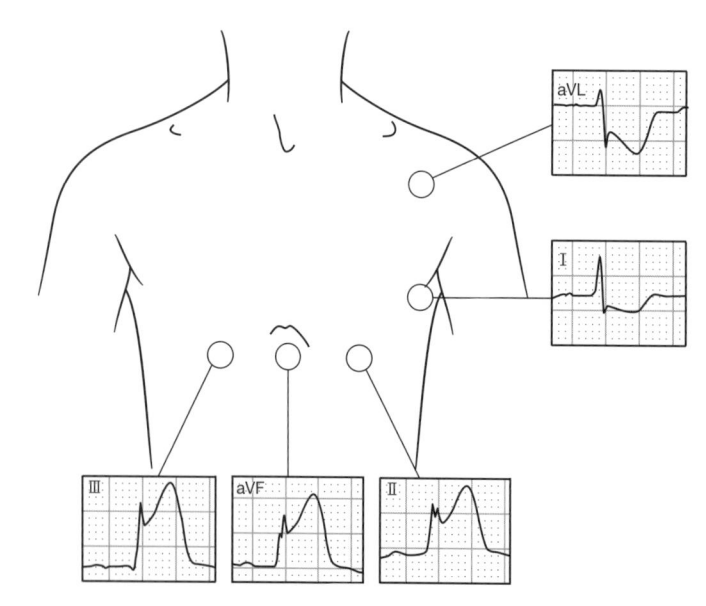

図5-13 下壁心筋梗塞

壁中隔梗塞を示した。V₁〜V₄誘導でST部分のコーブ，陰転T波，異常Q波がみられる。V₅とV₆誘導のR波振幅が低下しているのは，この誘導の下にある心筋が壊死しているためである。前壁梗塞では束枝ブロックや脚ブロックが起こった後に重篤な房室伝導障害や心室内伝導障害を合併し，心原性ショックの発生率が高く，概して他領域の梗塞よりも死亡率が高い。

側壁心筋梗塞（lateral wall myocardial infarction；LWMI）は，側壁誘導でST上昇，陰転T波，異常Q波が出現した場合に診断される。一般的に側壁梗塞は左回旋枝が閉塞した結果起きる。遠隔期の側壁梗塞の例では，梗塞が治癒する時間経過とともにST変化やT波

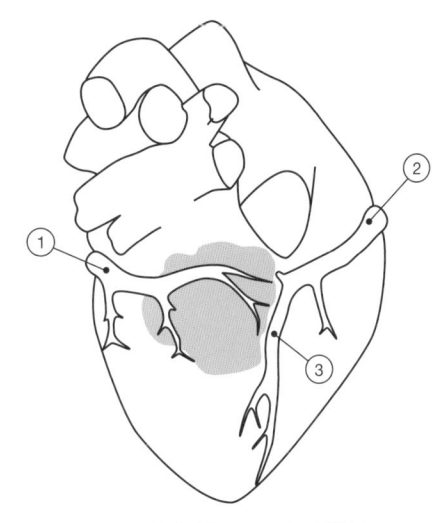

図5-14 後壁心筋領域とその血液供給
①：左回旋枝，②：右冠動脈，③：後下行枝

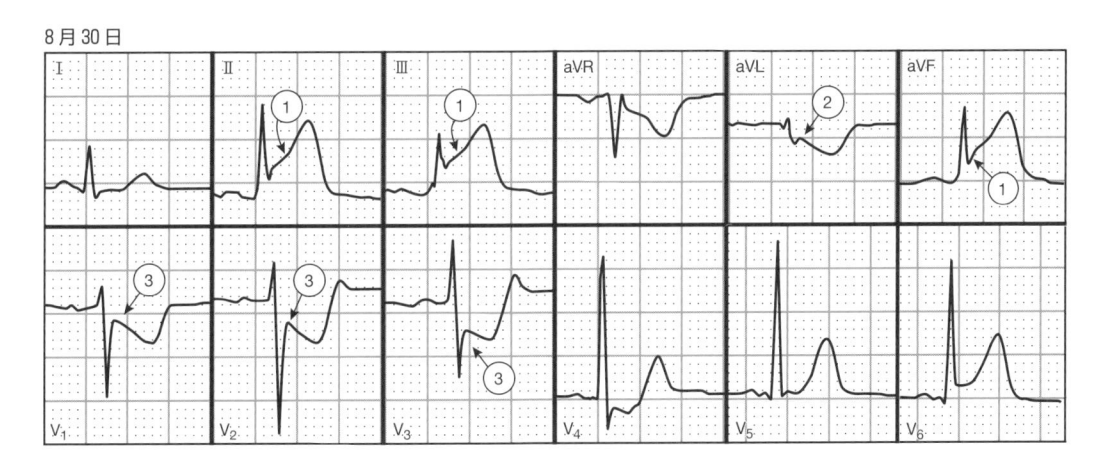

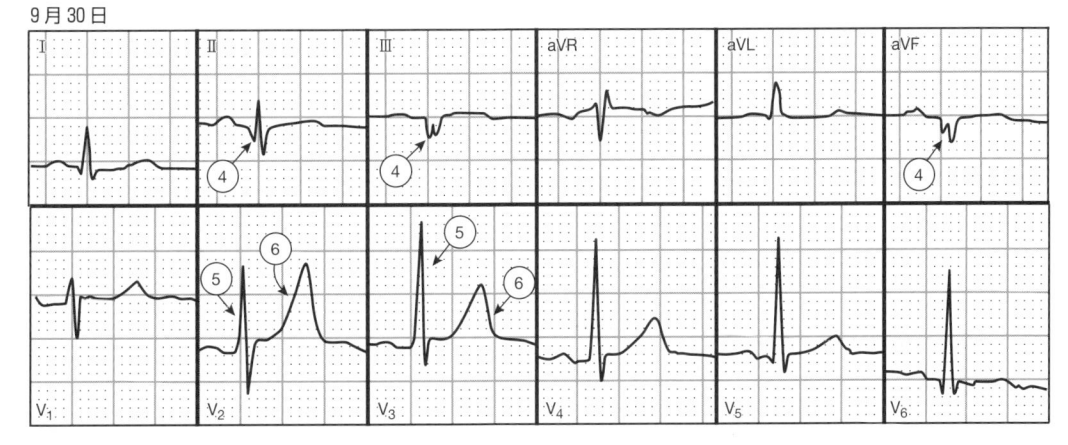

図5-15 後壁梗塞を合併した下壁心筋梗塞
下壁誘導（Ⅱ，Ⅲ，aVF）でSTは上昇。前胸部でのST低下（V₁〜V₃）は超急性期の後壁梗塞を表している（③，8月30日の記録）。下壁梗塞によりQS波（④）が9月30日の記録で認められ，また顕著なR波（⑤）と高いT波（⑥）は後壁に梗塞が及んでいることを示している。

の陰転化は回復する（図 5-12）。伝導障害が側壁梗塞に合併することはまれである。

下壁心筋梗塞（inferior wall myocardial infarction；IWMI）は下壁誘導で ST 上昇、陰転 T 波、異常 Q 波が出現した場合に診断される。図 5-13 に急性期の下壁梗塞を示す。梗塞に面した誘導では、急性期に著明な ST（および J 点）上昇や先鋭化した対称性 T 波といった古典的な**標示変化**が記録される。梗塞領域から離れた面の誘導では、ST-T 変化の鏡面像（**鏡像変化**）が記録される。下壁梗塞は右冠動脈の閉塞によるものであり、徐脈性不整脈、特に洞徐脈や促進心室固有調律（AIVR）、1〜3 度の房室ブロックを合併することが多い。右室梗塞は一般的に右冠動脈閉塞に合併する。

12 誘導心電図のどの誘導も後壁には面していないため、**後壁心筋梗塞**（posterior wall myocardial infarction；PWMI）は前壁誘導（V_1〜V_3）に出現する鏡像変化から診断する（図 5-14）。図 5-15 に特徴的三徴である V_2 と V_3 誘導における (1) 高い R 波、(2) ST 部分の低下、(3) 高い対称性 T 波を示した。下壁梗塞や側壁梗塞の合併が一般的に認められ、後壁梗塞の多くは下壁梗塞が領域的に進展したものであることを表している。通常、左前胸部誘導における R 波振幅の著明な減少である**電位減衰**がみられる。

異常 Q 波は貫壁性（全壁厚）梗塞に必須の指標であると従来から考えられてきた。全壁厚に至らない梗塞は**心内膜下梗塞**（subendocardial infarction）として知られているが、その後の研究によって両者に差はないことが示された。最近ではこの一般的な病型に関して、**非 Q 波梗塞**（non-Q wave infarction）という用語が好まれる。最初から Q 波を示す梗塞は**初期死亡率**が高いと考えられるが、非 Q 波梗塞ではその後進行しやすく、患者にとって高リスクの Q 波梗塞が"完成する"ことが多いことがわかってきた。

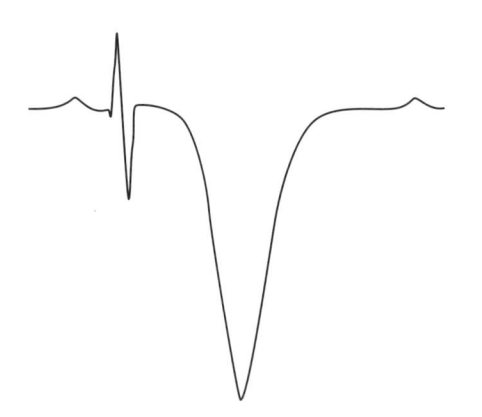

図 5-16　クモ膜下出血での巨大陰転化 T 波

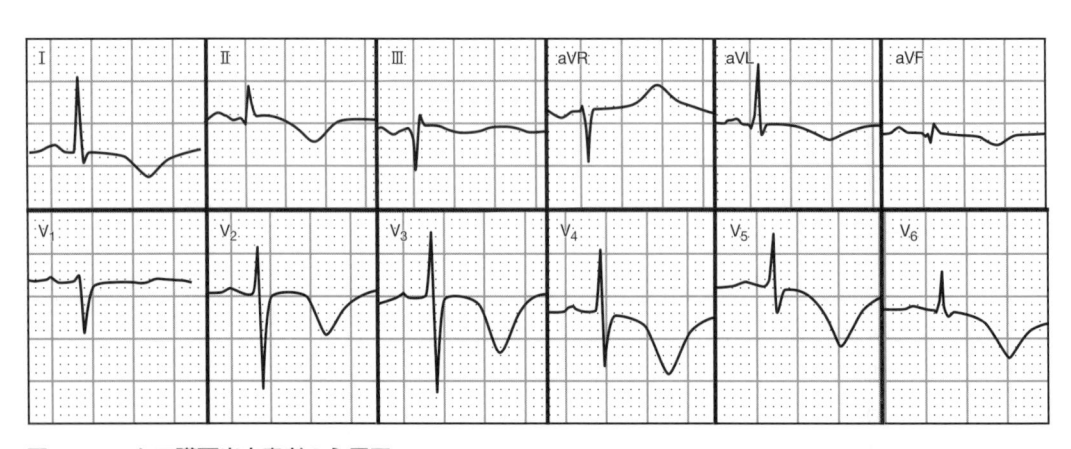

図 5-17　クモ膜下出血患者の心電図
広範囲に及ぶ T 波の陰転化と QT 間隔の延長がみられる。

クモ膜下出血の心電図
electrocardiogram of subarachnoid hemorrhage

理由は完全にはわかっていないが，**クモ膜下出血**（SAH）では心筋梗塞に極似した心電図の急性変化を生じることがよく知られている。心室壁運動異常や急性肺水腫までもが報告されてきた。T波の深さがしばしばQRS波の振幅に等しいか，ないしは凌ぐようなT波の著明な陰転化が時々みられる（**図5-16**）。これらは"脳性T波"や"巨大T波"と呼ばれることがあり，おそらく実臨床でみられる最大のT波である。

より一般的な所見として，特に側壁誘導と前胸部誘導で広範なT波陰転化とQT延長がみられる（**図5-17**）。通常は心筋の傷害領域に限ってみられる典型的な虚血性変化とは異なり，クモ膜下出血のT波陰転化は通常の区域境界をまたいで起こりやすく，"心臓全体の虚血"の様相を呈する。この状態では心房不整脈やトルサード・ド・ポアントを含む心室不整脈がよく認められる。交感神経緊張の亢進は多形性心室頻拍を引き起こす誘因事象と考えられ，β遮断薬でこのような状況にある不整脈を抑制できることがある。

セルフアセスメント Part 2

2-1 以下に示す心電図の異常を明らかにせよ。

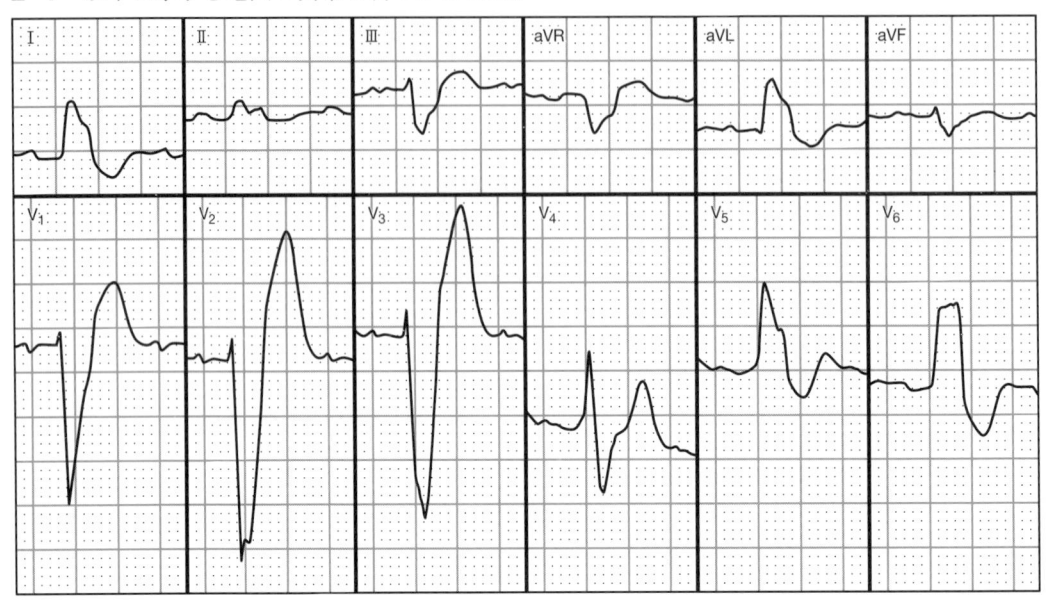

2-2 以下に示す心電図の異常を明らかにせよ。

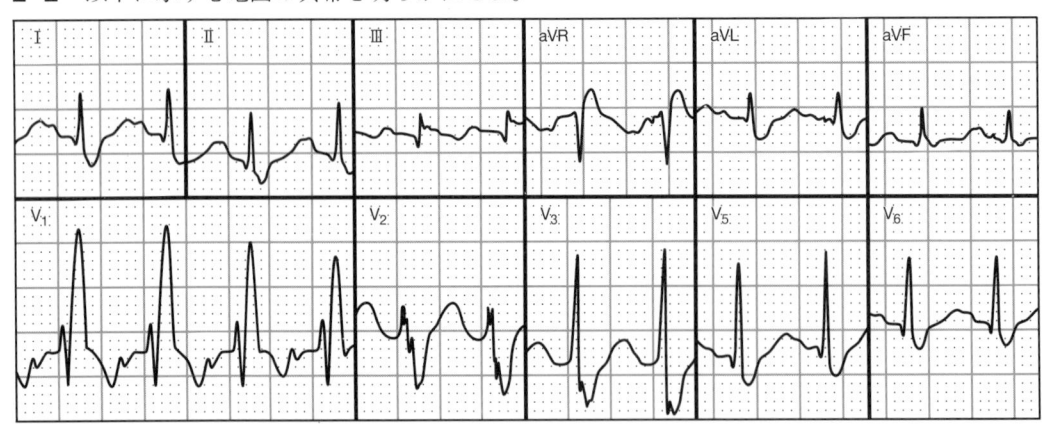

2-3 以下に示す心電図の異常を明らかにせよ．

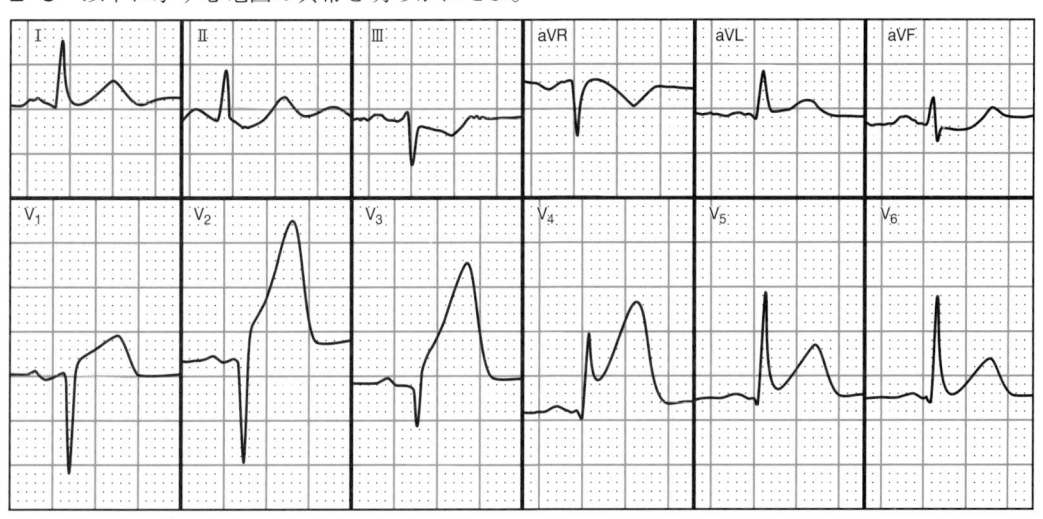

2-4 心筋梗塞の急性期は，主に_____がみられることで診断される．
　　a. 梗塞領域に面した誘導で診断的 Q 波
　　b. 梗塞領域に面した誘導で著明な T 波の陰転化
　　c. ST 上昇を伴うこともある高い対称性 T 波

2-5 異型狭心症または Prinzmetal 狭心症に伴うものは_____．
　　a. 広範に及ぶ ST 低下と T 波陰転化
　　b. 狭心症発作時に持続する一過性の ST 上昇
　　c. 診断的に意味のある ST 部分や T 波の変化はない

2-6 下壁心筋梗塞の診断は ST-T 変化や Q 波が_____でみられる．
　　a. II，III，aVF 誘導　　b. V₁〜V₆ 誘導　　c. I，aVL 誘導

2-7 以下に示す心電図の異常を明らかにせよ．

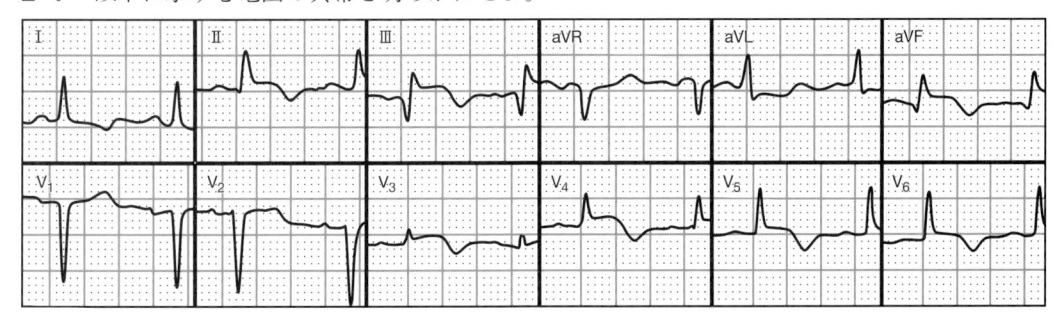

2-8 以下に示す心電図の異常を明らかにせよ。

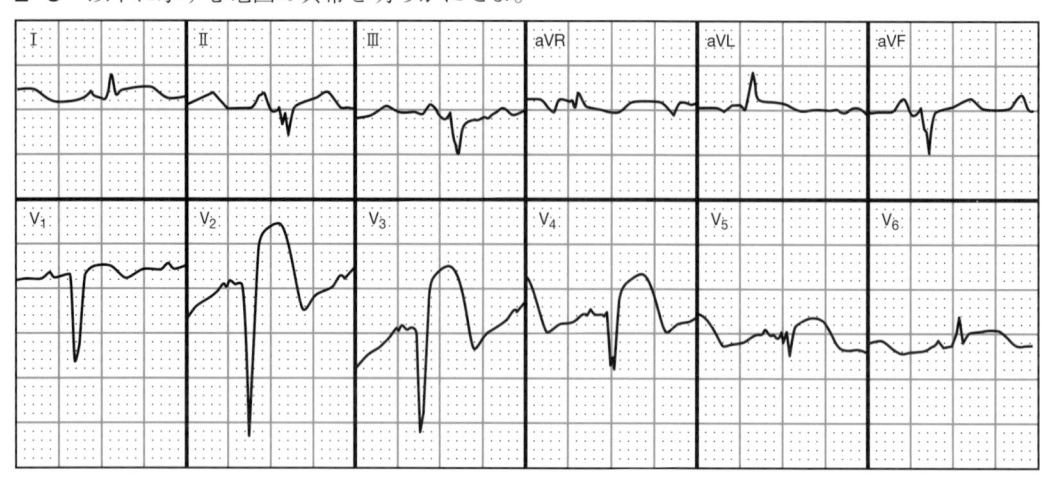

2-9 以下に示す心電図の異常を明らかにせよ。

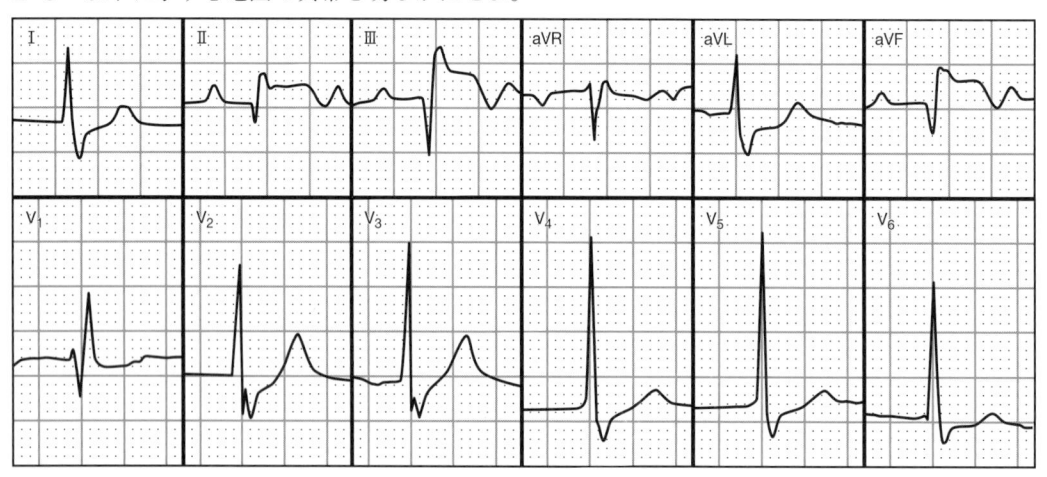

2-10 心室興奮到達時間は _____ 間隔に反映され，正常では _____ sec を超えない。
   a. QT, 0.12　**b.** QR, 0.035　**c.** QR, 0.45

2-11 区域境界を超えて T 波陰転化が発生しやすい病態は _____ 。
   a. Wellens 症候群　**b.** クモ膜下出血　**c.** 冠攣縮（Prinzmetal）狭心症

2-12 以下の心電図における異常を明らかにせよ。

6月6日

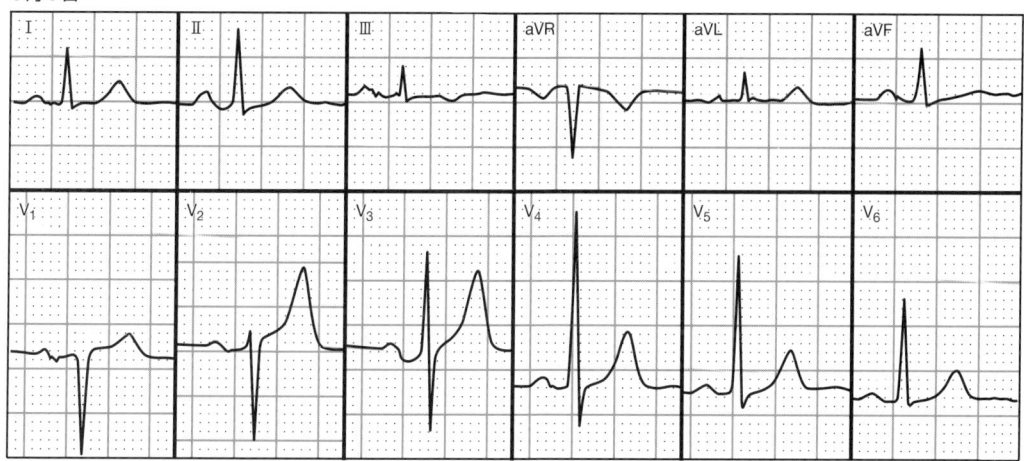

6月7日 胸痛発作

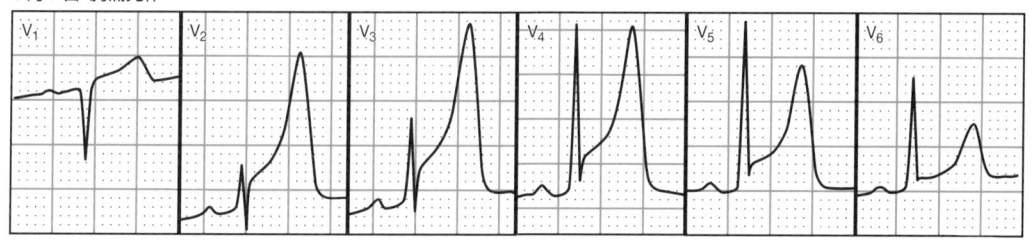

2-13 左脚前枝ブロックは左軸偏位を生じ，側壁誘導で _____ 波を認め，Ⅲ，aVF 誘導で _____ 波を認める。

    a. qR, RS **b.** rS, qR **c.** qR, rS

2-14 以下に示す心電図の異常を明らかにせよ。

8月19日

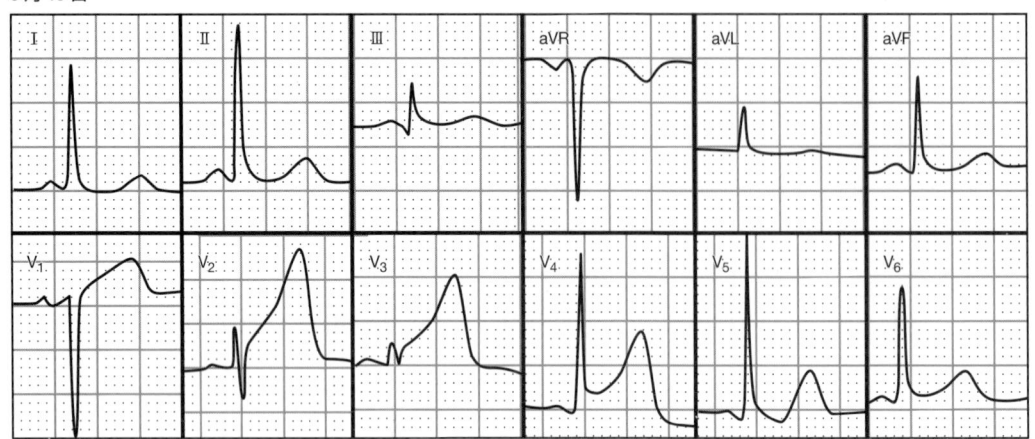

8月21日

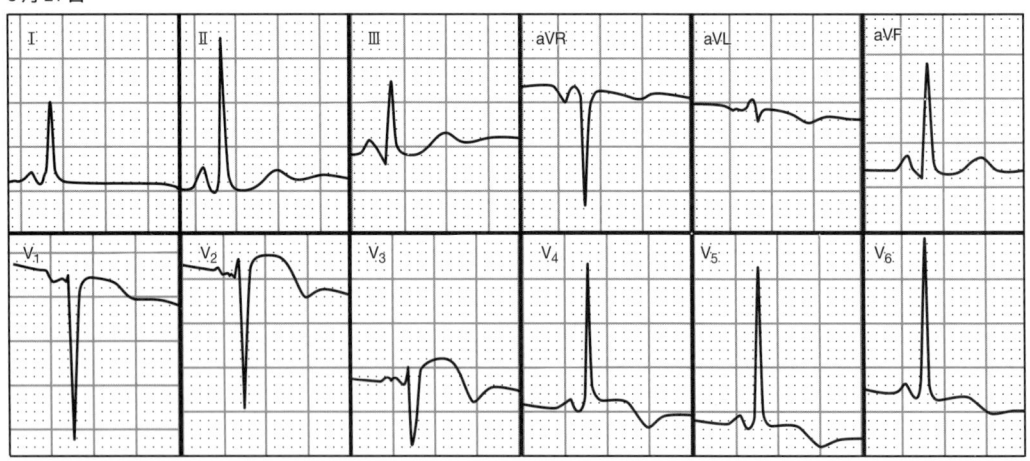

2-15 以下に示す心電図の異常を明らかにせよ。

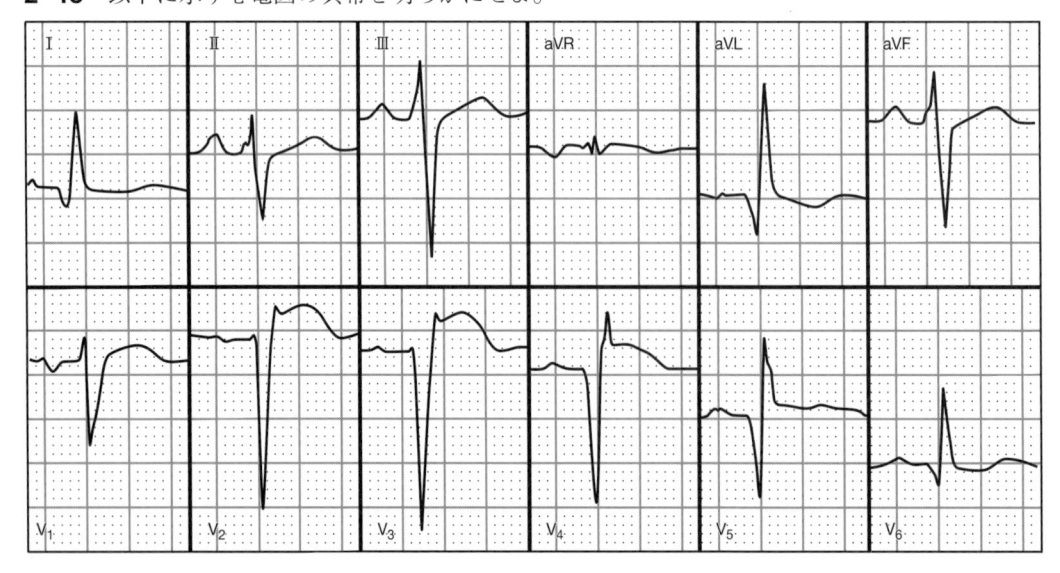

2-16 以下に示す心電図の異常を明らかにせよ。

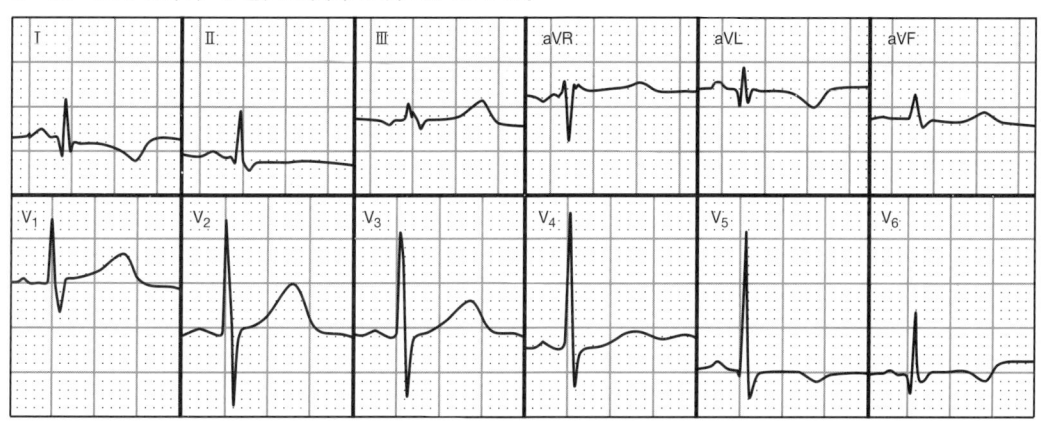

2-17 以下に示す心電図の異常を明らかにせよ。

11月29日

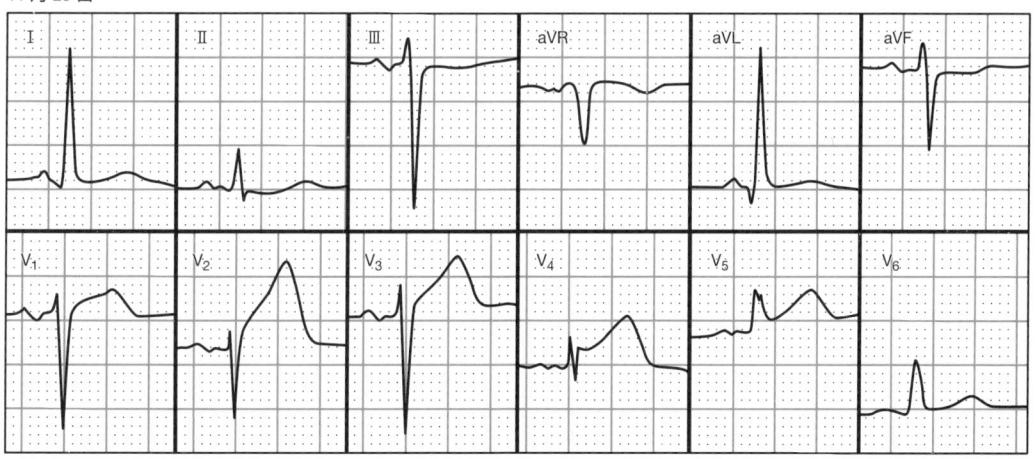

11月30日

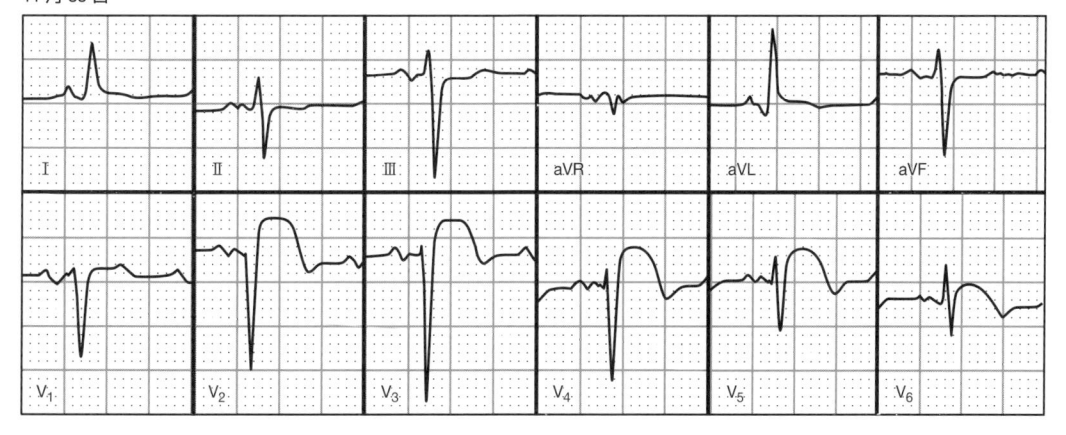

2-18 以下に示す心電図の異常を明らかにせよ。

1月25日

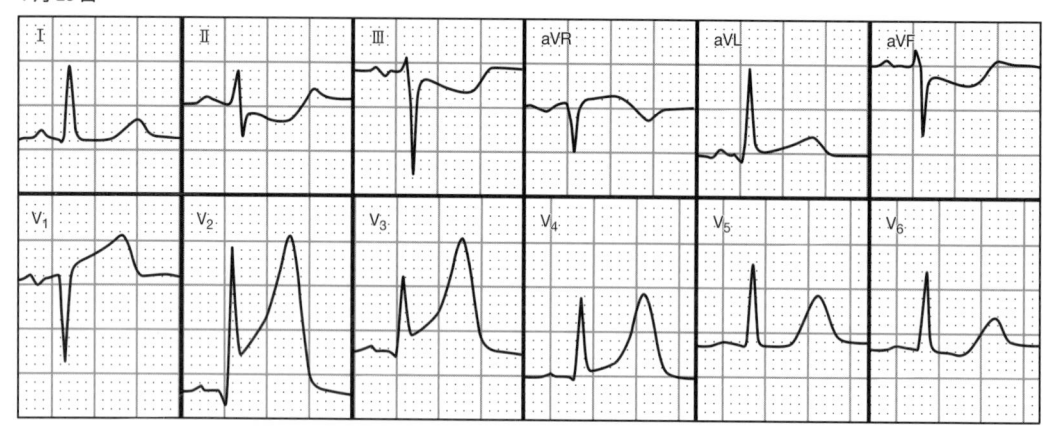

1月26日

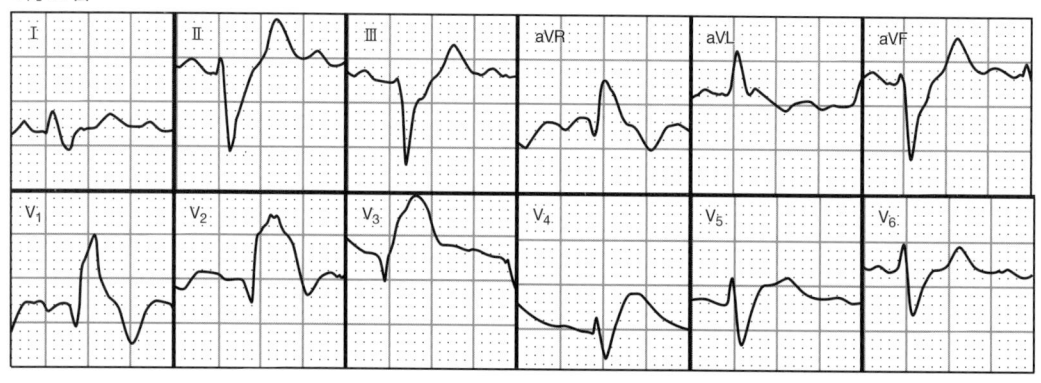

2-19 以下に示す心電図の異常を明らかにせよ。

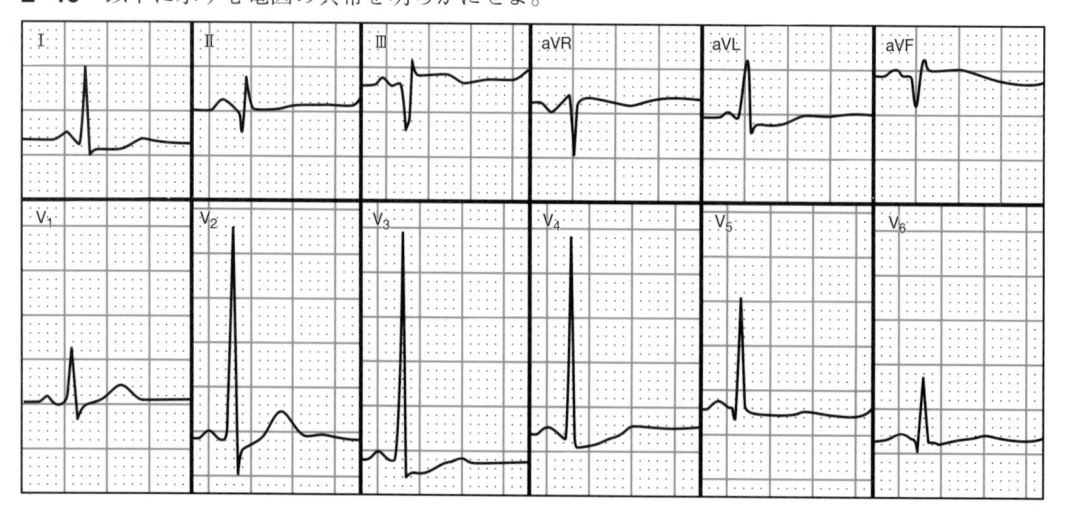

2-20 以下に示す心電図の異常を明らかにせよ（胸痛症例）。

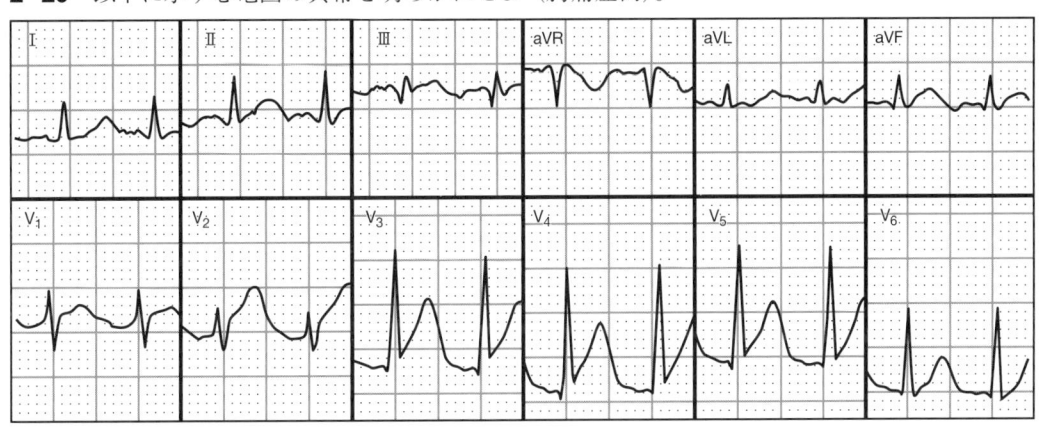

2-21 以下に示す心電図の異常を明らかにせよ。

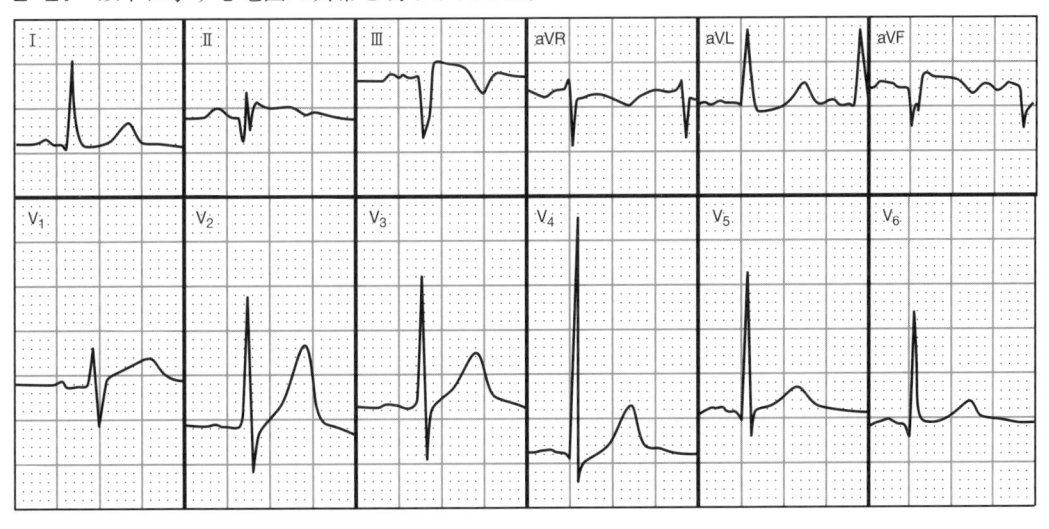

2-22 以下に示す心電図の異常を明らかにせよ。

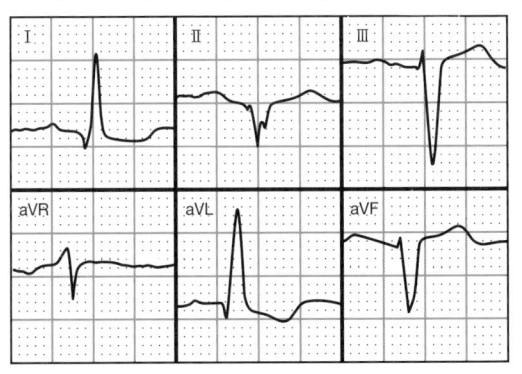

2-23 以下に示す心電図の異常を明らかにせよ。

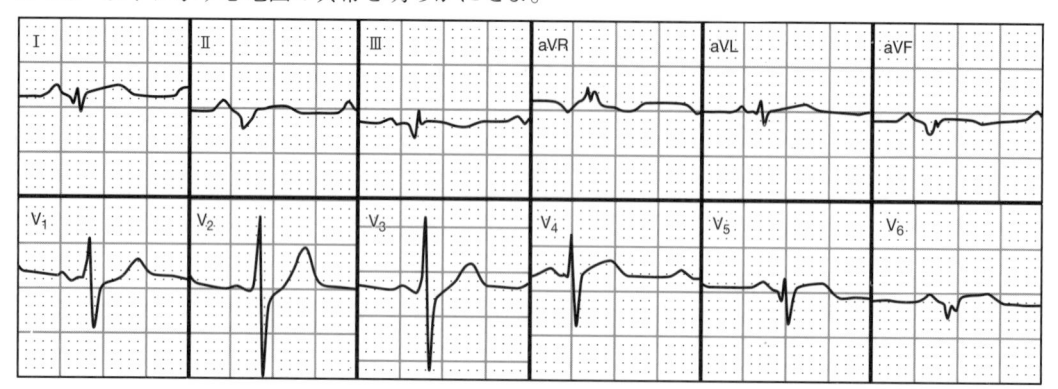

2-24 以下に示す心電図の異常を明らかにせよ（胸痛発作症例）。

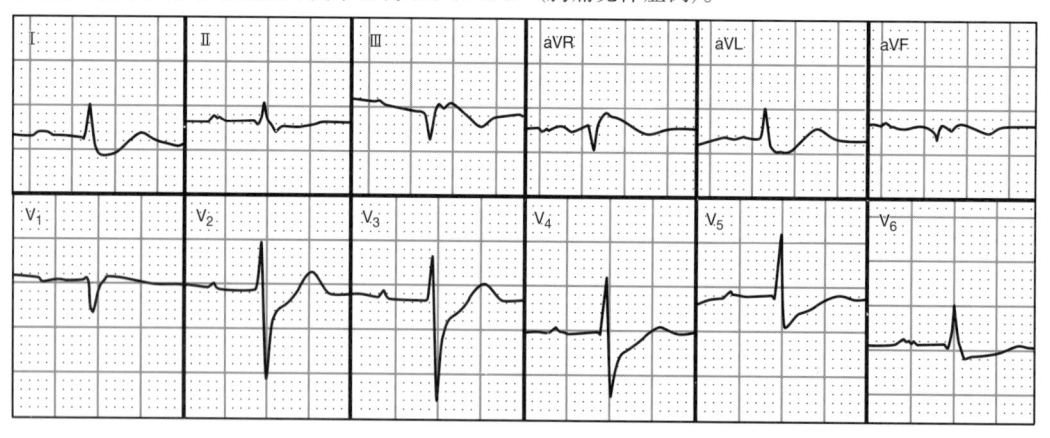

2-25 以下に示す心電図の異常を明らかにせよ。

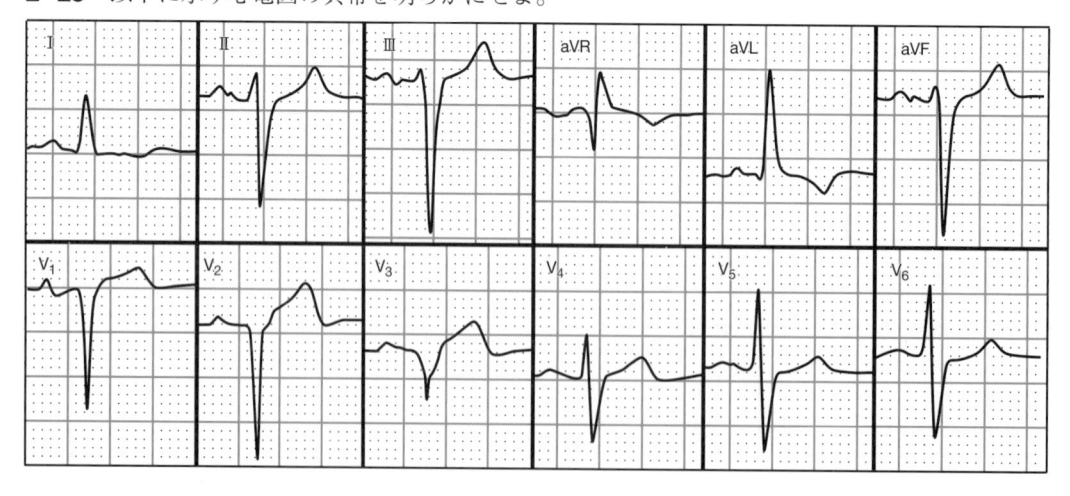

CHAPTER 6　Chamber enlargement and hypertrophy

6　心腔拡大と心臓肥大

　心電図の波形を生み出す心起電力は主に左室から発生しており，それが左室優位の正常心電図の波形にも反映されている。しかし，筋肉量以外にQRS波に影響する因子として，体組織の伝導性，心臓から表面電極までの距離，心室内圧と心室容量がある。空気と脂肪は伝導性が悪いため，肺気腫や肥満の患者では低電位の記録となりやすい。一方，筋肉量が少なく胸壁の薄いやせた若年者では一般的に平均QRS波より高電位の記録となるが，診断的な意義はない。

心房異常　atrial abnormalities

　心房の連続的脱分極を示す正常の洞性P波は，斜方を切った半円のピラミッド形をとる。正常P波の高さは2.5 mmを超えず，長さ（間隔）は110 msecを超えない。正常P波の軸は+15〜+75°で，Ⅱ誘導で一番高くⅠ，Ⅱ，aVF誘導と前胸部誘導（V₄〜V₆）で陽性となる。

　左房の脱分極は右房より少し遅れるため，左房の電位はP波の後半分に記録される。左房の伝導遅延（通常，左房の拡大による）に伴い**左房異常**（left atrial abnormality；LAA）と呼ばれる変化が生じる。左房異常には，以下のような基準がある。①P波時間が延長（>120 msec），②P波がノッチし頂点間の時間が40 msec以上（図6-1①，②），P波の終末起電力が増加しV₁誘導における終末陰性偏向が40 msec以上（図6-1③）となる。

　ノッチした幅広いP波を**僧帽性P波**（P mitrale）と呼ぶことが時にある。というのは，このタイプのP波が僧帽弁狭窄症患者の記録でしばしば認められるためであるが，同様に高血圧症や冠動脈疾患による**左室機能不全**にも深

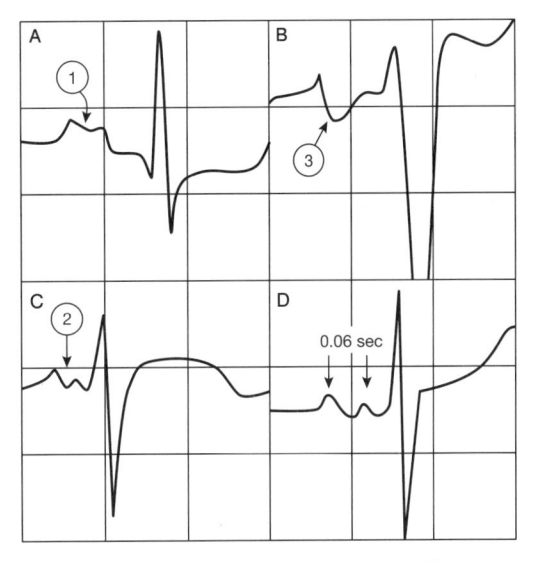

図6-1　左房異常で幅広くノッチしたP波

く関連している。

　右房が最初に脱分極するため，右房電位はP波の前半分の形状を決定し，P波高は増加するが間隔は増加しない。Ⅱ，Ⅲ，aVF誘導でP波高が2.5 mm以上の場合，またはV₁誘導でP波の初期陽性部分の高さが1.5 mm以上の場合には**右房異常**（right atrial abnormality）と診断される。このようなP波は重篤な肺疾患の患者で最もよく観察されるため，**肺性P波**（P pulmonale）と呼ばれている（図6-2）。実臨床上，肺性P波はP波高の極端な増加を表すことが多く，肺疾患や肺高血圧症の患者で右房異常や右室肥大がみられる場合は予後不良な徴候を示している。

左室肥大　left ventricular hypertrophy

　左室肥大（LVH）の診断は，まずQRS波の

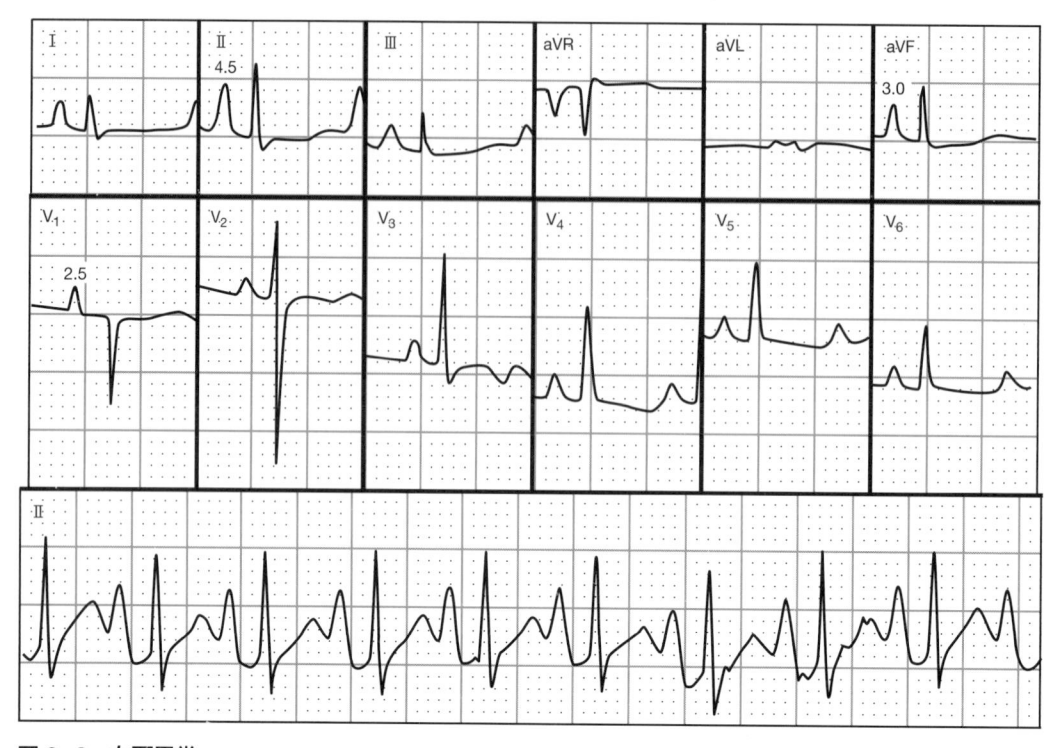

図 6-2 右房異常
高く，幅の狭い P 波が確認できる。単位は mm。

振幅の増大を基準にして行われており，二次的な ST-T 変化や心室興奮到達時間（VAT）の延長所見は補助的である。残念ながら診断精度に関しては，どの心電図の基準も感度は低く，また LVH だけで著明な軸偏位や独特の QRS 波の変形を生じることもない。

LVH を診断するために，多くの心電図の基準と多少の波形スコアシステムが提唱されている。一般に認識されている基準を以下に示す。

〈前額面誘導〉
- Ⅰ の R 波 + Ⅲ の S 波 = 25 mm
- aVL の R 波 = 11 mm
- aVF の R 波 = 20 mm

〈水平面誘導〉
- V_1 の S 波 + V_5 または V_6 の R 波 = 26 mm
- V_5 または V_6 の R 波 = 26 mm
- 最大 S 波 + 最大 R 波 = 45 mm
- 二次的な ST 部分の異常と T 波の異常
- V_6 で QR 間隔の延長

近年のコンピュータ化した心電計では，高電位の QRS 波の場合は前胸部誘導が通常のサイズの半分となることに注意すべきである。この尺度の縮小は記録に表示されるが，前胸部誘導波形の振幅を正確に解釈する場合には考慮しなくてはならない。肢誘導における高電位のほうが LVH の診断にはより特異的ではあるが，前胸部誘導における高電位のほうが肢誘導（前額面誘導）よりかなり高頻度にみられる（図 6-3）。

LVH の患者では心肥大により二次的に生じる ST 部分と T 波の変化がしばしば認められる。ST 部分は典型的には右前胸部誘導で上に凹（図 6-3 ①）を示し，左前胸部誘導で上に凸（図 6-3 ②）を示す。通常，T 波は QRS 波の極性と反対になる。これを合わせた ST-T 変化をストレインパターン（strain pattern）というが，"ストレイン"とは身体的現象であり，電気的現象の特徴でない事実があるにも関わらず，確固と定着した心電図所見の名称となっている。多くの LVH 患者の心電図所見は，結果的に左脚ブロックパターンに進行したり併存し

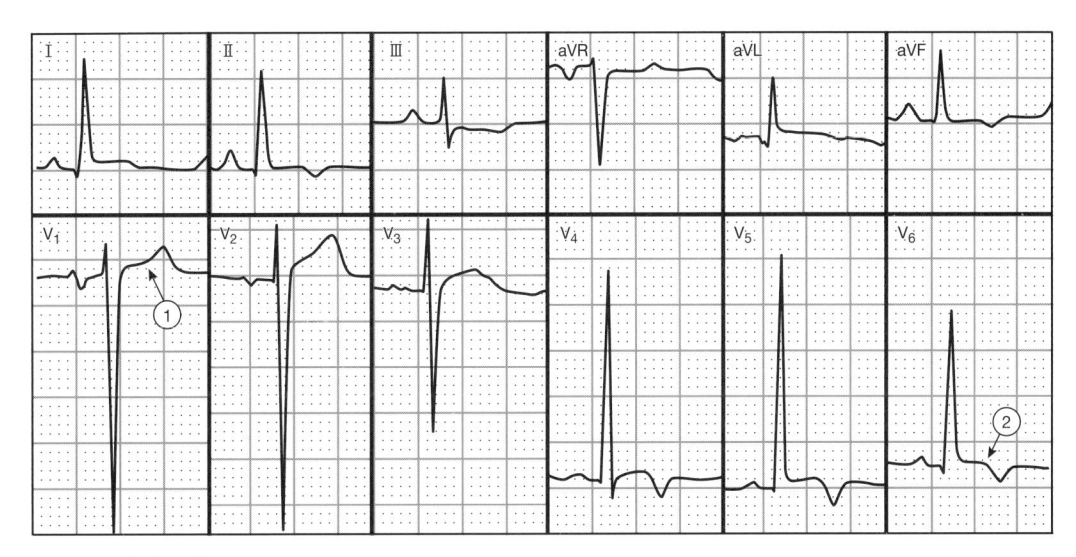

図6-3 左室肥大

たりもする。

　心室興奮到達時間（VAT）は，脚枝ないしは心室筋自体の興奮伝導速度に関係している。（壁肥厚による）脚枝または心室筋の伝導遅延はVATを延長させるが，いずれの状態でも予想される所見である。VATはQRS波開始からR波頂点までのQR間隔を測定して決定する。VATの終末点は，R波の下行脚である**近接様効果〔図6-4（ID）〕**の記録より示される。正常QR間隔はV₁誘導で35 msec，V₆誘導で45 msecである。

　心臓超音波検査のようなより正確に心臓の構造がわかる検査方法に比較して，心電図には欠点があるにも関わらず，心電図で評価されたLVHは一般的に心血管病態を表す確実な指標であることが証明されている。心電図でLVHを示す患者で高血圧の有病率が高いことは当然であるが，さらに左心機能障害の発生率も高く，突然死，うっ血性心不全，心筋梗塞および脳卒中等のリスクも増加する。

右室肥大　right ventricular hypertrophy

　LVHの基準の信頼性が疑わしいとすれば，右室肥大（RVH）の個々の基準の信頼性も決して高くないと考えざるを得ないだろう。その理由は主にRVHが心電図上で明らかになる前

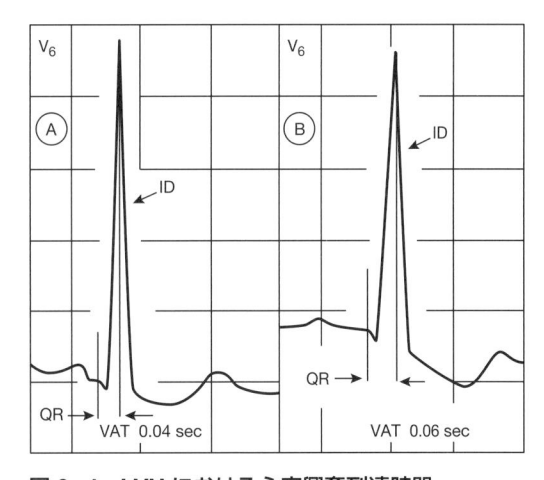

図6-4 LVHにおける心室興奮到達時間

に正常では優位な左室の心起電力が右室の心起電力を覆い隠しているという事実によるものである。重症肺塞栓症のように，心起電力のバランスが突然大きく変化する場合もあるが，心電図上でRVH所見がみられる場合は通常，重症もしくは長期にわたる肺疾患や心疾患を表すことがより一般的である。

　RVHに関する診断基準で一般的に認められているものに以下のものがある。

＜前額面誘導＞
- 少なくとも+110°の右軸偏位

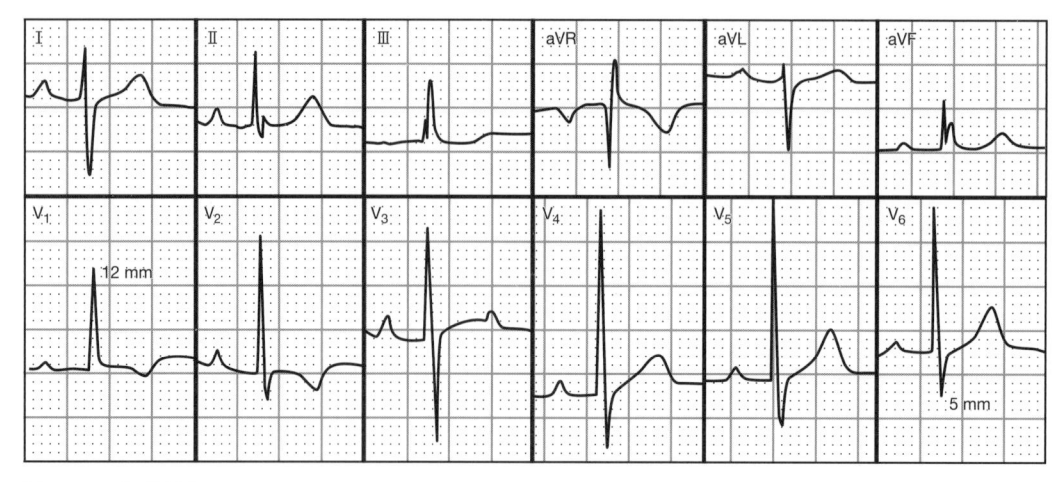

図 6-5　右室肥大

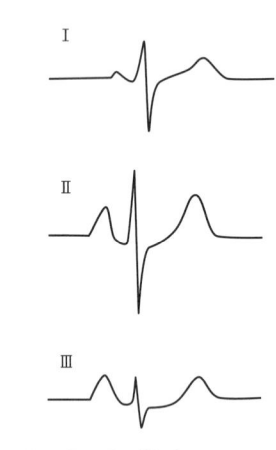

図 6-6　S₁, S₂, S₃ サイン

＜水平面誘導＞
- V₁ の R : S 比が 1.0 以上
- V₁ の R 波 = 7 mm
- V₁ の S 波が 2 mm 未満
- V₁ で qR または qRS パターン
- V₅ または V₆ の S 波 = 7 mm
- V₁ が rSR' で R' 波が 10 mm 以上
- V₁ の R 波 + V₅ または V₆ の S 波が 10.5 mm 以上

V₁ 誘導は右室心筋全体に直接向かい合う位置に近いため，右室起電力の増加は V₁ 誘導において最もよく反映されると思われる。V₁ 誘導の QRS 波形態に基づいて 3 つのタイプに区分することもある。A 型は単一の大きな R 波であり，B 型は等相性 RS 波で示され，C 型は右脚ブロックの QRS パターンと本質的に同じ rSr' または rSR パターンである。図 6-5 に示されている A 型 RVH は肺動脈弁狭窄症の患者でもみられることから，おそらく右室の圧過負荷を表している。C 型 RVH は心房中隔欠損症の患者でみられることから容量負荷を表している。

先天性心疾患がある小児や若年成人のような重症例では，LVH に関連して説明されるようなストレインパターンが出現し，**先天性 P 波**（P congenitale）と呼ばれる先鋭な P 波を伴う。

特に RVH 型の波形を呈しやすい 3 つの疾患は，肺高血圧症を伴う重症の僧帽弁狭窄症，慢性肺性心，先天性心疾患である。肺高血圧症や広範な肺塞栓症の患者では，標準肢誘導の 3 つすべてに S 波が出現し（S₁, S₂, S₃ サイン），これは肺性心患者では予後不良の指標である（図 6-6）。

右軸偏位は RVH 患者で予想される所見ではあるが，乳児や小児の記録では正常な所見であり，成人でも背が高く痩身体格の人では右方偏位した QRS 軸を示す傾向がある。広範な側壁梗塞では大量の左室筋が消失し対抗できずに軸が右方偏位することがあり，左脚後枝ブロックでは右軸偏位が**必須条件**となる。

CHAPTER 7　Acute pericarditis

7 | 急性心膜炎

　心膜炎は胸痛の**初発例**，再発例ともに行うべき重要な鑑別診断である。急性心膜炎は通常一過性の疾患であり，開胸術と心筋梗塞時に頻繁にみられる合併症であるが，2つの臨床上の問題がある。それは強い身体的苦痛の原因となることが多いこと，心房頻脈性不整脈，特に心房細動や心房粗動を起こしやすくなることである。心膜炎の痛みは狭心症に似ており，狭心症のように特に肩甲骨間の領域や頸部のつけ根に放散することがある。また，心膜炎の痛みは深吸気や体幹の回旋で増強することが多く，座位や前屈位で軽減する。鋭く突き刺すような痛みを呈するという特徴があり，強い不安感をもたらす。

　急性心膜炎（acute pericarditis）の心電図所見を**図7-1**に示す。特徴として，広範囲にわたるST上昇（①），J点のノッチ（②），相反性のST低下（③），PR低下（④），心膜炎の回復時に認められる**晩期**の陰転T波と心房不整脈が挙げられる。

　急性心膜炎におけるST上昇は，解剖学的に区分された心領域に**限局していない**点と，ST部分は**上に凹**を示し，虚血に典型的な上方に凸（コーブ化）とは対照的である点で，虚血によるST上昇とは本質的に異なる

　心膜炎でもT波の陰転化は生じるが，通常は急性期が過ぎてST部分が基線に回復してから起こる。ここが虚血例と大きく異なる点である（虚血でのT波陰転化はST部分がまだ上昇している早期から起こる）。梗塞を合併していない心膜炎では異常Q波は決して出現しない。P波の終わりからQRS波の始めまでのPR部分の低下は，一般的ではあるが微妙な所見であり，II誘導（図7-1④）と前胸部誘導でよ

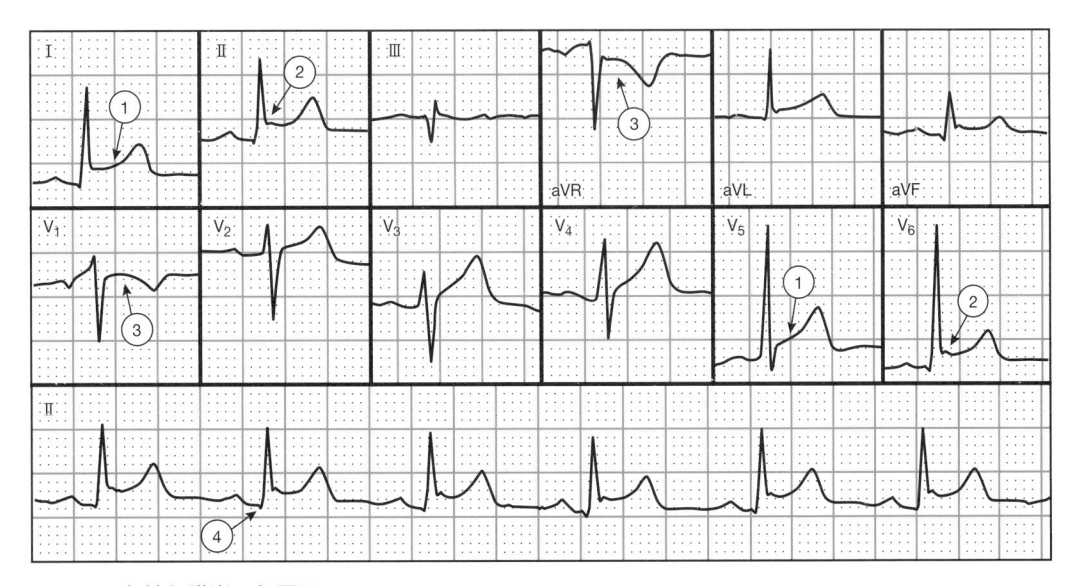

図7-1　急性心膜炎の心電図

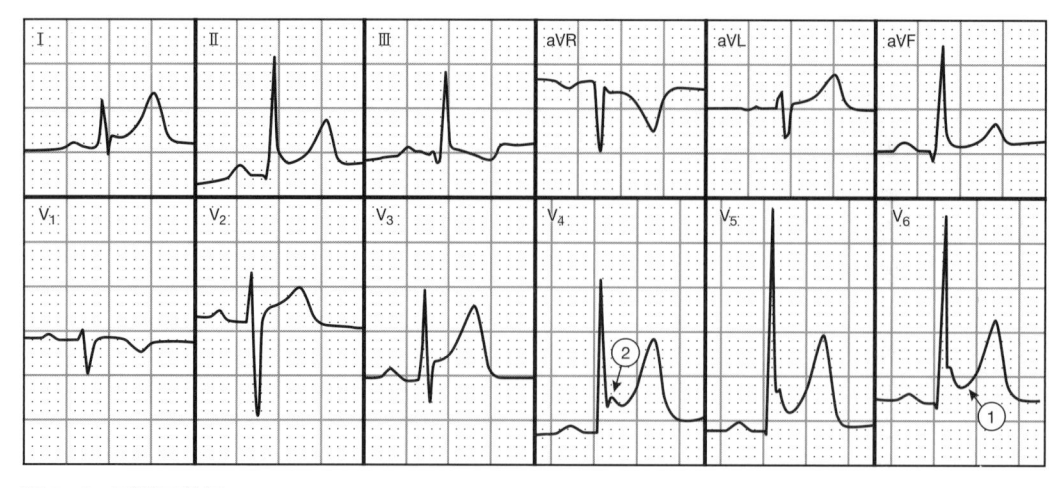

図 7-2 早期再分極

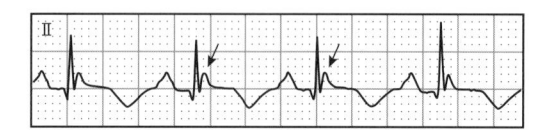

図 7-3 深部体温 32℃ の低体温患者における Osborn 波（矢印）

くみられる。P-QRS-T の順にみて，その間にある等電位線に沿って直線を引くとすぐに判定できる。PR 低下が唯一の心電図所見である急性心膜炎症例もある。

早期再分極　early repolarization

早期再分極は正常心電図の特徴的な亜型で，急性心膜炎や心筋梗塞の超急性期にも非常に似た波形を示す。このパターンは胸壁の薄い若年成人で，特に黒人によくみられる。臨床的にも検査上も明らかな心疾患はほとんど存在しない。

図 7-2 に早期再分極の特徴を示す。特に側壁前胸部誘導において顕著で，心膜炎の急性期に認められるような上に凹の ST 上昇（①）があり，やはり心膜炎を考えさせるような J 点のノッチ（②），また超急性期梗塞のアーチ状 T 波に酷似している高く対称性の T 波がある。急性心膜炎や急性心筋梗塞では病変の進展とともに心電図が変化するのとは対照的に，早期再

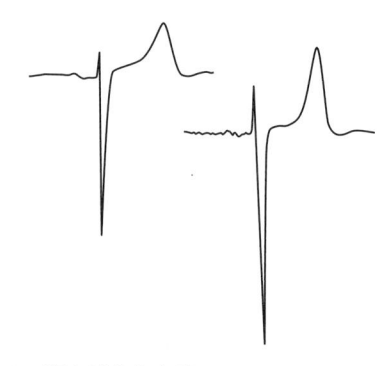

図 7-4 高カリウム血症
左の波形は血清カリウム正常時，右の波形は血清カリウム値が 7.1 mmol/L 時の記録（両方とも V_2 誘導）。高カリウム血症により T 波が高く，幅狭く，対称的になる。

分極の心電図所見は長期間にわたって安定している。

Osborn 波　Osborn wave

Osborn 波すなわち J 波とは，重症低体温や高カルシウム血症の症例で認められ，J 点に記録されるこぶ状の歪み（図 7-3）を指す。Osborn 波は身体深部体温が低いほど顕著になり，下壁誘導や側壁前胸部誘導で最もよくみられる。復温すると Osborn 波は減少し消失する。

高カリウム血症　hyperkalemia

高く対称性の T 波は，高カリウム血症で比

較的早期にみられる所見であり，特に胸部誘導で顕著になる（**図7-4**）。高カリウム血症におけるT波は"基部をつまんだ"と表現されることもある。高カリウム血症が進行すると，P波は平坦化し，やがて消失し，QRS波は幅広くなる。さらに高カリウム血症が致死的レベルに進むと，QRS波は最終的に幅広いサイン波様波形を呈する。

8 洞調律とその機能不全

　正常な心臓の興奮を生成しているのは，洞房結節のP細胞である。P細胞は紡錘形をした約5,000個の心筋特有の細胞集団であり，上大静脈と右心房側壁の接合部に位置する。この自発的に脱分極する細胞集団は，心臓の主要なペースメーカとしての機能を果たすが，そのほかに分界稜に沿って伸びるペースメーカ部位もあり，"発火帯"あるいは"心房調律複合体"として知られている。これらの中では，上方ほど発火レートは速く，下方の従属的部位から発生する興奮レートは，下大静脈に向かって尾側にいくにつれて遅くなる。

　右心房表面の大部分は，電気的には静止状態である開口部（上大静脈洞，下大静脈洞，卵円窩，冠静脈洞口）からなる。心房の心筋線維はこれらの開口部を厚い線維で取り囲むように配列しており，洞結節興奮をより効果的に伝搬している。右房は不規則な構造をとっていることから，**優先伝導路**（preferential pathway）と呼ばれる心筋の一部の領域を介して興奮波が伝導しやすくなっている。優先伝導路として，**前方，中間，後方**の3つの経路が同定されており，さらに右房と左房を連絡するもう1つの優先伝導路，**Bachmann束**（Bachmann's bundle）がある。これらの伝導路は，心房の筋線維の解剖学的配列で決められた心筋線維であって，特化された伝導組織ではない。

洞調律　sinus rhythm

　洞調律は，P波の形態とその軸で決まる。正常のP波は半円状で間隔が80～110 msec，軸は＋15～＋75°で，I，II誘導で陽性，aVR誘導で陰性となるが，III，aVL，aVF誘導では一定しない。洞性P波はV₁，V₂誘導で二相性のことが多いが，この誘導での最初の振れは正常では陽性である。V₁，V₂誘導でP波の最初の振れが陰性の場合，異所性起源であることを示唆している（図8-1）。

　正常洞調律のレートは古典的には60～100回/分とされているが，おそらく大多数の人で50～90回/分が正常だと考えられる（図8-2A）。**内因性洞レート**（intrinsic sinus rate）はアトロピンとプロプラノロールを静脈投与して，洞結節を自律神経調節から一時的に遮断すれば調べることができる。正常の内因性レートは，通常100回/分以上で，これは副交感神経の影響

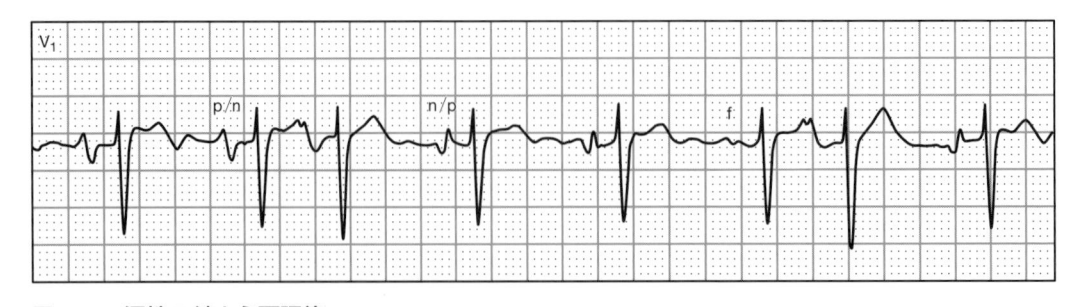

図8-1　洞性P波と心房調律
V₁誘導では，p/n（陽性/陰性）は洞興奮，n/pは低位心房興奮，fは心房融合収縮を表す。

がほとんどの人で優位であることを示している。高齢者では**変時性応答不全**（chronotropic incompetence）をある程度認める。高齢者は若年者に比べ代謝需要に対応して心拍数が適切に増加せず，発熱時や低心拍出量時にも適切な洞頻脈にならない。

P波からP波までの時間（P-P間隔）の変動が160 msecを超え，洞調律のほかの基準がすべて満たされる場合は，**洞不整脈**（sinus arrhythmia）が存在する（図8-2B）。これは，洞調律の一般的な亜型であり，P波形成の周期的な漸増と漸減が呼吸周期に同調して生じるのが典型的である。洞不整脈は特に若年患者でよく認められるが，P-P間隔は早い心拍数では規則的になりやすいため，通常洞レートが比較的遅い場合にのみ認められる。

正常人でもごく一部でPR間隔が短い（<120 msec）洞性P波を示す人がいる。その大部分は**房室伝導の促進**（accelerated atrioventricular conduction）を示す正常亜型である（図8-2C）。上室頻拍や異常房室結合などのほかの徴候を伴わなければ，PR間隔が短縮しても良性と判断すべきである。

洞レートが100回/分を超える場合は，**洞頻**

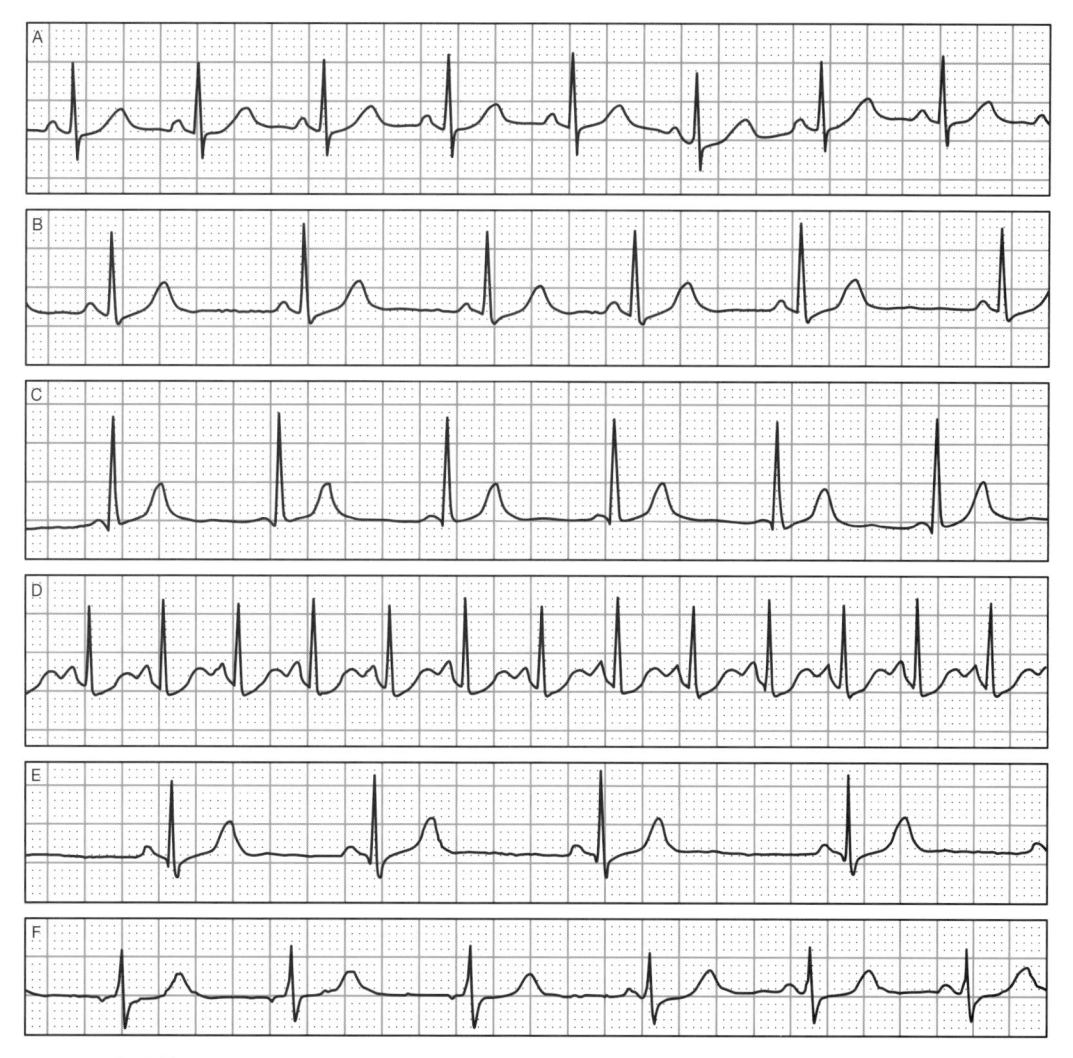

図8-2 洞調律
A〜Fについては本文参照のこと。

脈（sinus tachycardia）と診断される（図8-2D）。成人の洞頻脈では，常に原因（例えば，発熱，不安，疼痛，低酸素，低心拍出量，甲状腺中毒症）を探すべきである。洞頻脈のレートが140回/分を超えることはまれであるが，健常な若年者では200回を超えることがある。レートが速いためにP波がはっきりみえない場合があり，洞頻脈はほかの上室頻拍に類似することがある。

洞調律のほかの基準が満たされ，レートが60回/分未満の場合は洞徐脈（sinus bradycardia）と診断される（図8-2E）。60回/分という基準は広く認識されているが非現実的な数字であり，レートが50回/分未満に下がらない限り洞徐脈は通常，臨床的に意味はない。特に若い運動競技者では，安静時に40回/分以下であっても無症状で有害な影響はない。しかし高齢者では，不適切な洞徐脈が洞房結節障害の徴候であることがしばしばあり，ほかの伝導系障害の徴候（房室ブロック，束枝ブロック，脚ブロックなど）が認められる場合は特にこの可能性がある。

移動性心房ペースメーカ（wandering atrial pacemaker，図8-2F）はP波の形状の変化により洞調律と区別でき，P波軸やPR間隔や心拍数の変化を伴うことが多い。また，興奮の発生部位が洞結節から発火帯に沿って下位のペースメーカ部位に移動し，再度洞結節に戻る場合には，一般的に心房融合収縮も生じる。通常，移動性心房ペースメーカは洞不整脈と同様にP波の漸増と漸減を示し，遅い心拍数で認められる例がほとんどである。なお，移動性心房ペースメーカは無害である。

洞調律の異常
disorders of sinus rhythm

洞調律の異常は2つの大きなカテゴリー，すなわちペースメーカ不全と洞房進出ブロックに分けることができる。

ペースメーカ不全（pacemaker failure）は，変時性応答不全を反映している病的な洞徐脈として現れるのが最も一般的であるが，洞結節興奮の生成不全である洞停止（sinus arrest）として現れることもまれにある。洞停止には一時的ないし永続的のものがあり，間歇的の場合には数秒から数時間続く。

洞房結節で生成された興奮が，電気的合胞体である洞房結節を隣接する心房筋から分離している移行帯領域でブロックされる時に洞房進出ブロック（sinoatrial exit block）が発生する。概して，興奮が生成されてもペースメーカ部位から外へ伝導（進出）しない場合には，常に進出ブロックが存在すると言える。洞房進出ブロックを房室ブロックに相似させて考えれば，1度，2度，3度（完全）に分類することができる。1度洞房ブロックは時間軸に沿った記録であるスカラー心電図（スカラーとは，大きさのみでベクトルをもたない量のこと）では診断できない。なぜなら，洞房結節の興奮はある1点で生じるため表面記録上には振れを残さないからである。同様な理由でスカラー心電図では3度洞房ブロックを洞停止と区別することは不可能である。

房室ブロックと同様に，2度洞房ブロックは2つのサブタイプに分けられ，MobitzⅠ型（Wenckebach）とMobitzⅡ型がある。あらゆるWenckebach現象のいずれにも近位に興奮生成起源〔図8-3(1)〕があり，不完全伝導領域（2）により遠位の心筋（3）から区分されている。それぞれのWenckebach周期中に伝導は進行性に遅延し，最終的に興奮伝導はブロックされる。興奮がブロックされた後はWenckebach周期を繰り返す。

洞房間Wenckebach周期の興奮生成起源は洞房結節であり，遠位の心筋は心房筋である。洞結節の興奮は体表面心電図上では無信号であり，近位の基準点は心電図ではわからない。P波で示される心房脱分極が遠位の基準点を標示している。

Ⅰ型（Wenckebach）洞房ブロックの基本的な特徴は，①P-P間隔が進行性に短縮した後に，②先行するどの2つのP-P間隔（洞周期）

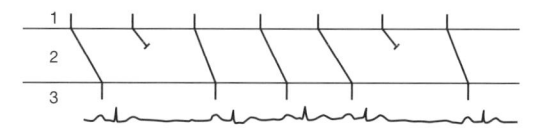

図 8-3 4：3 伝導比の I 型（Wenckebach）洞房ブロック
P-P 間隔は短縮し洞調律のポーズは洞周期の 2 倍よりも短い。進行性の伝導遅延（漸減性伝導）の結果としてブロックが生じ、その後同じ周期を繰り返す。
1：洞房結節、2：伝導遅延領域、3：心房筋

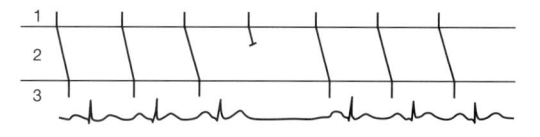

図 8-4 Mobitz II 型洞房ブロック
P-P 間隔は等しくポーズは洞周期の 2 倍である。伝導はあるかないかのどちらかである。
1：洞房結節、2：伝導遅延領域、3：心房筋

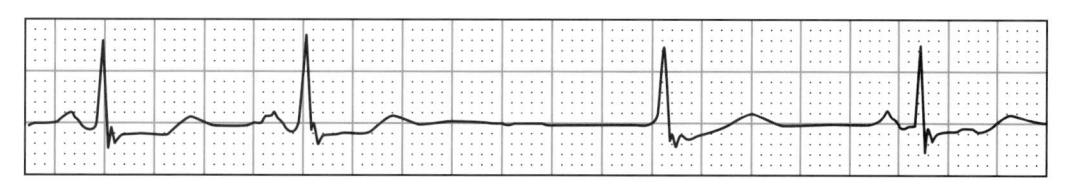

図 8-5 洞房ブロック（3：1）
P 波が 2 つ欠落しており、ポーズは洞周期の 3 倍に等しい。3 番目の QRS 波は接合部補充収縮である。

の和よりも短い一時的洞休止（ポーズ）がみられることである。典型的な I 型洞房ブロックで進行性に P-P 間隔が短縮するのは，Wenckebach 周期では洞休止の前にブロックの遠位にある心房筋による興奮が確実に促進するという教科書的な原則に従っているからである。

残念ながら，洞房ブロックでは房室ブロックと同様に非典型的な Wenckebach 周期がよくみられる。したがって連続した P 波の間に洞休止が認められる場合には，常に I 型洞房ブロックの診断を考慮すべきである。実臨床では洞不整脈の中には非典型的な洞房間 Wenckebach 周期と区別が難しいものがある。

Mobitz II 型洞房ブロックの特徴は，Mobitz II 型房室ブロックと同様突然の伝導消失である。すなわち予期される P 波が突然消失する前後の P-P 間隔に，変化がほとんどもしくは全くない（**図 8-4**）。その結果，洞調律中のポーズの長さは洞周期 2 つ分（P-P 間隔 2 個分）に等しくなる。II 型房室ブロックがより高度のブロックに進行することがあるように，II 型洞房ブロックも複数の心拍結滞を起こすことがある。**図 8-5** に示したポーズの長さは洞周期 3 つ分に等しく，高度の洞房ブロックではポーズ

の長さは基本洞周期長の複数倍になる。興奮が三連続以上ブロックされた場合，**高度ブロック**が起こっていると考えられる。

基本洞周期長の**倍数以外の長さ**で洞調律が止まることを**洞停止**（sinus arrest）という。洞停止が長くなると単発ないしは反復する補充収縮が出現するが，洞房結節障害がある場合には従属的ペースメーカ細胞の働きも抑制されていることが多いので，補充調律は仮にあっても非常にゆっくりのことが多い。

洞不全症候群（sick sinus syndrome）とは洞調律障害の集合体であり，① 不適切洞徐脈，② 洞房ブロック，③ 洞停止，④ 頻脈徐脈症候群，⑤ 期外収縮による洞調律の抑制，⑥ 洞房リエントリーが含まれる。洞不全症候群は顕著で素早い変化を認めることが一般的で，数秒から数時間の間に次々と出現する。房室ブロックを伴った洞房ブロックは**二重または両結節疾患**と呼ばれている（**図 8-6**）。

頻脈徐脈症候群（tachycardia-bradycardia syndrome, 'tachy-brady' syndrome）はしばしば認められ，洞不全症候群の代表的な心電図所見である。典型的には心房細動や心房粗動が突然停止した後に心静止もしくは高度の洞徐脈が

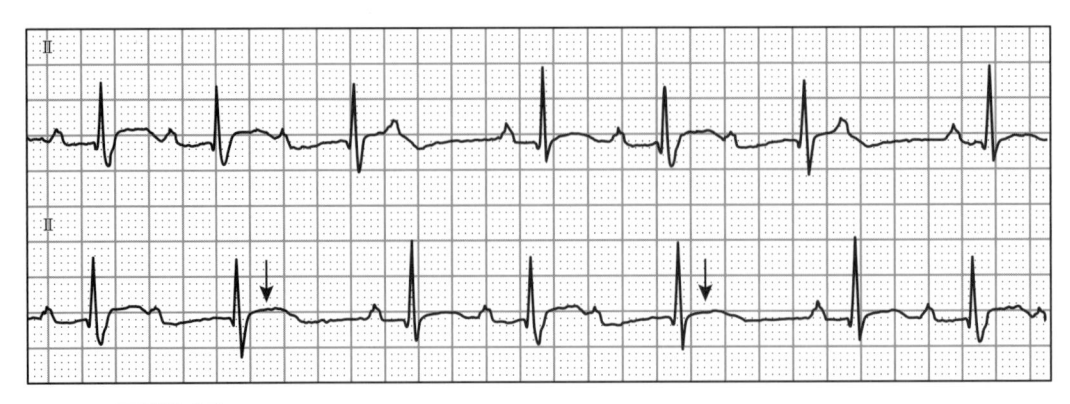

図 8-6 両結節疾患
Ⅱ型洞房ブロック〔P波の欠落と予想される部位を（矢印）で標示〕，Ⅰ型（Wenckebach）房室ブロックと心拍依存性右脚ブロックを併発している。

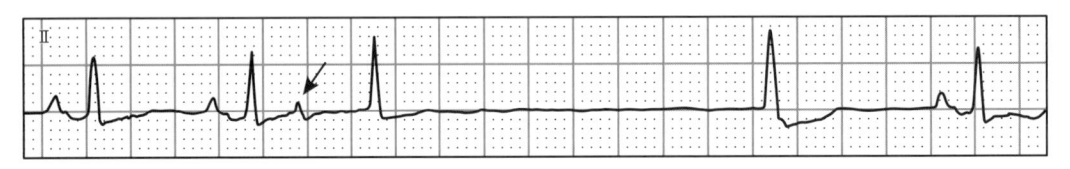

図 8-7 心房期外収縮（矢印）後の洞結節抑制
2.8 sec間の洞休止（ポーズ）の間に単発の接合部補充収縮がみられる。

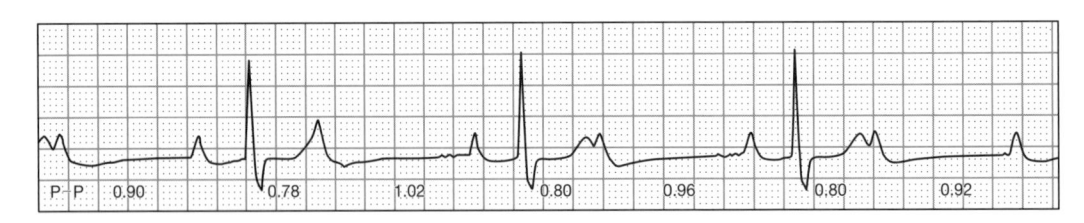

図 8-8 心室相性洞不整脈
P-P間隔の単位は sec。

発生する。随伴する房室ブロックや心室内ブロックはよくみられる所見である。

　一般的に心房期外収縮である異所性興奮の後に起きる洞興奮生成の抑制（図 8-7）は，洞結節回復時間（sinus node recovery time；SNRT）の延長を反映している。早期ないしは反復する脱分極の後に生じる興奮生成の一時的抑制は高頻度駆動抑制（オーバードライブサプレッション）として知られているが，洞房結節を含むあらゆるペーシング部位での受動的興奮に対する正常反応である。異所性ペースメーカによる脱分極後の洞房結節回復時間は通例，基本洞周期長に 600 msec を加えた値に等しくなる。この値が基本洞周期長の 125％を超える場合は洞結節機能不全を示唆している。

　なお，洞房結節リエントリー性頻拍（sinoatrial nodal reentrant tachycardia）については 11 章で述べる。

心室相性洞不整脈
ventriculophasic sinus arrhythmia

　3度房室ブロックでは，QRS波が間入するP-P間隔が間入しないものよりも短い症例がある。これは**心室相性洞不整脈**として知られて

いる現象である（図 8-8）。ペーシングによる収縮や心室期外収縮が間入する P-P 間隔が心室相性洞不整脈を示すことがまれにある。この現象の原因として，以下の 3 つの説明がなされている。① 心室収縮に伴う機械的伸張は洞結節の興奮を促進する，② 心室収縮が洞結節の血流を一過性に向上させる，③ 心室収縮が心房の拡張に伴う迷走神経阻害をもたらす。

セルフアセスメント Part 3

3-1 以下の心電図における異常を明らかにせよ。

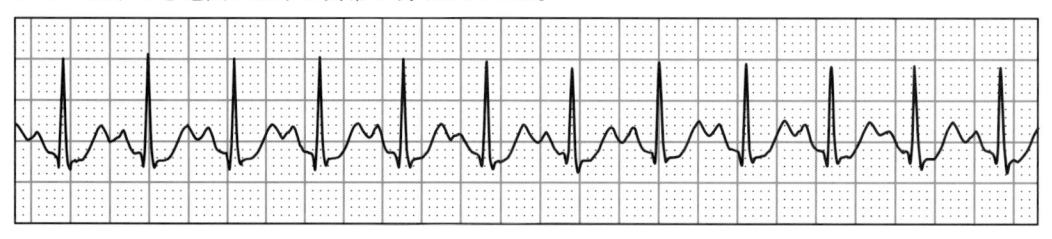

3-2 Osborn 波に関連するものは _____ 。
   a. 早期再分極
   b. 低体温と高カルシウム血症
   c. 急性心膜炎

3-3 以下の心電図における異常を明らかにせよ。

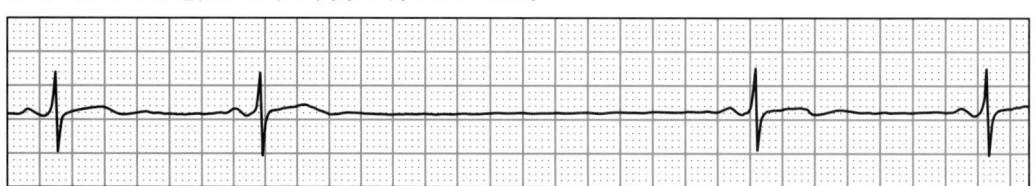

3-4 以下の心電図における異常を明らかにせよ。

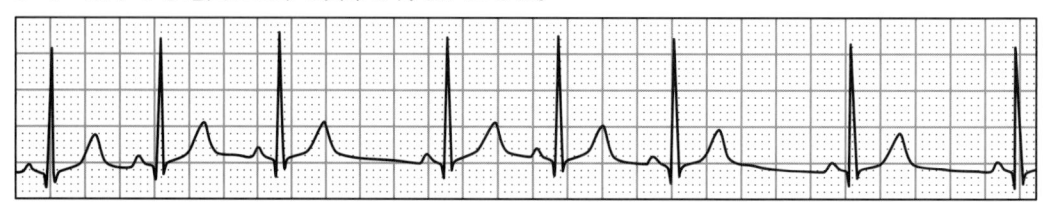

3-5 以下の心電図における異常を明らかにせよ。

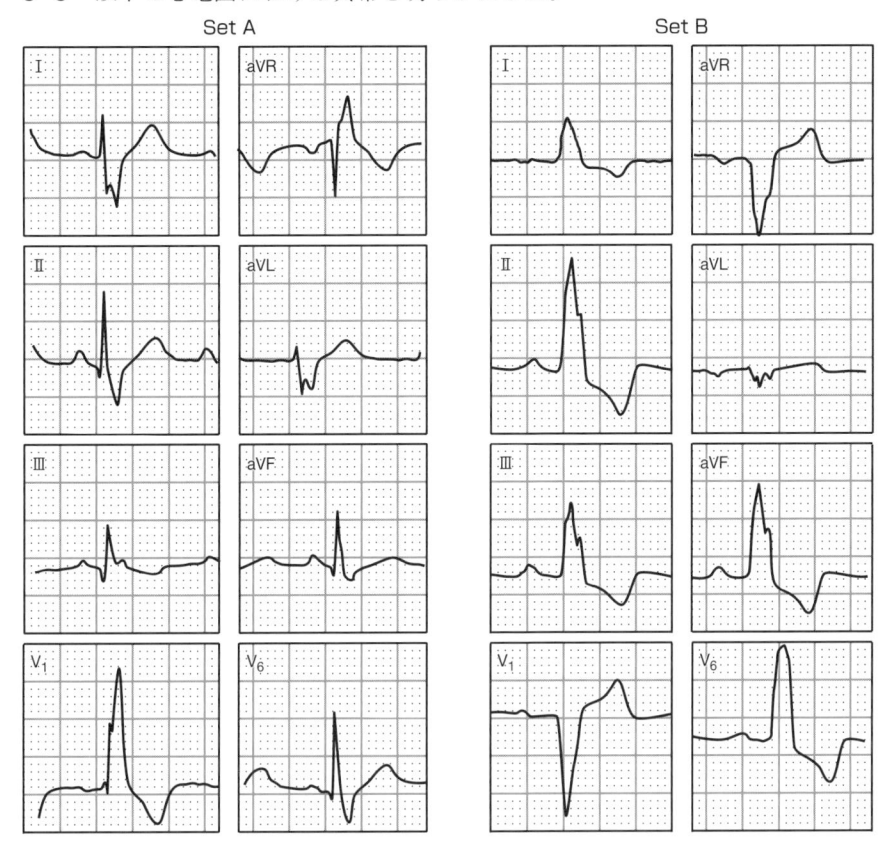

Set A   Set B

3-6 以下の心電図における異常を明らかにせよ。

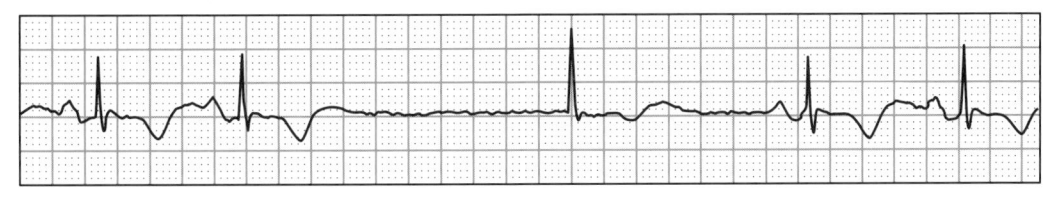

3-7 以下の心電図における異常を明らかにせよ。

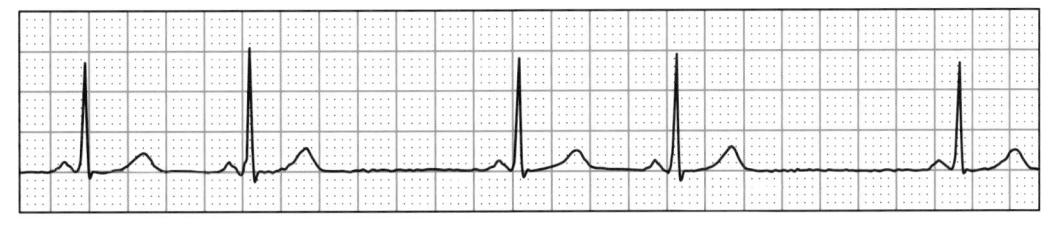

3-8 以下の心電図における異常を明らかにせよ。

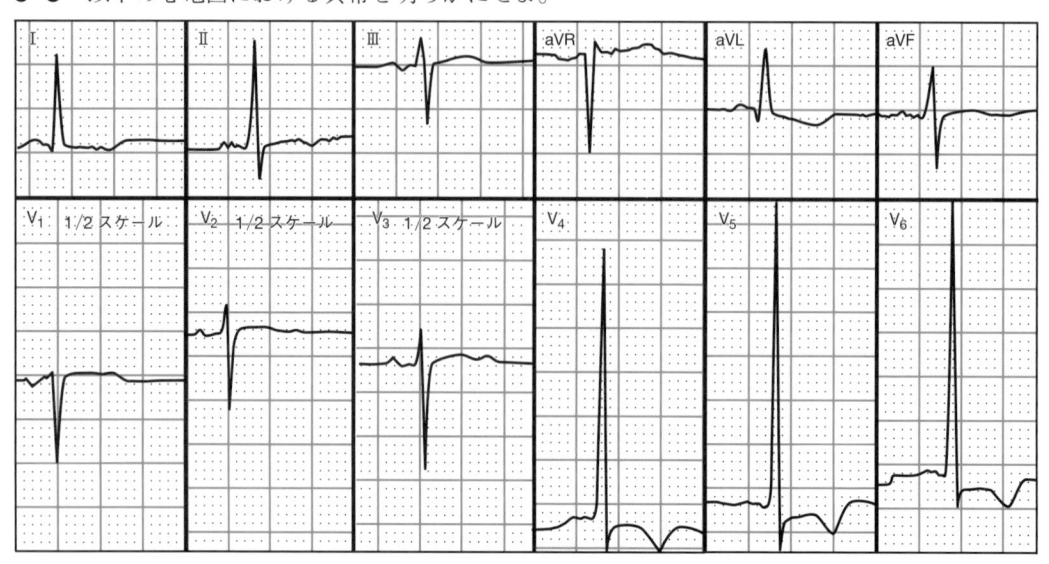

3-9 以下の心電図における異常を明らかにせよ。

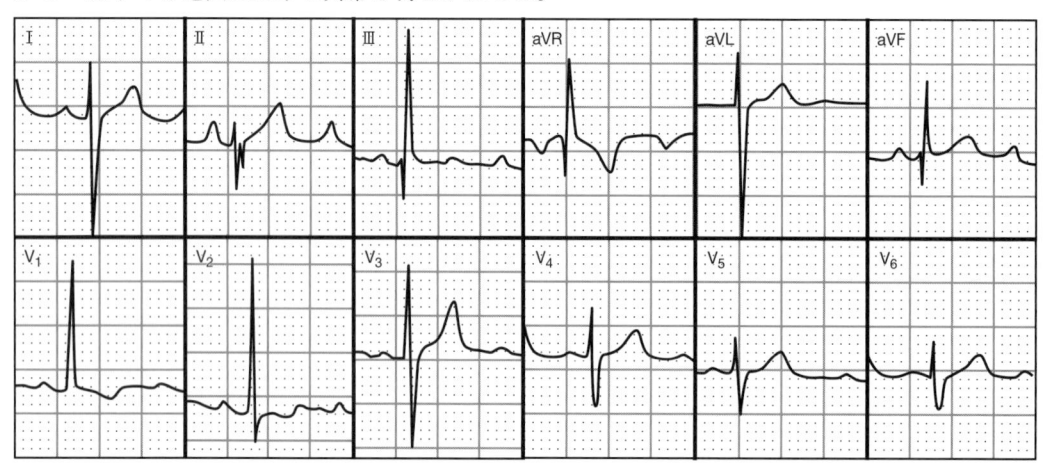

3-10 早期再分極症候群ではST部分が _____ かつ _____。
　　a. 上に凹，経時的に安定している
　　b. 上に凸，経時的に基線に下降する
　　c. 基線から開始，虚血時に上昇する

3-11 Ⅰ型（Wenckebach）洞房ブロックの特徴は _____。
　　a. P-P間隔が短縮し，休止（ポーズ）はP-P間隔の2倍より短い
　　b. P-P間隔は一定で，休止（ポーズ）はP-P間隔の2倍
　　c. 休止（ポーズ）はP-P間隔の倍数

3-12 以下の心電図における異常を明らかにせよ。

11月15日

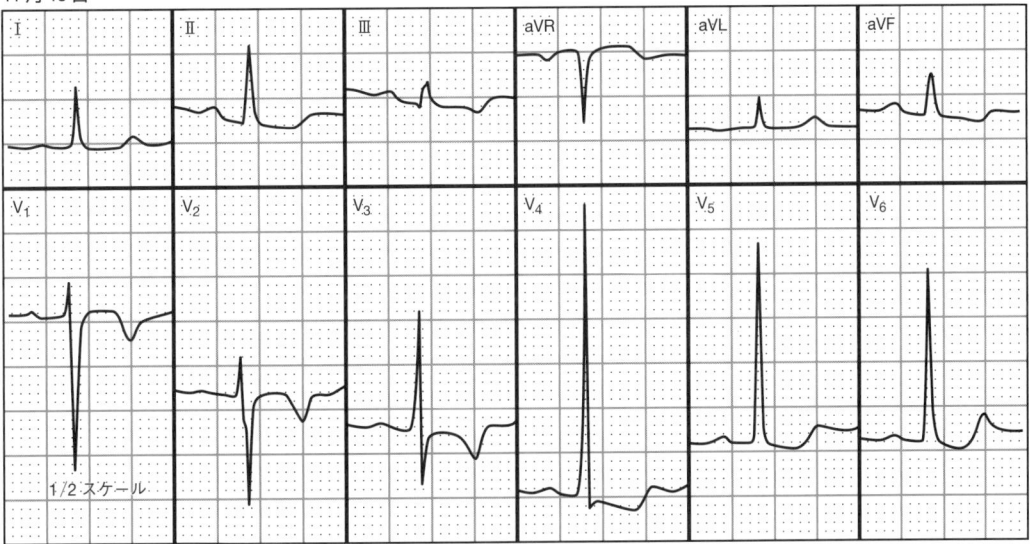

11月16日

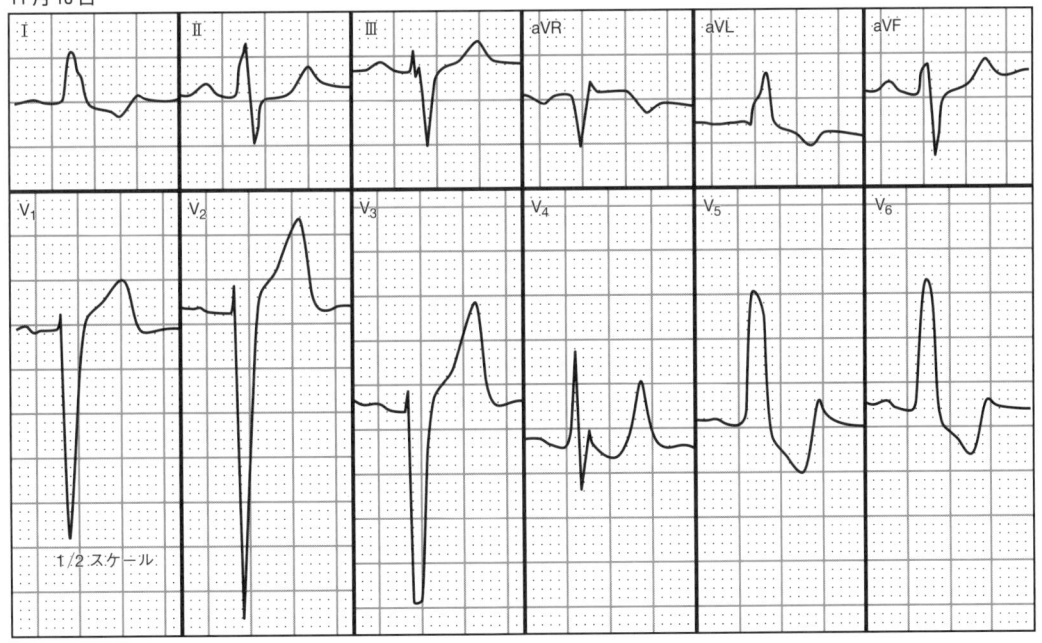

3-13 以下の心電図における異常を明らかにせよ（開心術後症例）。

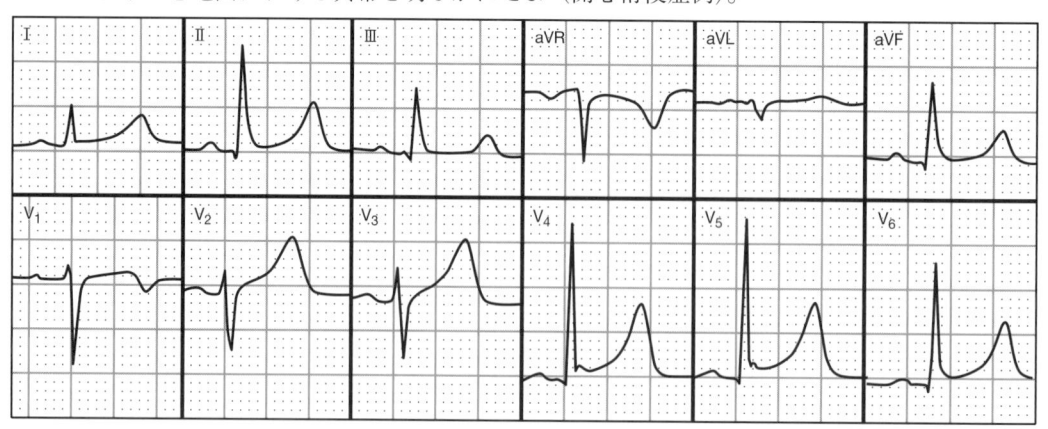

3-14 房室ブロックを伴う洞房ブロックは＿＿＿＿と呼ばれる。
  a. MobitzⅡ型洞房ブロック **b.** Ashman 現象 **c.** 両結節疾患

3-15 以下の心電図における異常を明らかにせよ（開心術後症例）。

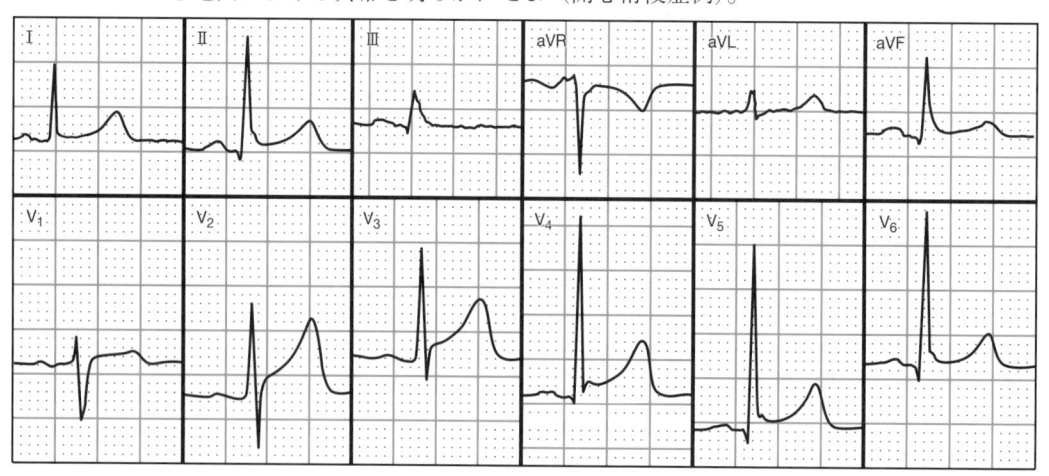

3-16 以下の心電図における異常を明らかにせよ（26 歳男性）。

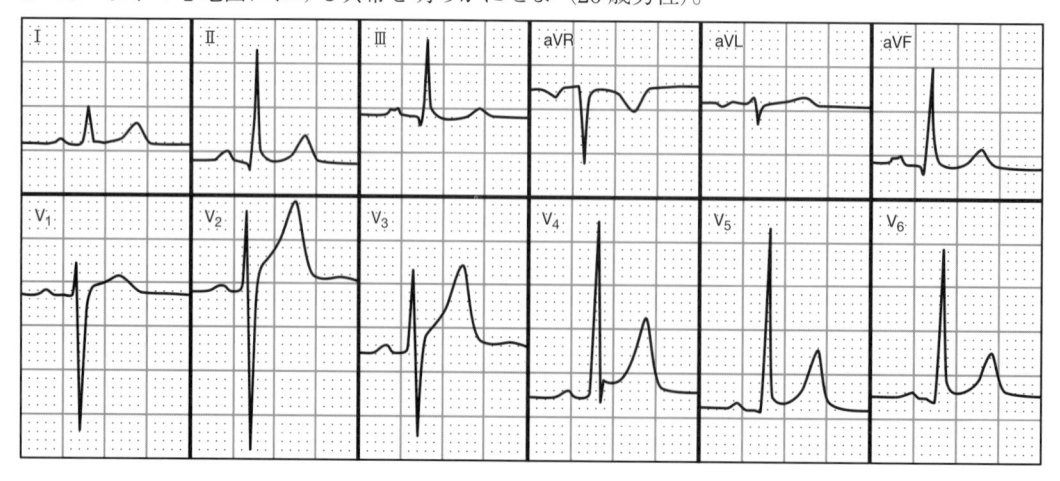

3-17 右房異常は _____ 誘導でP波が _____ 以上の時に診断される。
    a. 下壁, 2.5 mm　**b.** 側壁, 2.5 mm　**c.** 前胸部, 2.0 mm

3-18 以下の心電図における異常を明らかにせよ。

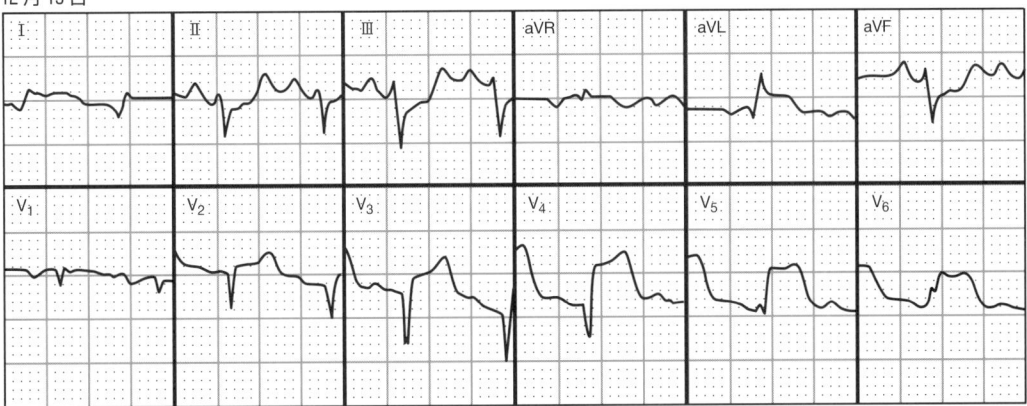

12月19日

12月21日

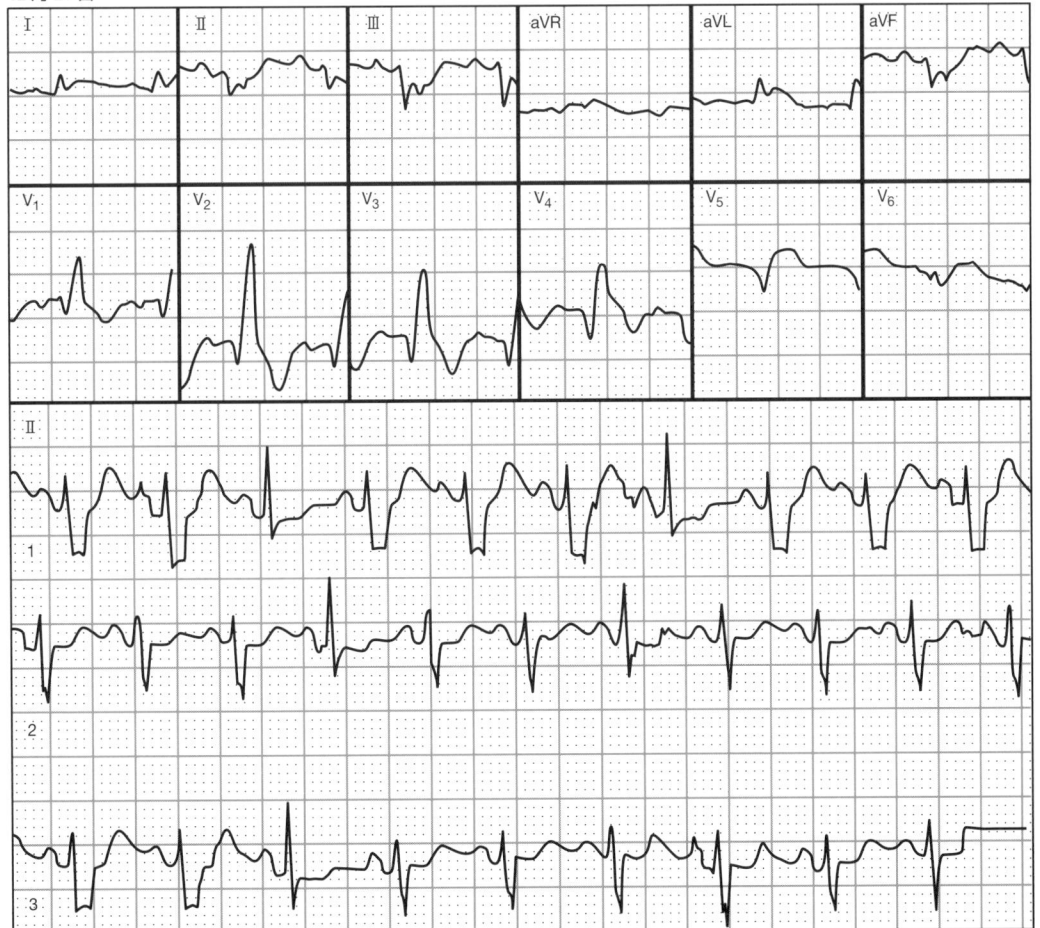

3-19 最もブロックされやすい2つの束枝は ＿＿＿。
   a. 右脚と左脚後枝   **b.** 右脚と左脚前枝   **c.** His束と左脚前枝

3-20 急性心膜炎の特徴はどれか？
   a. ST低下   **b.** T波陰転化   **c.** PR低下

3-21 Wellens症候群の特徴は ＿＿＿。
   a. V_1～V_3誘導で陰性T波または二相性T波
   b. ST上昇を伴うJ点のこぶ状（hump-like）変形
   c. 高い対称性T波

3-22 高カリウム血症の特徴は ＿＿＿。
   a. 前胸部誘導で平坦なT波
   b. 前胸部誘導で高い対称性T波
   c. 下壁誘導で二相性T波

3-23 以下の心電図における異常を明らかにせよ。

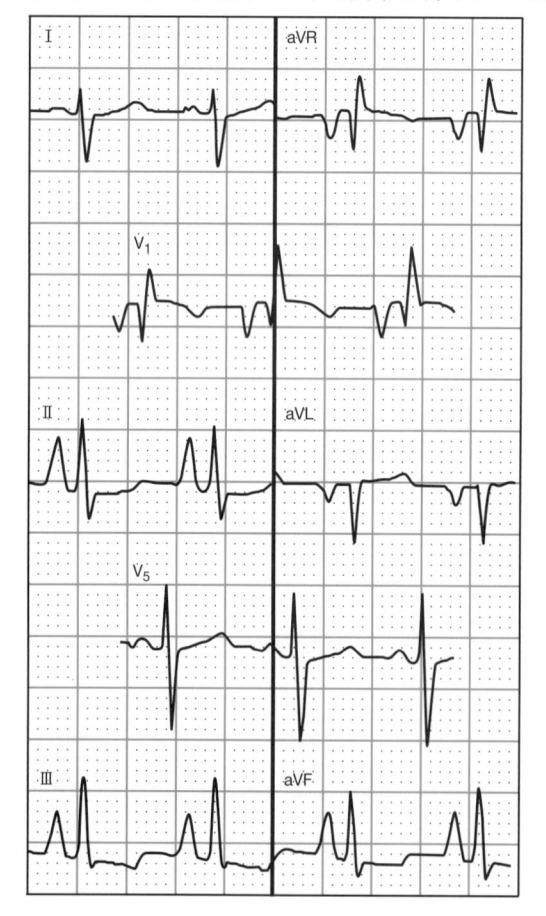

3-24 以下の心電図における異常を明らかにせよ。

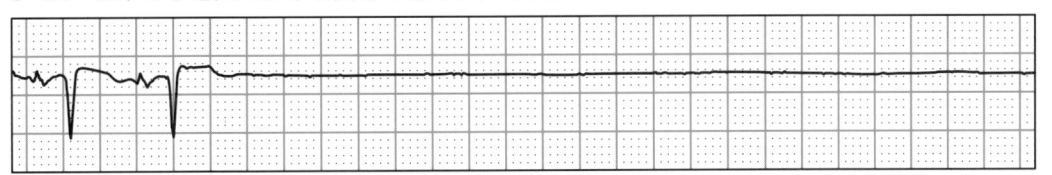

3-25 以下の心電図における異常を明らかにせよ。

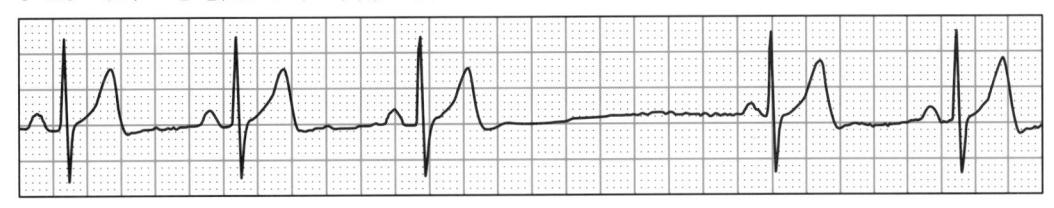

3-26 以下の心電図における異常を明らかにせよ。

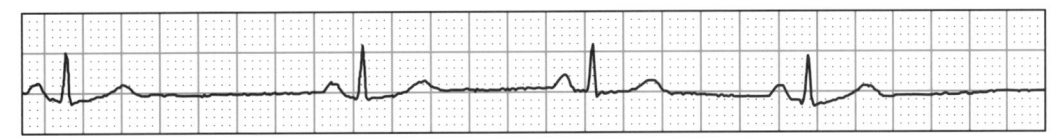

3-27 以下の心電図における異常を明らかにせよ。

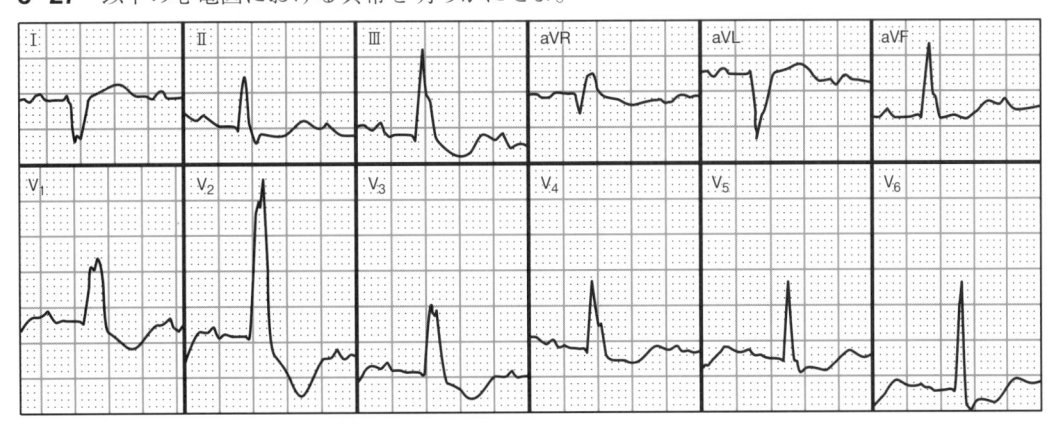

3-28 以下の心電図における異常を明らかにせよ。

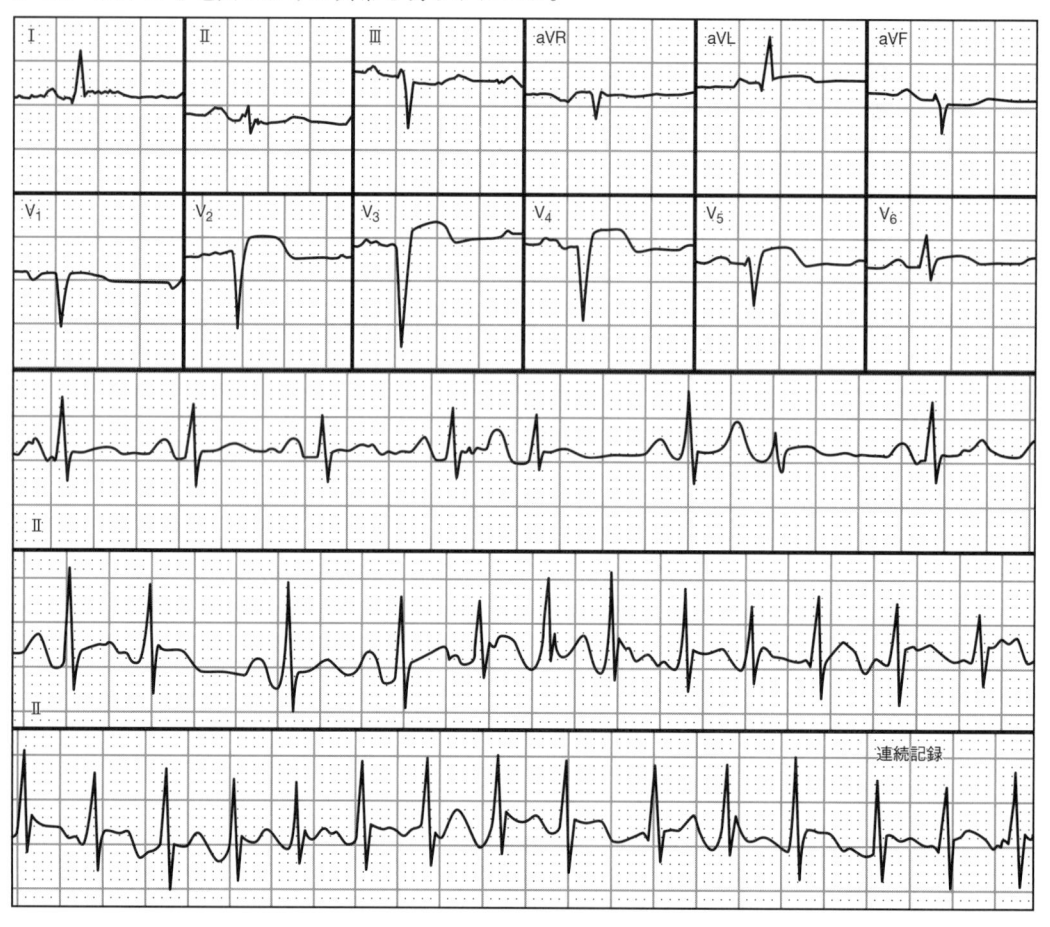

3-29 以下の心電図における異常を明らかにせよ（重症COPD症例）。

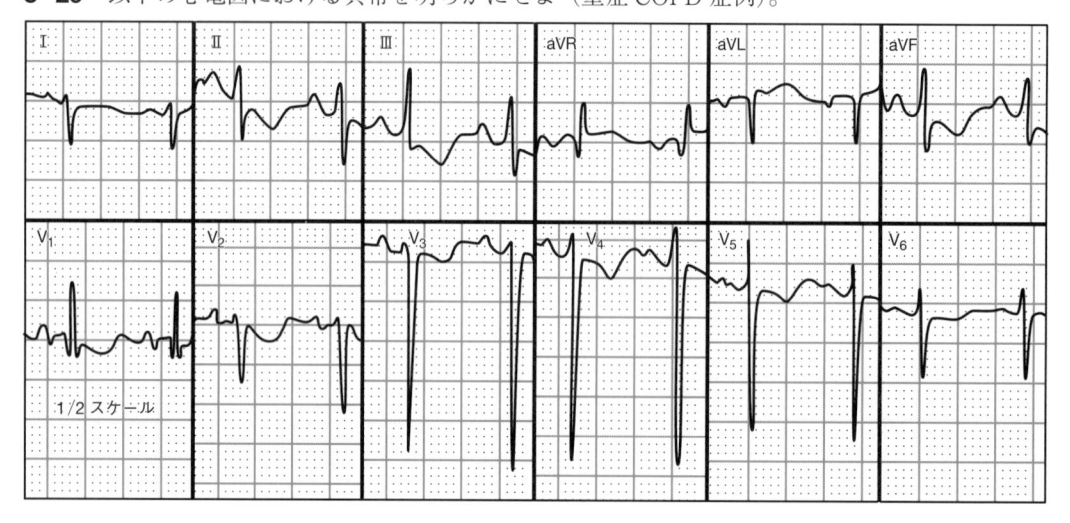

3-30 以下の心電図における異常を明らかにせよ。

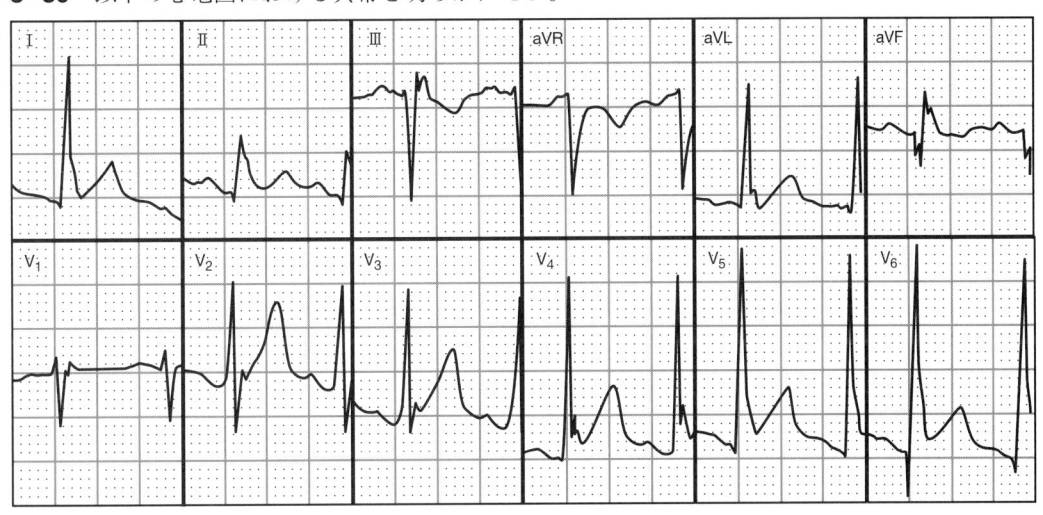

3-31 以下の心電図における異常を明らかにせよ。

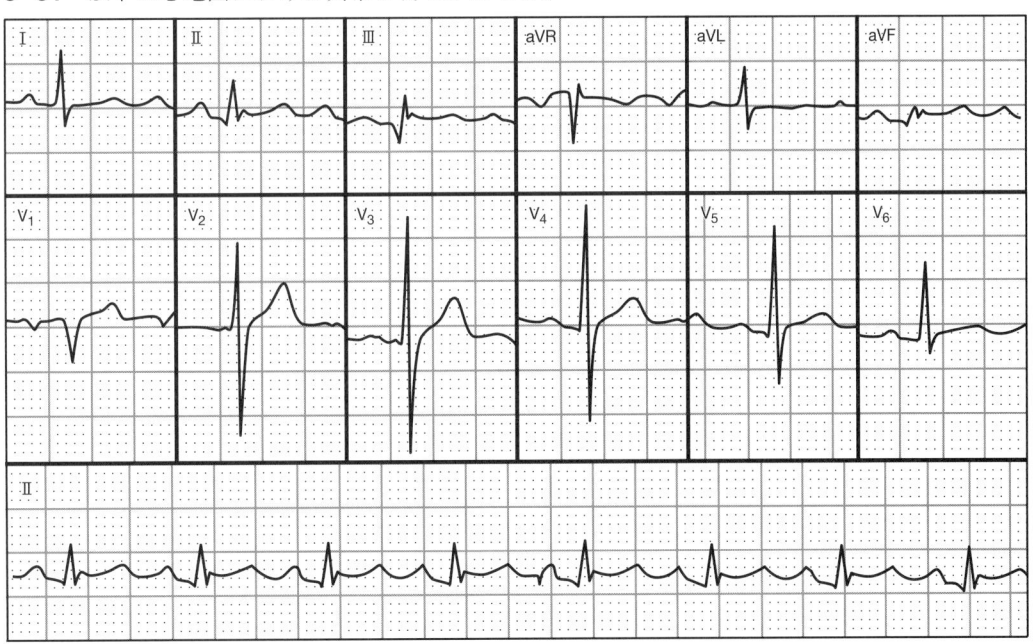

3-32 以下の心電図における異常を明らかにせよ（僧帽弁狭窄症例）。

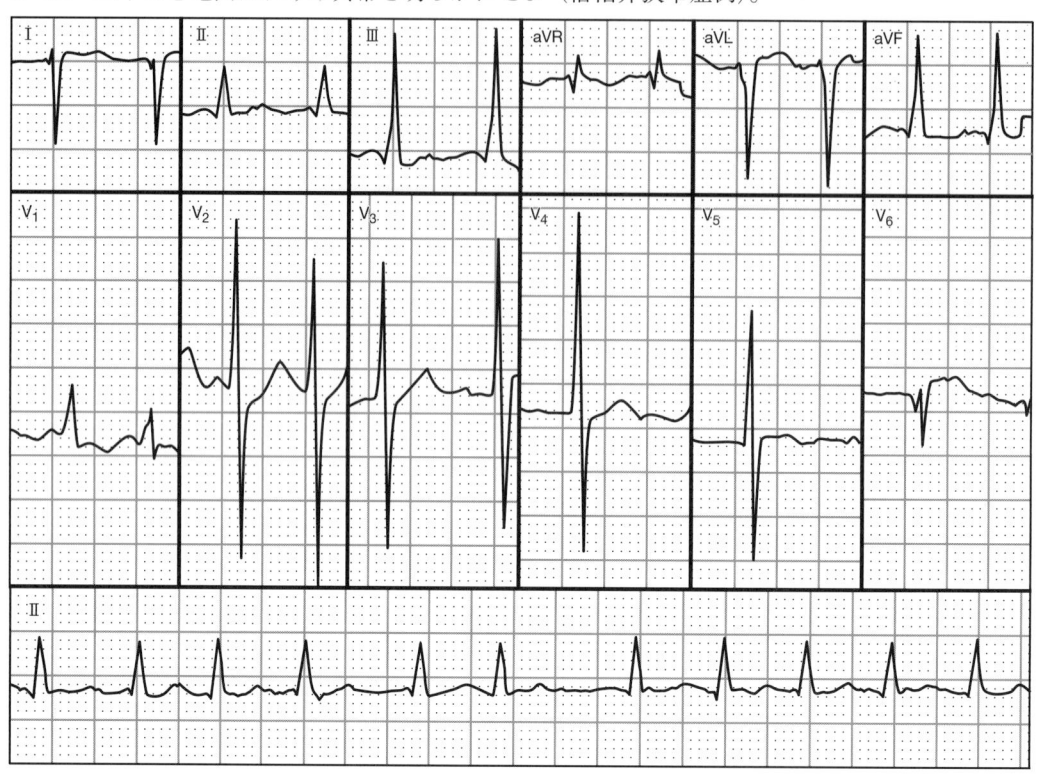

3-33 以下の心電図における異常を明らかにせよ（開心術後症例）。

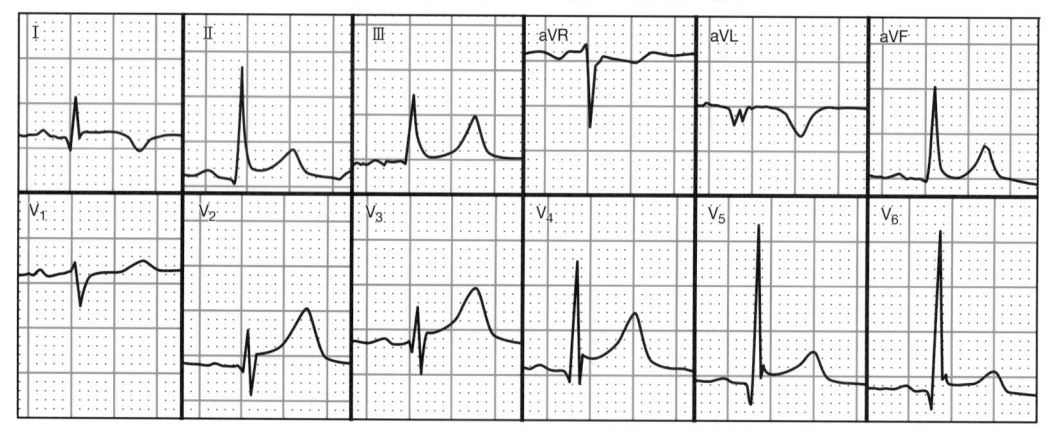

セルフアセスメント Part 3

3-34 以下の心電図における異常を明らかにせよ。

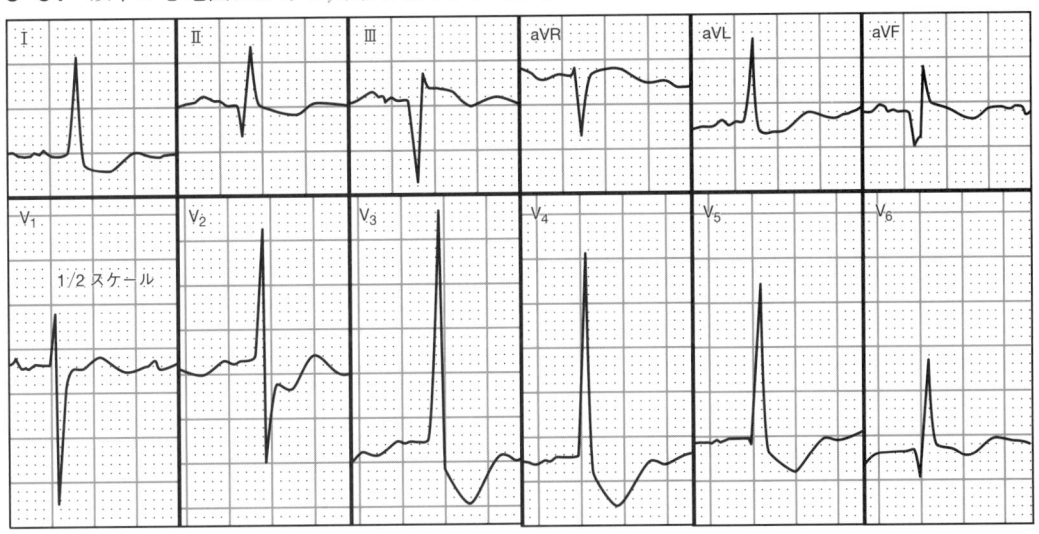

3-35 以下の心電図における異常を明らかにせよ。

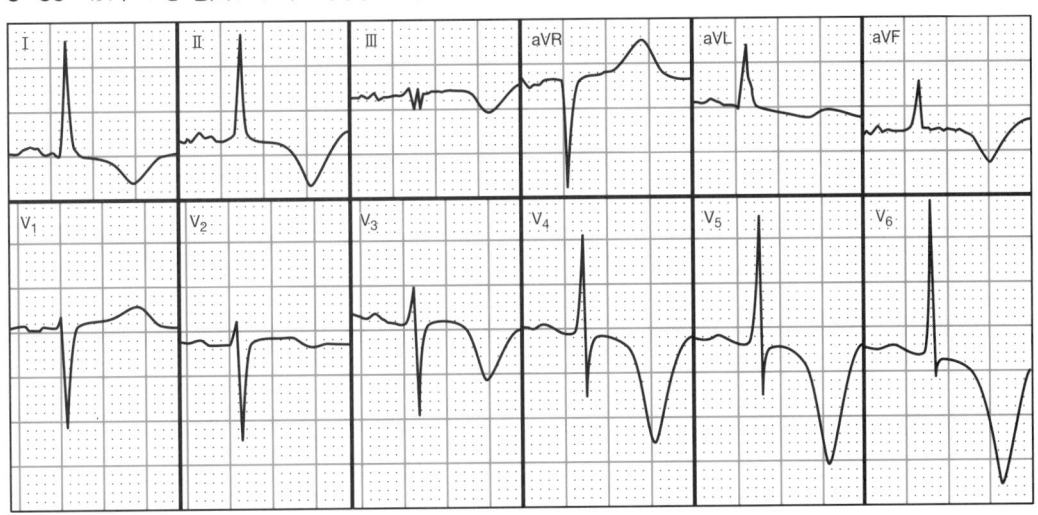

3-36 以下の心電図における異常を明らかにせよ。

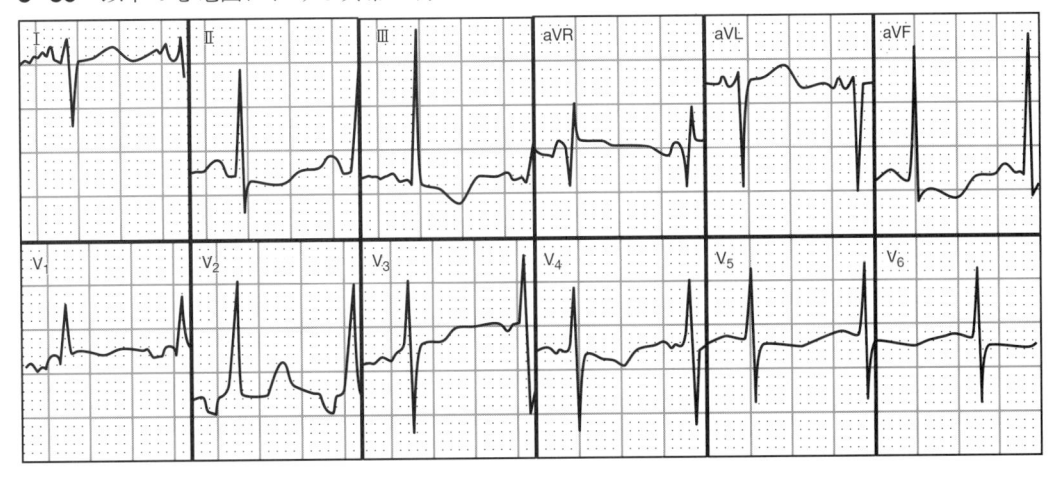

3-37 以下の心電図における異常を明らかにせよ。

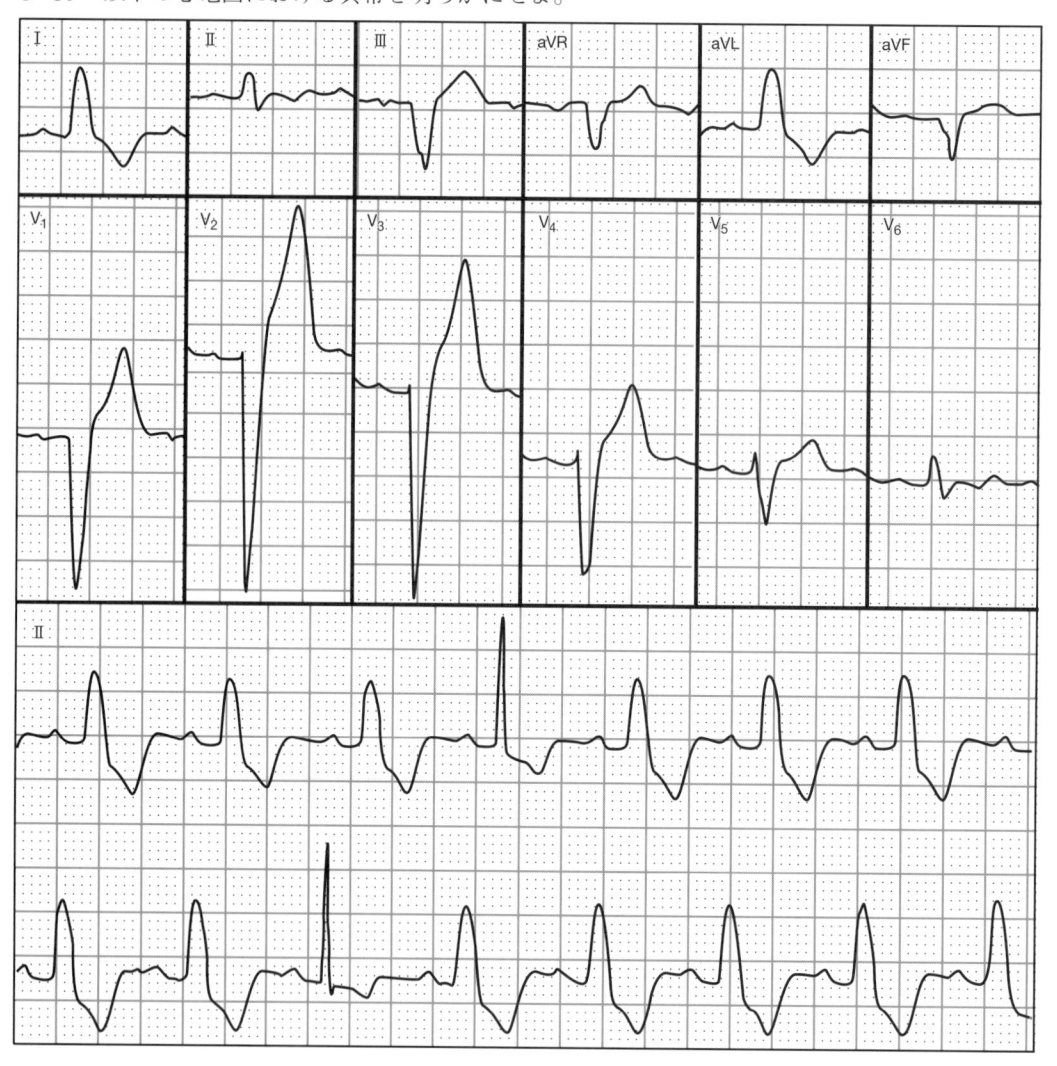

3-38 以下の心電図における異常を明らかにせよ。

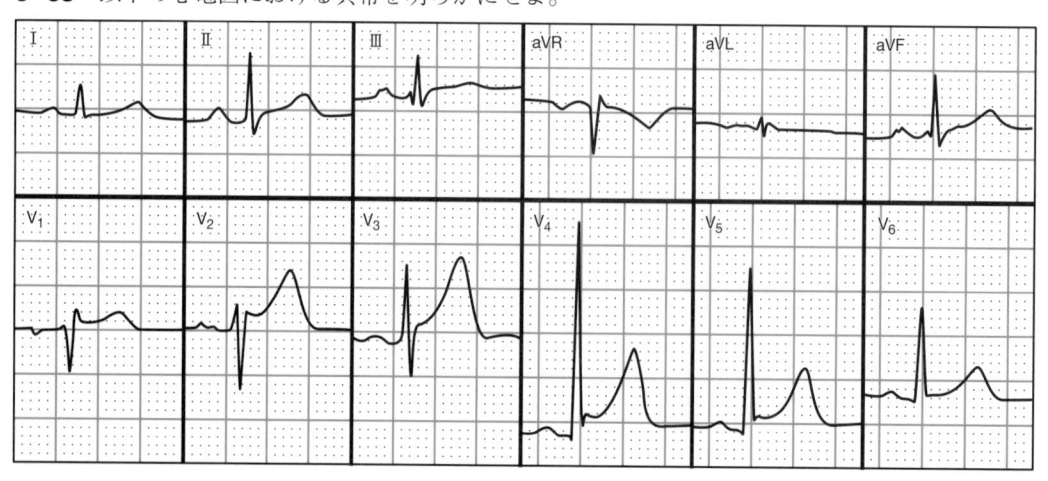

3-39 以下の心電図における異常を明らかにせよ。

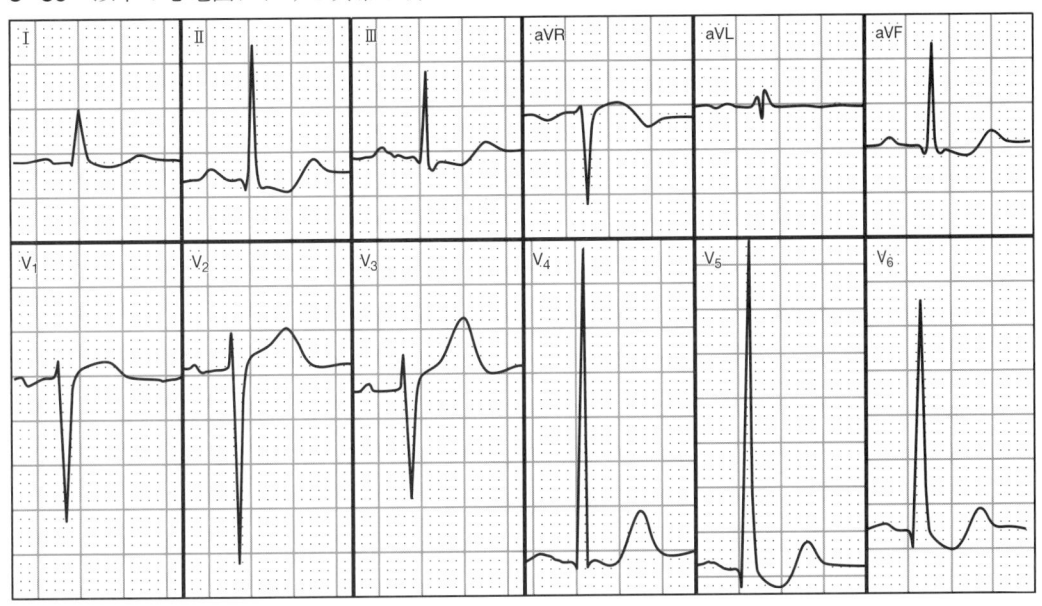

3-40 以下の心電図における異常を明らかにせよ。

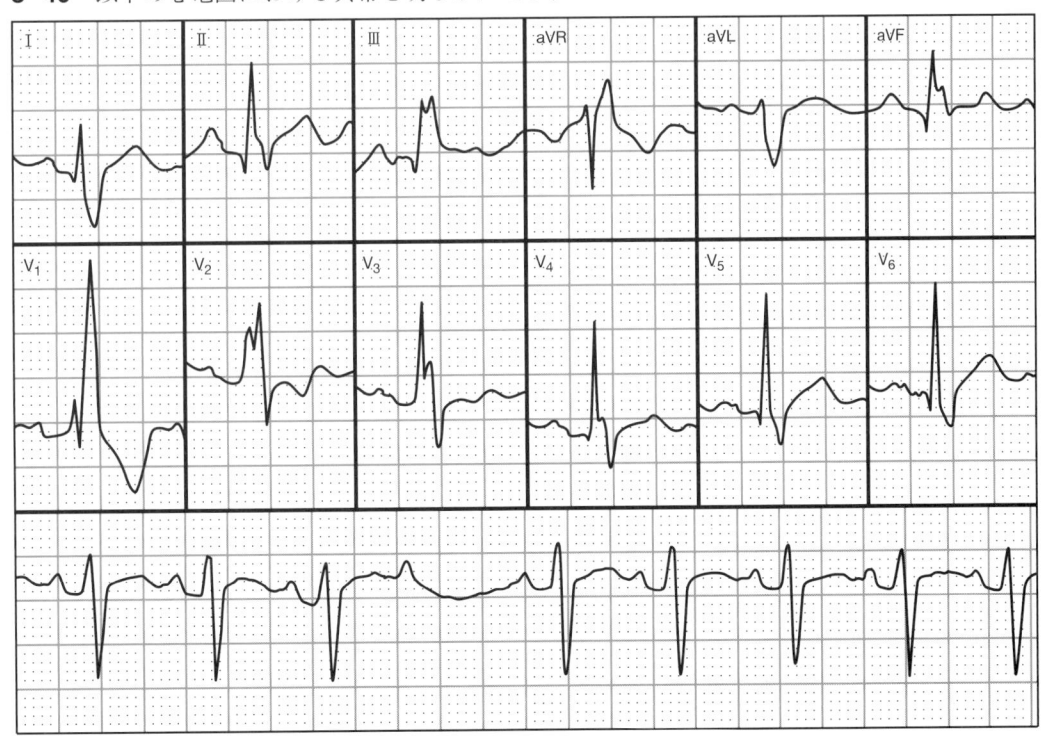

9 房室ブロック

心房と心室の間の伝導組織に障害が起こり，伝導の遅延や消失を認める場合を**房室ブロック**（atrioventricular block）という。

1度房室ブロック
first-degree atrioventricular block

成人における正常のPR間隔は120〜200 msecの範囲である。PR間隔が200 msecより長い場合は常に**1度房室ブロック**とみなす（**図9-1**）。小児や有酸素運動競技者，高齢者では，無害のPR間隔延長がよくみられる。心房と心室の伝導比は1:1が維持されるため，もし"ブロック"を"伝導"の反対語であると理解すると，1度房室ブロックは全く誤った呼び方である。しかし言葉の分析上は不合理ではあるが，この名称が一般的に用いられている。

若年者では迷走神経緊張に変化が起こるとPR間隔が間歇的に延長し，最終的には元の値に回復する。これは**PR間隔の動揺**（floating PR interval）として知られている現象である。なお，そのほかのさらに珍しいPR間隔変動の原因に関しては，後述する潜伏伝導の項を参考のこと。

2度房室ブロック
second-degree atrioventricular block

心房と心室間の伝導が間歇的に消失する場合は2度房室ブロックとなり，いくつかの型がある。

Mobitz I型（Wenckebach）**2度房室ブロック**はよくみられる房室ブロックの型で，**減衰伝導**が特徴であり，漸増的に伝導が遅延し興奮伝導できずに終わる周期を繰り返す（**図9-2**）。一時的休止（ポーズ）で分離されるQRS波の群がみられることが典型的な心電図所見である。最初の伝導興奮からブロック後，次の伝導興奮までの時間をWenckebach周期またはWenckebach時間という。

Wenckebach周期の伝導比はQRS波の数に対するP波の数（P:QRS）で決まる（**図9-3**）。

Mobitz II型2度房室ブロックではPR間隔の漸増的な延長はない。連続的に伝導したP波の後は正常または延長した一定のPR間隔が続くが，P波の伝導障害が生じる前には**延長しない**（**図9-4**）。このためMobitz II型の房室伝導は"全か無か"と呼ばれることがよくある。

2度房室ブロックのI型とII型の区別は，連

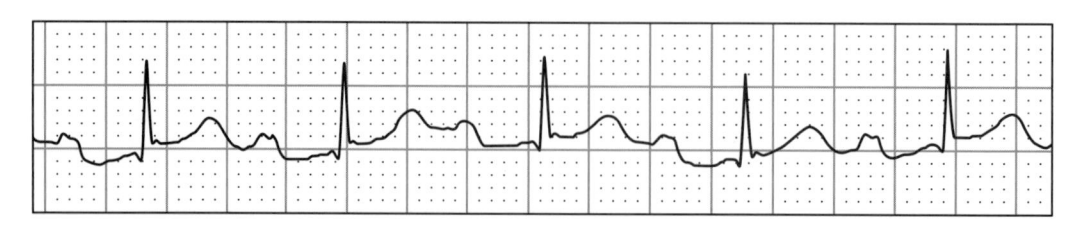

図9-1　1度房室ブロック
PR間隔は280 msecに延長している。

続した PR 間隔の評価に基づいて行われる必要がある。教科書によっては，2：1 の房室伝導比をとるものを II 型房室ブロックの例として間違って分類していることもあり，誤った情報が広がり混乱する結果となっている。**持続する** 2：1 伝導比の房室ブロックは I 型または II 型の亜型であるが，"連続する" PR 間隔が調べられない限り，型を同定することは不可能である。2 度房室ブロックの型は，以下に挙げる 2 つの単純な規則によって確実に鑑別できる。

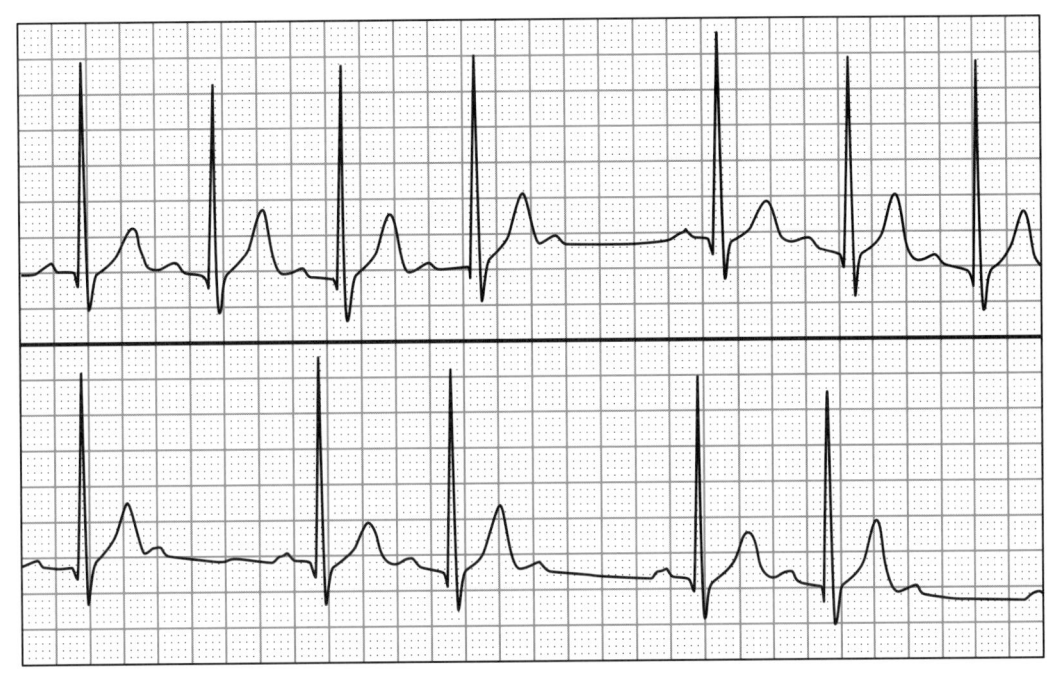

図 9-2　Mobitz I 型（Wenckebach）2 度房室ブロック
PR 間隔が連続的に延長し，最終的に伝導を欠く。

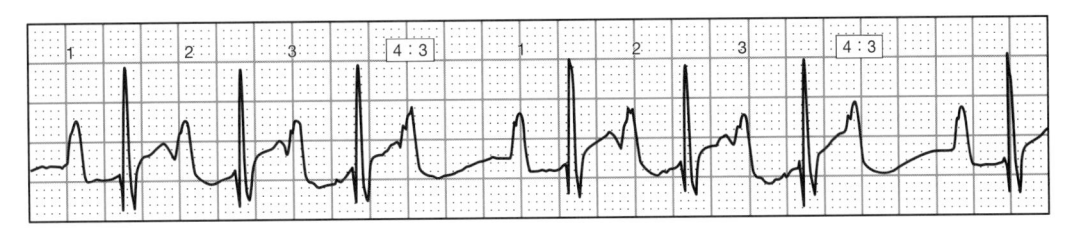

図 9-3　4：3 伝導比の房室 Wenckebach 周期

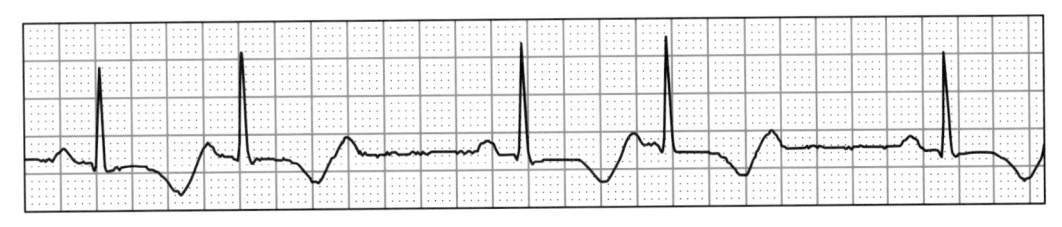

図 9-4　Mobitz II 型 2 度房室ブロック
伝導を欠く前の連続した PR 間隔は等しいままである。QRS 波の幅は正常なのでブロック部位は His 束と考えられる。

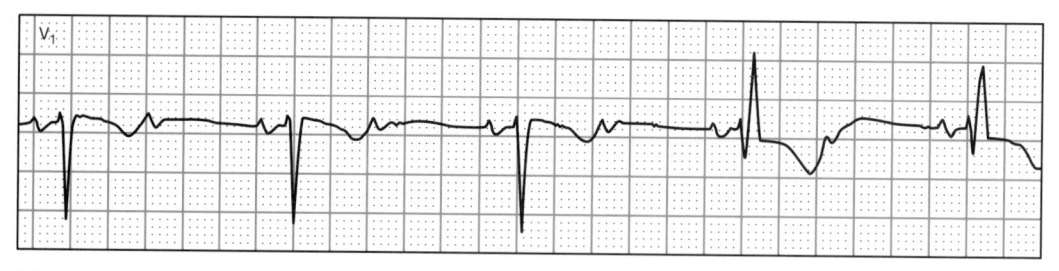

図9-5 2:1伝導比の2度房室ブロック
最後の2つのQRS波で心室内伝導が右脚ブロックに変化している。

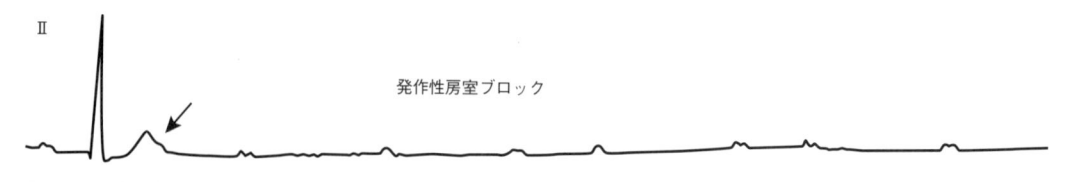

図9-6 心房期外収縮(矢印)により誘発される発作性房室ブロック

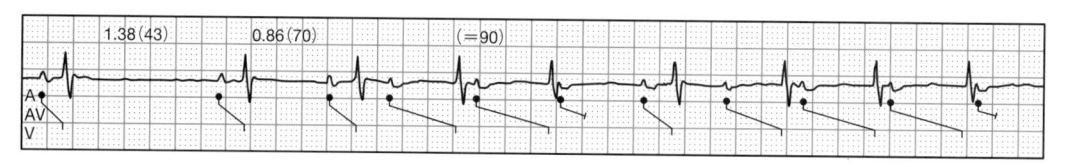

図9-7 心房レートの増加により誘発される発作性房室ブロック
数値はP-P間隔(sec)で,カッコ内はレート(回/分)。

- 一周期の中で2つの連続するPR間隔が異なっていれば,ブロックはⅠ型である。
- ポーズ後に伝導した洞心拍のPR間隔がポーズ前のどのPR間隔よりも短ければ,ブロックはⅠ型である。

この法則によると,2:1または3:1の一定の伝導比の2度房室ブロック(図9-5)には診断的問題があるということになる。すなわち,P波が連続して伝導することはないため,連続したPR間隔は存在せず評価できない。このような状況下ではブロックの型に関する分類は行われるべきでない。

Ⅰ型房室ブロックのほとんどは房室結節内で発生し,Ⅱ型房室ブロックのほとんどはHis束か脚枝の伝導障害がある部位で発生する。しかし脚ブロックが存在すれば,Ⅱ型房室ブロックの診断が確実になると広く教えられているが,Ⅰ型,Ⅱ型ともにHis束で起こることがあり,束枝ブロックや脚ブロックを合併しないこともあるため,これは当てはまらない。

進行した**高度2度房室ブロック**は,連続する3つ以上のP波が伝導しない場合を指す。前壁心筋梗塞の場合には,この所見はほとんどの症例でⅡ型ブロック(両脚ブロック)に進行することを意味している。

心房期外収縮(図9-6)や心室期外収縮の後,もしくは洞レートが増加したとき(図9-7)に突然房室伝導が消失する場合を**発作性房室ブロック**(paroxysmal atrioventricular block;PAVB)という。束枝ブロックや脚ブロックなどほかの伝導系障害の徴候が一般的に存在し,PAVBのために心室静止時間が長引くことがしばしばある。この場合,通常は補充収縮が出現した後に房室伝導が回復する。PAVBは完全(3度)心ブロックと同等と考えるべきである。

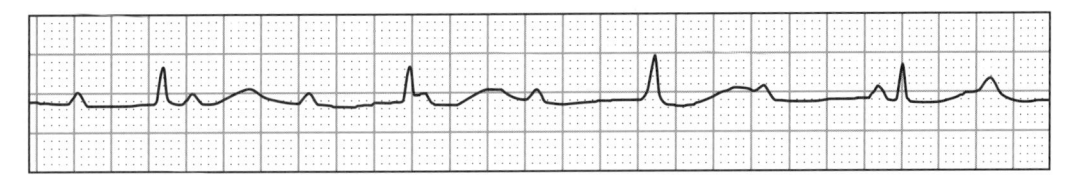

図 9-8　接合部補充調律を伴う 3 度房室ブロック

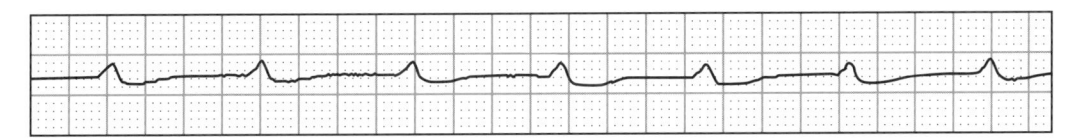

図 9-9　心室静止を伴う 3 度房室ブロック（QRS 波はない）

3 度房室ブロック
third-degree atrioventricular block

　心房と心室間の伝導が延長して完全に消失することを 3 度房室ブロック（完全房室ブロック）という．3 度房室ブロックでは，心房と心室の興奮が独立して非同期となる房室解離が生じ，P 波と QRS 波とは互いに一定の関係を持たなくなる（図 9-8）．完全心ブロックの典型例では，心室はゆっくりした規則的な補充調律でコントロールされる．補充調律が起こらない場合には心室静止が起こる（図 9-9）．

　心室レートが 45 回/分未満でなければ，通常は完全心ブロックとは確定診断できない．

　下壁梗塞に合併した完全房室ブロックの発生部位は房室結節であり，通常，一過性である．ほとんどの症例で補充調律が常に存在し，一般的に心室レートは血行動態の破綻を予防できる速さである．前壁梗塞に合併した完全房室ブロックは両脚ブロックを示し永続的なことがある．この場合の補充調律は典型的には存在しないか，または緩徐である．

　心筋梗塞を合併していない 3 度房室ブロックは通常，遠位伝導系の硬化変性疾患（**Lenègre 病**）か，あるいは房室弁輪や関連組織の石灰化による伝導途絶（**Lev 病**）が代表的である．完全心ブロックは先天性に起こることもあるが，後天性の場合は，Lyme 病や Chagas 病や，弁輪膿瘍あるいはリウマチ熱やウイルス性心筋炎などの感染症をすぐに探索すべきである．心臓や心外膜の腫瘍形成により完全心ブロックが起こることは極めてまれである．

房室解離　atrioventricular dissociation

　房室解離とは心房調律と心室調律とが独立していて同期していない状態をいい，一過性のことも持続性のこともある．完全心ブロックは房室解離の重要な原因の 1 つであるが，同義語ではない．独立した心房調律と心室調律，すなわち**等頻度房室解離**（isorhythmic atrioventricular dissociation）の一般的原因として，心房レートと心室のレートが同程度の場合に起こることがある．この状態で洞結節と補充ペースメーカからの興奮が同時に房室結節に進入し互いに打ち消す場合，房室伝導が妨げられる．等調律性解離が最もよくみられるのは比較的ゆっくりとした洞レートと促進接合部調律が共存する場合であり，上部（心房）と下部（心室）の心腔に生じる解離は一般的に一過性である（図 9-10）．

　房室ブロックの中には，促進接合部調律がしばしば合併して房室解離を生じるものがある．Henry Marriott はこの現象を称して**ブロック促進解離**（block-acceleration dissociation）という有用な用語を造り出した．

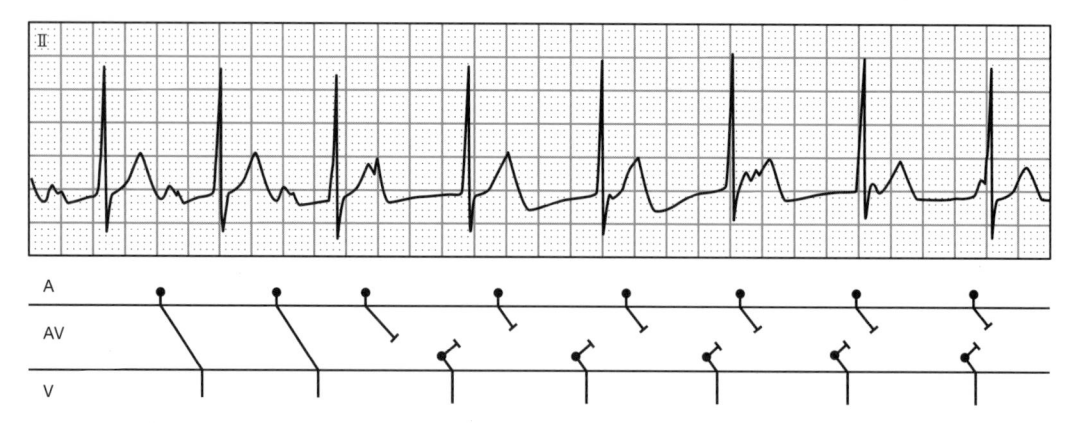

図 9-10　ブロック促進解離
促進接合部調律を伴う 1 度房室ブロックが，非伝導性心房期外収縮の後に房室解離を起こしている。

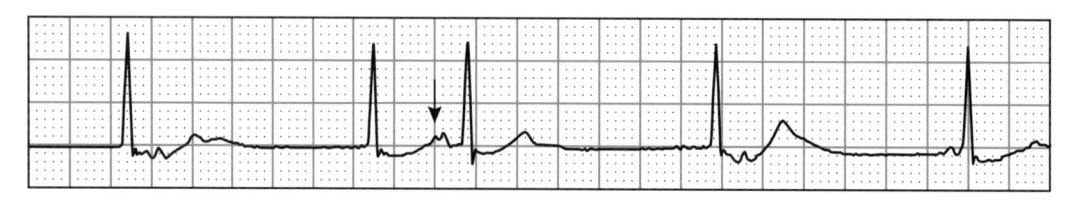

図 9-11　過常伝導
T 波の頂点部分（過常期）にきた P 波（矢印）は伝導するが，過常期前後の P 波は伝導しない。

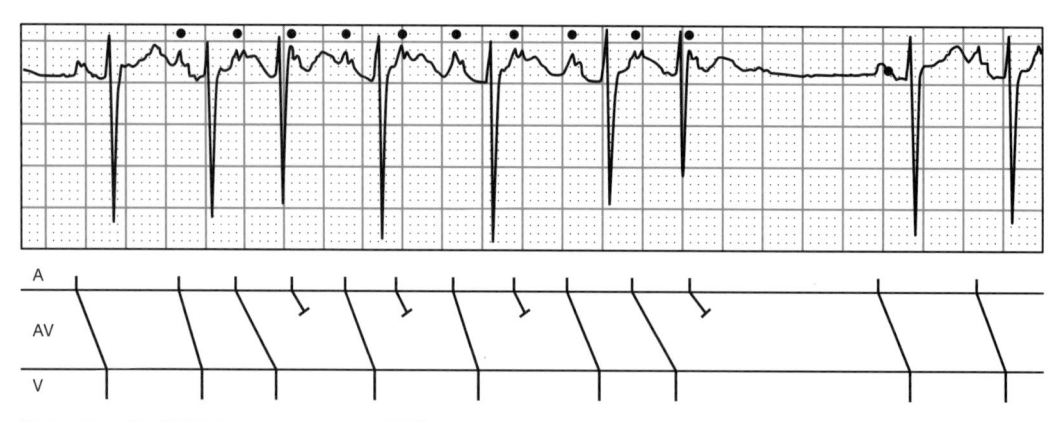

図 9-12　心房頻拍の Wenckebach 伝導

過常伝導 supernormal conduction

　過常伝導は用語 "supernormal" とは異なり，決して正常ではない。「過常」現象は，T 波の頂点に一致するいわゆる過常期に生じる興奮伝導のことで，通常，伝導が非常に抑制された状態でも予想に反し伝導が認められる。過常伝導の場合はタイミングがすべてである。すなわち興奮の到来が早くても，また遅くても伝導は起こらない（図 9-11）。

Wenckebach 周期：主旋律の変調
Wenckebach periods : variations on a theme

　図 9-12 は 230 回/分の洞頻脈の連発により洞調律が間歇的に中断している様子を示している。頻脈の P 波は同定しやすいように黒丸で表

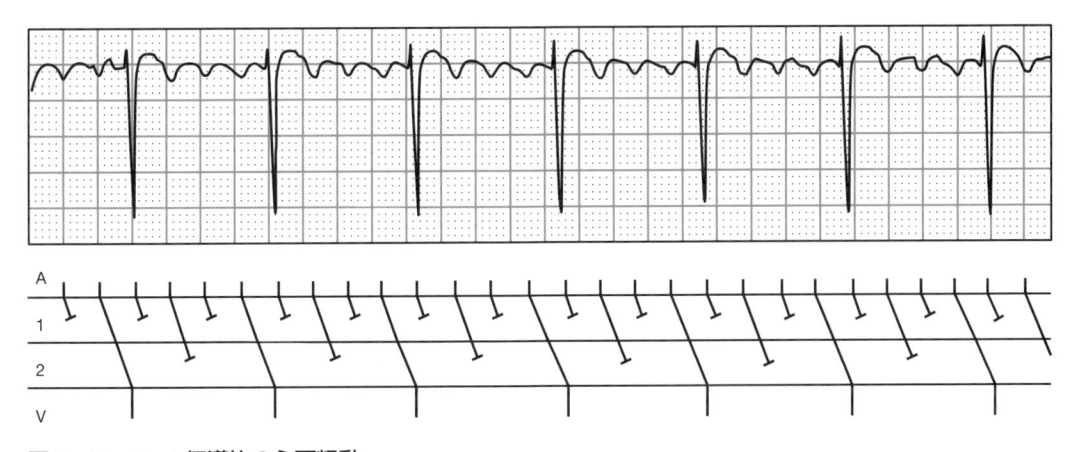

図9-13 4:1伝導比の心房粗動

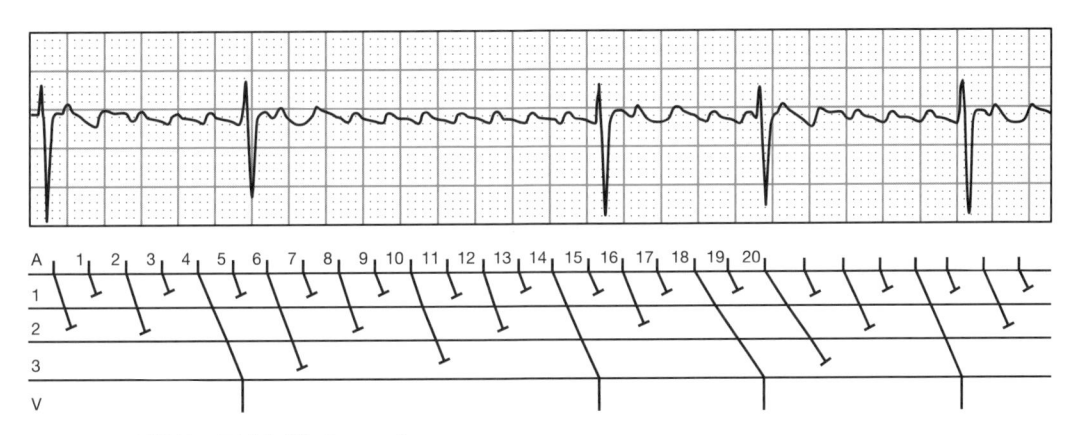

図9-14 偶数比の房室伝導（>4:1）

示されており，ラダーグラム（はしご図）で伝導様式を示している．図では頻脈はWenckebach様式で伝導し，その伝導比は2:1から3:2へと変動している．周期長が次第に短縮するに従ってつながっていた1:1伝導は生理学的に不可能となり，その結果Ⅰ型2度ブロックパターンが起こっている．これが生じるレート（周期長）をWenckebachポイントと呼び，ほとんどの患者で心房レートは130〜190回/分に達する．周期長の短縮により興奮伝導が1:1からWenckebach様式に移行する性質が減衰伝導の例であり，これは房室結節やあるタイプの副伝導路の生理学的特性である．

伝導比がどうやって維持されるかを理解するため，心房粗動の例を検討する．偶数比と奇数比の伝導は等しく発生しそうではあるが，実際に観察すると偶数比が優位で奇数比の伝導が続くことはまれであることがわかる．つまり奇数比ではなく偶数比が維持される作用機序があるということになる．

図9-13には心房粗動の記録に付随したラダーグラムが示されており，房室結節をそれぞれ固有の伝導特性をもつ2つのレベル（1, 2）に分けている．奇数番目の興奮がすべて上部（第1レベル）でブロックされ，残りの偶数番目の興奮が2:1で伝導すれば，偶数の伝導比（4:1）が持続することが説明できる．第2レベルへの潜伏伝導により次の興奮が第1レベルでブロックされる．

この考え方は図9-14にみられるさらに大き

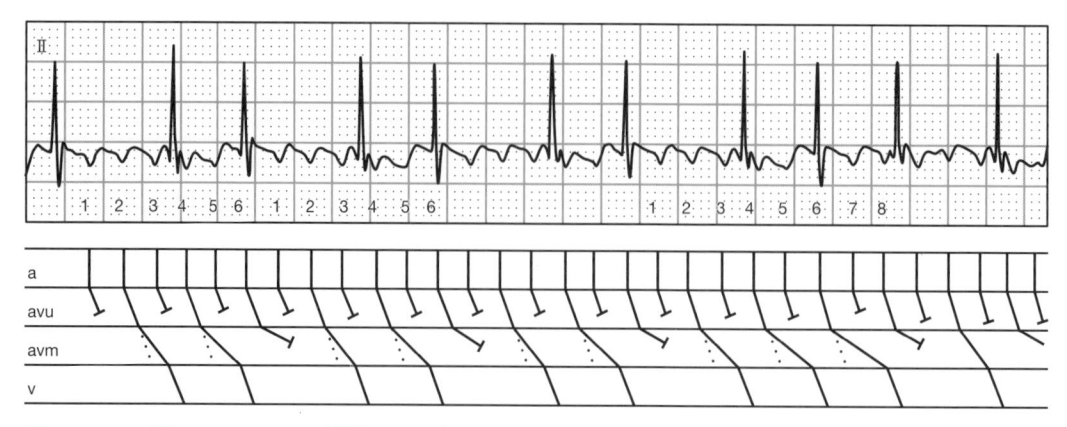

図9-15 A型Wenckebach周期による交互脈
ほかの房室Wenckebach周期と同様，QRS波は群を成しやすい。

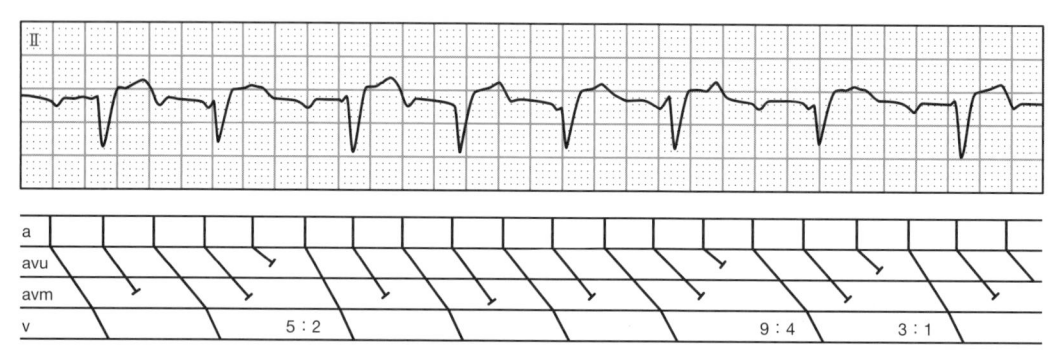

図9-16 B型Wenckebach周期による交互脈

な偶数比（6：1〜10：1）まで広げて説明できる。すでに挙げた例のように，ここでも奇数番目の興奮はすべて第1レベル（ラダーグラム1）でブロックされると考えられる。6：1比（またはさらに大きい比）に関しては，偶数番目の興奮（6，10，20など）で第3のブロックレベル（ラダーグラム3）まで進入するものがあり伝導路の不応期を延長させるために，次の偶数番目の興奮が手前のレベル（ラダーグラム2）でブロックされることで説明できる。奇数番目の興奮はすべて第1レベルでブロックされるので，第2または第3レベルで2：1比で伝導すると全体として正味の偶数比が維持されやすくなる。

図9-15に示した心房粗動は**交互脈**のWenckebach伝導を，実例を用いて説明している（数サイクルの粗動波に番号を付けた）。

表9-1 Wenckebach伝導による交互脈の伝導比

A型 2：1/Wenckebach (avu/avm)	B型 Wenckebach/2：1 (avu/avm)
6：2	3：1
8：3	5：2
10：4	7：3
12：5	9：4
14：6	11：5

房室結節を二段で図式化し，伝導の上段（近位部）レベル（avu）で奇数番号の興奮はすべてブロックされる。中間の第2レベル（avm）で残りの粗動波がWenckebach周期で伝導する（ラダーグラムに点線で伝導遅延の増加分を示す）。この伝導様式による正味の興奮伝導は以下の式で表される。

9 房室ブロック

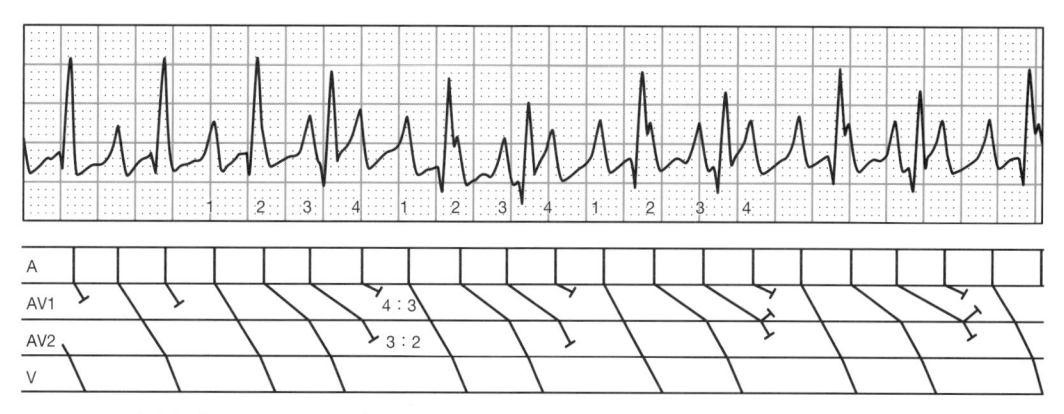

図9-17 連続段階でのWenckebach周期

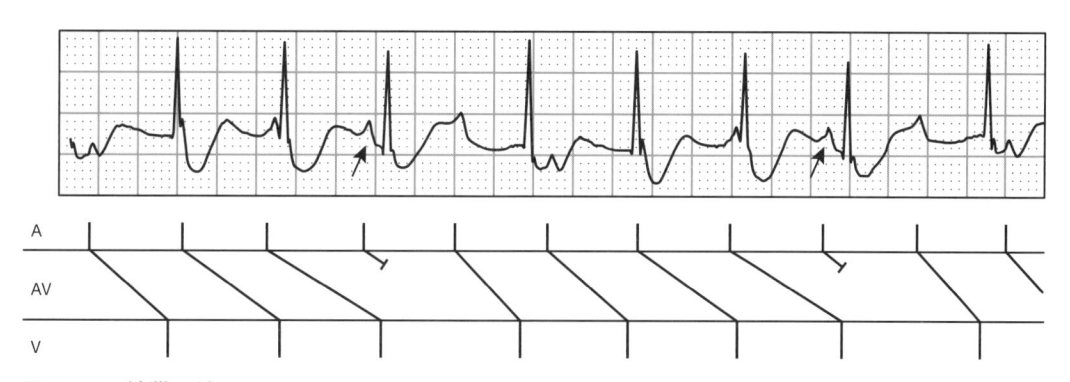

図9-18 結滞P波
伝導したP波のPR間隔内にブロックされたP波(矢印)がくる。

$$x = (n-2)/2$$

この式において，xは心室応答数でnは心房興奮数である。得られる伝導比はKosowsky A型のWenckebach周期による交互脈と同一であることがわかり，奇数番目の興奮のブロックは近位部で起こることを示唆している。

Wenckebach伝導による交互脈の2つ目のタイプはKosowsky B型で示されるが，Wenckebach周期が近位部（第1レベル）で起こり，2：1伝導が中間の第2レベルで起こる場合に生じる（図9-16）。この場合は正味の伝導比は以下の式で予測される。

$$x = (n-1)/2$$

以上より，Wenckebach伝導による交互脈のA型とB型から得られる伝導比を表9-1にまとめた。

非常にまれではあるがWenckebach伝導が近位部と遠位部の両方で生じることがある。図9-17に示した後ろ二周期分のラダーグラムは，伝導の遠位部から近位部への潜伏性リエントリーによりこの現象が生じることを示唆している。

Wenckebach周期性は伝導可能な心臓組織ではどの部位にも起こる可能性がある。上記の記録はその複雑な例を示したに過ぎない。

Wenckebach周期中の房室伝導が非常に遅延して，先行伝導した洞収縮のPR間隔内にブロックされたP波がくることがごくまれにある。そのP波を結滞P波（skipped P wave）と呼ぶ（図9-18）。結滞P波に加えてI型2度ブロック時の非常に長い伝導時間のために，P波がQRS波に重なってみえなくなるものが

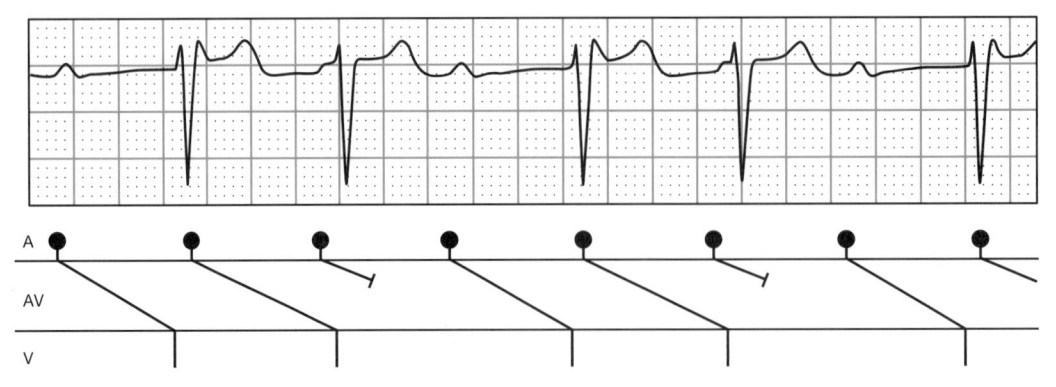

図 9-19 延長した房室伝導のため P 波が QRS 波に一致している

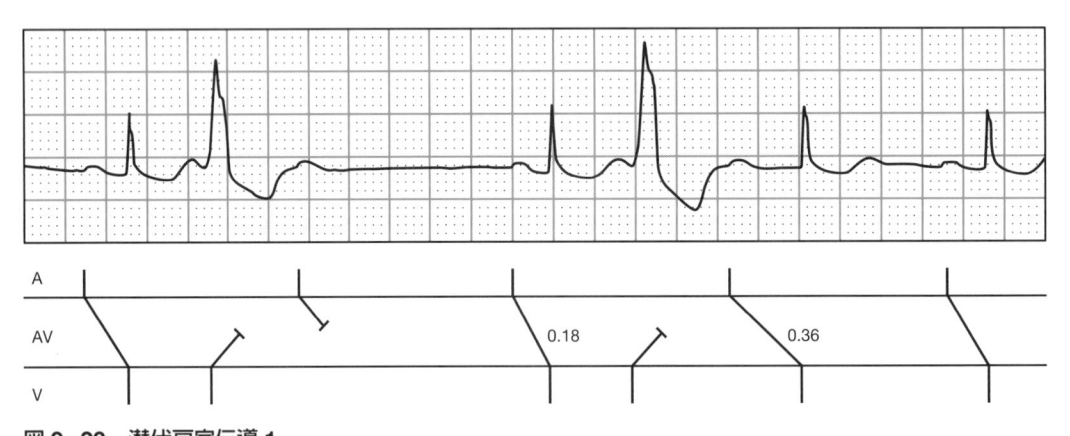

図 9-20 潜伏房室伝導 1
PQ 間隔の延長がみられる。単位は sec。

ある。その例として**図 9-19** では，3：2 周期の 2 番目の P 波はどれも QRS 波で部分的に隠れ，各周期の 3 番目の P 波は結滞している（ラダーグラム参照）。

潜伏伝導　concealed conduction

P 波を形成する心房または QRS 波を形成する心室が脱分極する前に，興奮が伝導系を一部横断して停止すると，心電図上にその興奮の存在がわかる振れが残らない。そのためこれを**潜伏した興奮**と呼んでいる。

潜伏興奮は心電図上の波形を生じないが，次の興奮生成や興奮伝導への影響からその存在が推測できる。潜伏興奮が横断した伝導路領域の不応期が変化するために，次の興奮に伝導障害が発生する。潜伏興奮の結果としてペースメーカ部位が受動的に興奮してリセットされるために，次の興奮生成が抑制される。

よくみられる一般的な潜伏伝導のタイプは，間入性心室期外収縮が房室結節組織に逆行性に進入するも心房に到達せずにブロックされる場合である。房室結節への潜伏進入は房室結節の不応期を延長させて後続の洞興奮の伝導遅延を引き起こす（**図 9-20**）。

間入性期外収縮が反復して潜伏伝導すると，I 型（Wenckebach）房室ブロックのような伝導順序を形成することがある（**図 9-21**）。

図 9-22 は，典型的な Wenckebach 周期にまれな亜型が加わったものを示しており，この周期（5：4）ではポーズ前の最後の PR 間隔に予期せぬ伝導遅延の延長（0.28〜0.42 sec）が突然生じる。この考えられる機序がラダーグラ

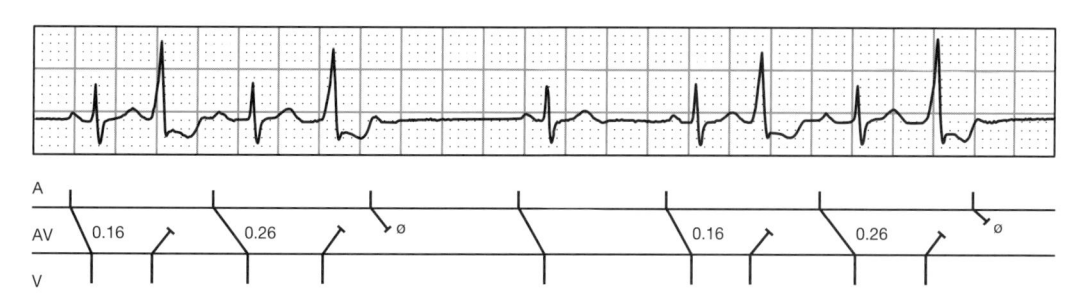

図 9-21　潜伏房室伝導 2
単位は sec。

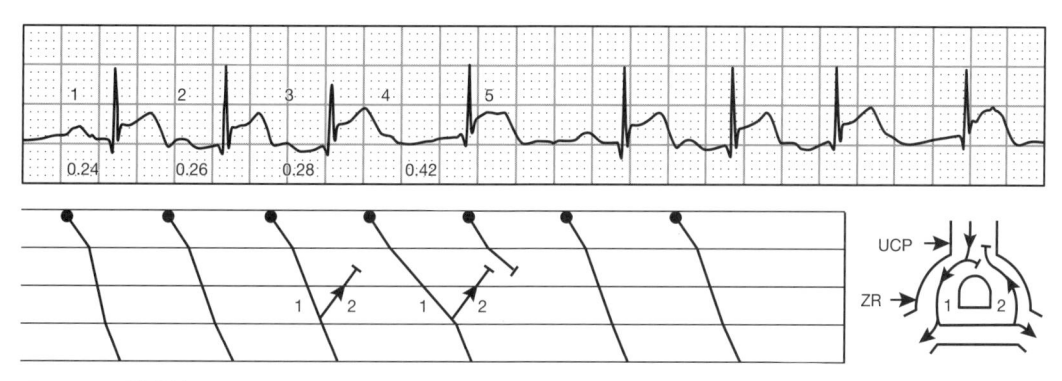

図 9-22　潜伏性リエントリー 1
UCP：上部共通路，ZR：回帰領域。単位は sec。

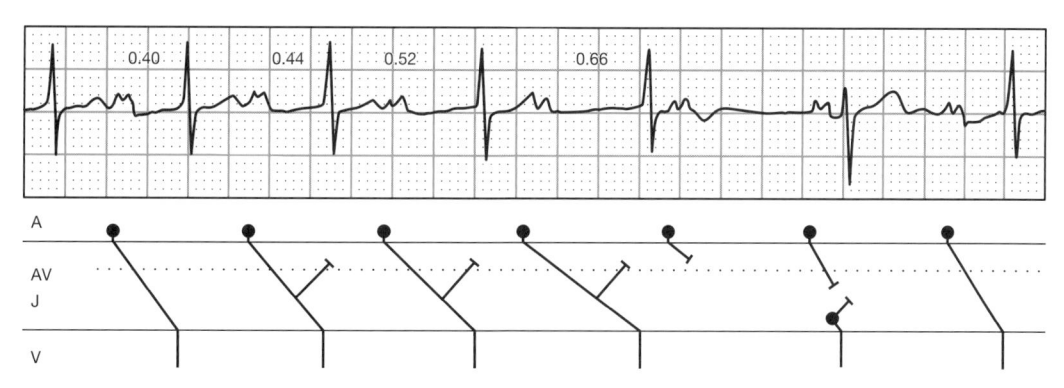

図 9-23　潜伏性リエントリー 2
単位は sec。

ムに示されているが，房室結節が近位の上部共通路（UCP）と遠位の回帰領域（ZR）の2つの領域に分けられ，興奮が方向転換（回帰）して上部共通路にリエントリー（再入）できる機能的に分離した経路を形成している。上部共通路に繰り返し**潜伏性リエントリー**（concealed reentry）が起こると不応期が延長し，伝導遅延の急増を招く。

　上部共通路への潜伏性リエントリーの反復は，**図 9-23** に示したような長い PR 間隔の原因となりやすい。

　図 9-24 は R-R 間隔が変動した心房細動を示している。3番目の QRS 波後の周期長短縮により右脚の変行伝導が生じ，後続する三心拍

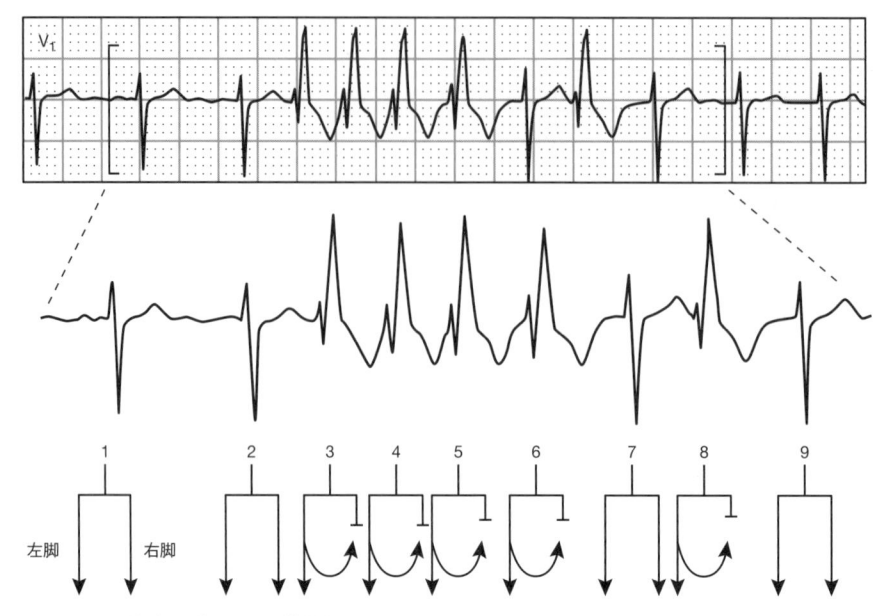

図 9-24 右脚に進入する潜伏性リエントリー

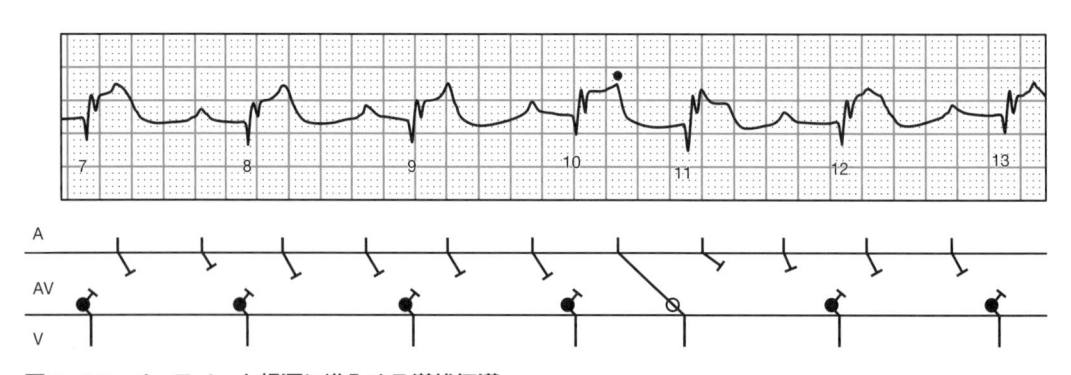

図 9-25 ペースメーカ起源に進入する潜伏伝導

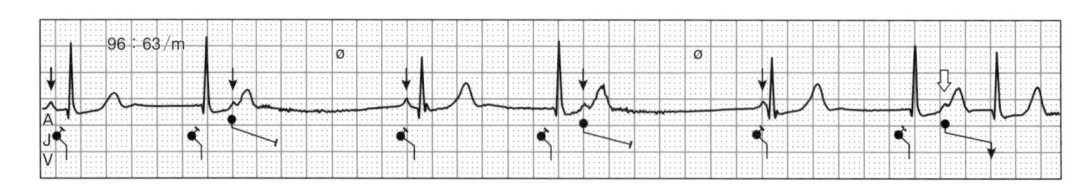

図 9-26 洞興奮の潜伏伝導による接合部補充起源のリセット
洞興奮を矢印で示す。最後（6番目）の洞興奮（⇩）は伝導して QRS 波を形成している。

で続いている。図中の模式図は，連続した細動興奮が正常に機能した左脚から中隔経由で右脚に伝導していることを示している。この中隔経由の右脚への潜伏伝導の反復は，右脚を繰り返し脱分極させ，回復を遅延させる。

図 9-25 は促進接合部調律から解離した洞頻脈を表す。たまたまP波（ラダーグラム黒丸）が心室を捕捉しR-R 間隔が一時的に短縮している。ラダーグラムでは洞興奮による心室捕捉（11 の QRS 波）が接合部補充興奮起源（ラダーグラム白丸）を受動的に興奮させリセットしている。接合部ペースメーカをリセットした興奮

は**潜伏性**ではなく，QRS 波を形成する．

　従属的ペースメーカが潜伏伝導でリセットされる症例が**図 9-26** に示されており，洞徐脈が促進接合部調律から解離している．接合部興奮で形成された QRS 波の後に生じる P 波は，伝導路に進入し，接合部補充興奮起源に到達してリセットすることがあるが，QRS 波を形成する心室にまでは到達できない．この例では接合部ペースメーカを抑制することから洞興奮の潜伏伝導が推測される．

CHAPTER 10　Atrial arrhythmias

10 心房不整脈

　心房不整脈は心房**自体**から発生したことが判明した不整脈を指す。上室頻拍では房室結節と心房筋線維が，異常房室結合を介した回帰のみならずリエントリー回路の必須部位であるが，これに関しては次章で述べる。本章では心房期外収縮と4つの重要な頻脈性不整脈である心房細動，心房粗動，心房頻拍，多源性心房頻拍について述べる。

心房期外収縮　premature atrial extrasystole

　心房期外収縮は一般的に**心房期外興奮**（premature atrial complex；PAC）と呼ばれ，期外（非洞性）の心房ペースメーカ部位からの興奮を表している。そのためP波は，①期外性，すなわち次に予想される洞性P波より早期に，②洞性P波と異なる波形となる（**図10-1**）。期外性P波は"P'波"と呼ばれることがある。心房期外収縮は通常，受動的に洞結節を興奮させてリセットするため，洞調律は洞周期長の**2倍未満**の一時的休止（ポーズ）を生じる。期外興奮が洞結節をリセットできない場合は，期外収縮は**間入性**（interpolated）となり2つの洞収縮の間に挟まれる（**図10-2**）。

　期外興奮は**早期**の不整脈と定義されるために，遠位伝導系は通常，部分的または完全に不応期の状態となる。そのため心房期外収縮は典型的には遅延をいくらか伴って心室に伝導するか，全く伝導しない。伝導しなかった心房期外収縮は，"ブロックされた"PACという表現では紛らわしいため，**非伝導性 PAC**（nonconducted PACs)と呼んだほうがよい。"ブロック"という用語は病的な伝導障害を示唆しているが，この場合遠位伝導系が不応期という**生理的**な理由でPACが伝導しないことが時々あるからである。R-R間隔が突然短縮するため，心房期外収縮は心室内変行伝導の一般的な原因となる（**図10-3**）。

　心房期外収縮は単発もしくは二連発か連続で発生し，また洞収縮と交互（**心房二段脈**）に生じることがあり，心電図上（P'波は）上向き（陽性）ないしは下向き（陰性）の振れとして記録される。非伝導性心房期外収縮のP波は先行するT波に重なることが多いため，わずかなT波の変形しか伴わず，容易に見落とすことが

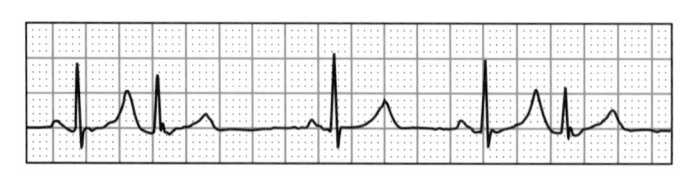

図10-1　心房期外収縮
先行する洞収縮のT波上に早期P波がきている。心房期外興奮後のQRS波の変化は心室変行伝導による。

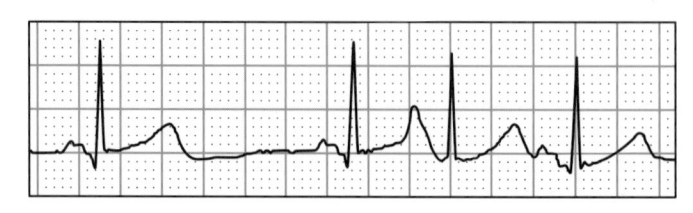

図10-2　間入性心房期外収縮
早期興奮は洞房結節に進入できずリセットしていない。心房期外収縮は2つの洞収縮の間に"挟まれて"いる。期外収縮に反応して洞レートがわずかに促進している。

ある。洞調律時のポーズのうち，最も一般的な原因が非伝導性 PAC である（図10-4）。

心房細動 atrial fibrillation

心房細動（AF）は最もよくみられる慢性の調律障害で，日常の病院診療で最も頻繁に治療される不整脈でもある。心電図上で明確に区別される P 波が存在せず，速く波打つ基線が特徴である（図10-5）。300回/分以上のレートの微細～粗な "f" 波がみられる。しかし慢性症例の多くは心房興奮がはっきり判別できないため，"フラットライン（平坦な）" AF となる。

AF の生理的基質は左房における多数のリエントリー回路であると現在考えられている。

AF に対する心室応答は常に**絶対的不整**（irregularly irregular）であり，心房興奮の房室伝導が本質的に無秩序である理由は，遠位伝導組織では潜伏伝導が繰り返し起きることにある。後述する多源性心房頻拍も心室応答が常に絶対的不整となるもう1つの心房頻拍である。

不整脈の多くは，脈にある一定の繰り返す順序があり，不規則なまでも規則性のある（regularly irregular）パターンの連続である。心房二段脈や三段脈は規則的な不整を示す簡単な例である。AF に完全房室ブロックが合併し接合部ペースメーカ部位による補充調律で心室興奮する場合には，AF に対する心室応答が外見上規則的になることがある（図10-6）。

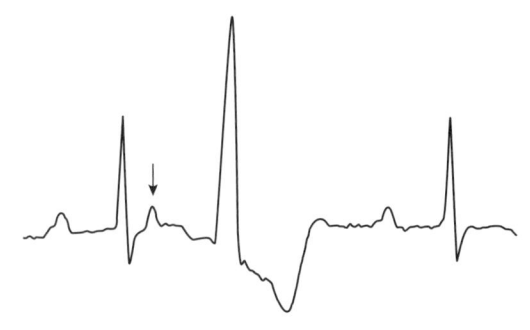

図 10-3　心室変行伝導を誘発している心房期外収縮（矢印）

図 10-4　非伝導性心房期外収縮（矢印）が，先行する興奮の T 波に重なっている

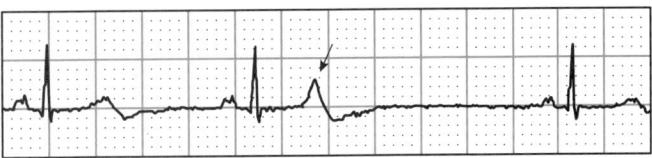

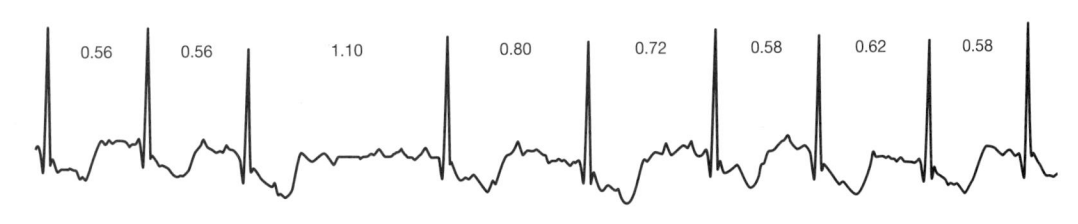

図 10-5　心房細動
R-R 間隔は絶対的不整である。単位は sec。

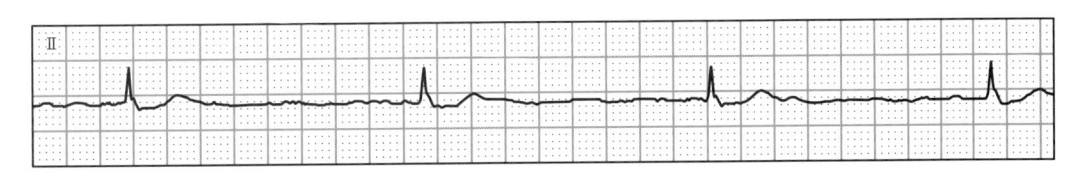

図 10-6　完全房室ブロックを伴う心房細動
規則的な接合部補充調律が心室を駆動している。

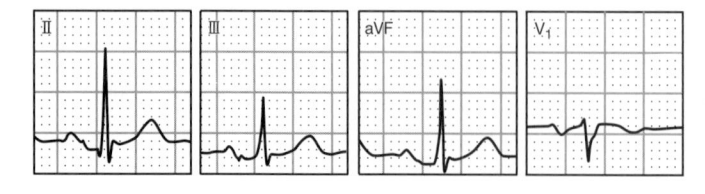

図10-7 左房異常
下壁誘導における幅広い"フタコブ状"のP波と、V₁誘導で幅広い終末偏向成分がみられる。

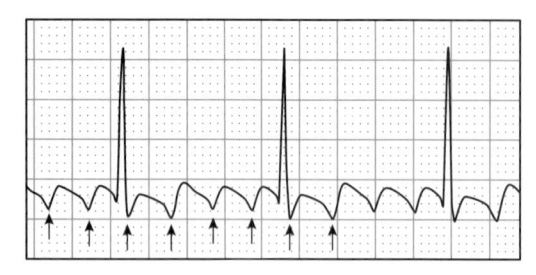

図10-8 心房粗動
QRS波に一致した粗動波（矢印）を数える必要がある。伝導比は4:1で4つの粗動波に対して各々1つのR波。

　AFには明らかな基礎心疾患をもたない患者に起こる"孤立性心房細動（lone AF）"もあるとされるが、ほとんどの患者では心房細動は心疾患があることを示唆する徴候である。洞調律時に左房異常を有する患者では特にAFになりやすい（**図10-7**）。

　AFに合併した最も一般的な疾患としては、①僧帽弁疾患、②心筋症、③心膜炎（特に開心術後）、④急性心筋梗塞、⑤甲状腺中毒症、⑥急性アルコール中毒（"休日心臓症候群"）がある。AFは脳塞栓の重要な原因であり、Wolff-Parkinson-White症候群の患者では心室細動を引き起こす可能性がある。

心房粗動 atrial flutter

　心房粗動（AFL）の心電図では、"鋸歯状"ないし"棚杭状"の粗動波（F波）がみられ、下壁誘導とV₁誘導で最もよくみられる。AFLのF波レートは240～340回/分が一般的で、最もよく観察されるのは300回/分である（**図10-8**）。通例AFLは偶数比で房室伝導する。典型的には奇数比を飛ばして2:1伝導（最も一般的な比）から4:1伝導となり、さらに6:1伝導以上になることが時々ある。粗動波は、T波を（沼地のように）不明瞭にすることが多く、QRS波に重なるとみえにくくなることがある。新規未治療のAFLでは2:1伝導が最も一般的にみられ、心房レートはほぼ常に約300回/分であるから、約150回/分の規則的な上室頻拍を見たら、常にAFLを疑うべきである。

　概して言えば、心房粗動とは右房のリエントリー回路を起源とする一連の不整脈のことである。**反時計方向回転（CCW）**の心房粗動が最も一般的な型であり、リエントリー波の前面は心房中隔を上行、右房側壁を下行するため、下壁誘導で逆向き（陰性）粗動波が、V₁誘導で陽性粗動波が記録される。**時計方向回転（CW）**の心房粗動ではリエントリー波は心房中隔を下行してから右房側壁を上行する。両型とも三尖弁と下大静脈間にある解剖学的な"峡部"が回路の必須部位を成す。この部位は高周波アブレーション（RFA）の最も一般的な標的となり、約90％の症例で不整脈が根治する。実際にAFLは、峡部依存性と峡部非依存性に分類することができ、瘢痕関連性AFLは瘢痕（通常は術後に生じる）周囲のリエントリー回路の形成に関連している。

　AFLはさらに亜型に分類され、高頻度心房刺激でエントレインメントされ停止できる遅いⅠ型と、高頻度心房刺激に反応しない速いⅡ型（340～430回/分）がある。両型のAFLともカルディオバージョンで停止できる。

　入院中の成人患者では、AFL症例のほとんどはうっ血性心不全と開心術直後の心膜炎でみられるが、右房を含む先天性心疾患の修復術後や慢性閉塞性肺疾患（COPD）、筋ジストロフィでも瘢痕関連性AFLを起こしやすい。

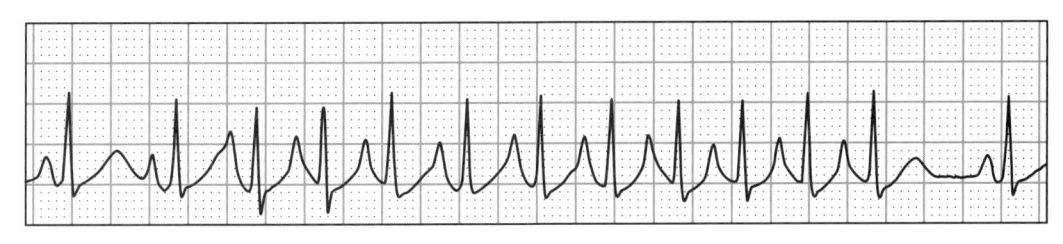

図 10-9 心房頻拍の短いバースト（連射）

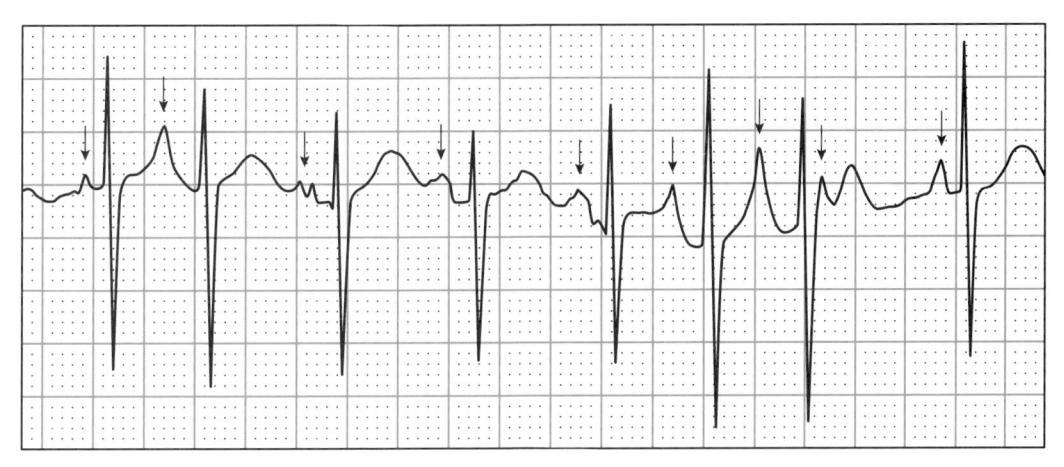

図 10-10 多源性心房頻拍
心房波間の基線は平坦で，これが心房頻拍を心房細動と区別する特徴であることに注意（矢印は P 波）。

心房頻拍 atrial tachycardia

　頻拍（tachycardia）とは興奮生成の部位に関わらず，レートが 100 回/分を超えるものを指す。小児では持続性の心房頻拍（AT）はよくみられるが，成人では比較的まれな不整脈である。しかしながら集中治療室でモニタされている成人では，心房頻拍の短時間の無症候性連発をよく認める（図 10-9）。心房頻拍の特徴は P 波が単一波形で，洞性 P 波に類似していることが時々ある。頻拍の開始時にレートの加速（ウォームアップ）が頻繁にみられる。1：1 未満の房室伝導比が一般的で，2：1 比の伝導と Wenckebach 様式の伝導がしばしばみられる。

　AT のレートは非常に大きな変動があり，成人では 120～280 回/分の範囲で，小児ではさらに速いレートとなることもある。発作性 AT は通常 Wenckebach 周期で心室に伝導するが，進行した心疾患や肺疾患または心房手術の既往のある成人で最もよくみられ，特にジギタリス中毒での併発はよく知られている。小児における慢性 AT は頻拍誘発性心筋症の重要な原因である。

　調律（rhythm）とは興奮生成の部位に関わらずレートが 100 回/分以下のものを指す。異所性心房調律（ectopic atrial rhythm）は時々みられるが，P 波が陰転化していることが多く，通常この不整脈は"接合部"として分類される。

多源性心房頻拍 multifocal atrial tachycardia

　多源性心房頻拍（MAT）は，①3 個以上の形態を示す別々の P 波（多形性異所性 P 波），②100 回/分以上の心房レート，③絶対的不整の心房興奮生成と心室応答，の 3 つで特徴付けられる（図 10-10）。心房レートが 100 回/分未満の場合には多源性心房調律（multifocal atrial rhythm）と診断される。多形性異所性 P

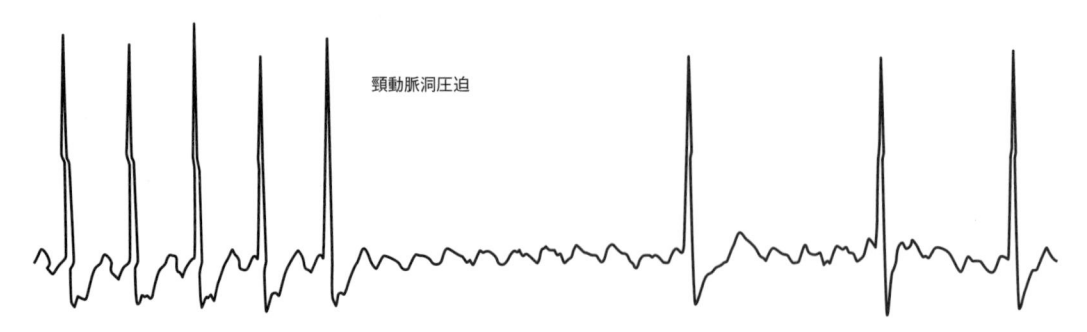

図 10-11　頸動脈洞圧迫により明らかになった速い心室応答の心房粗動

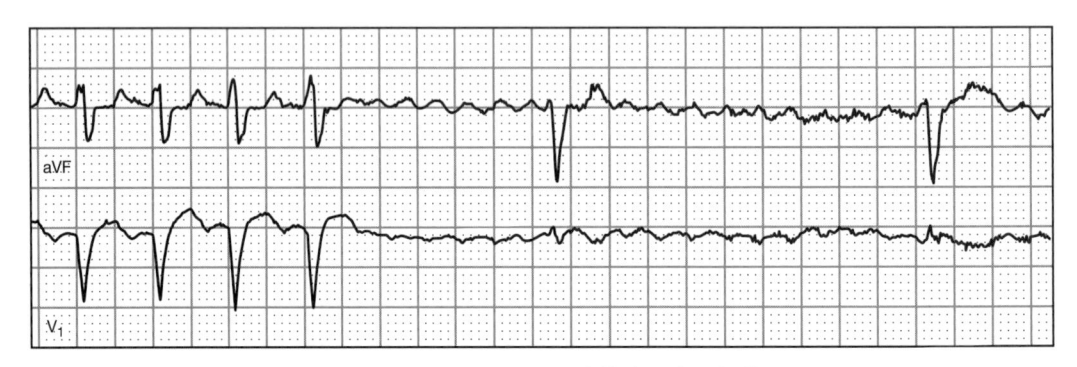

図 10-12　アデノシンの急速投与により明らかになった低振幅の心房粗動

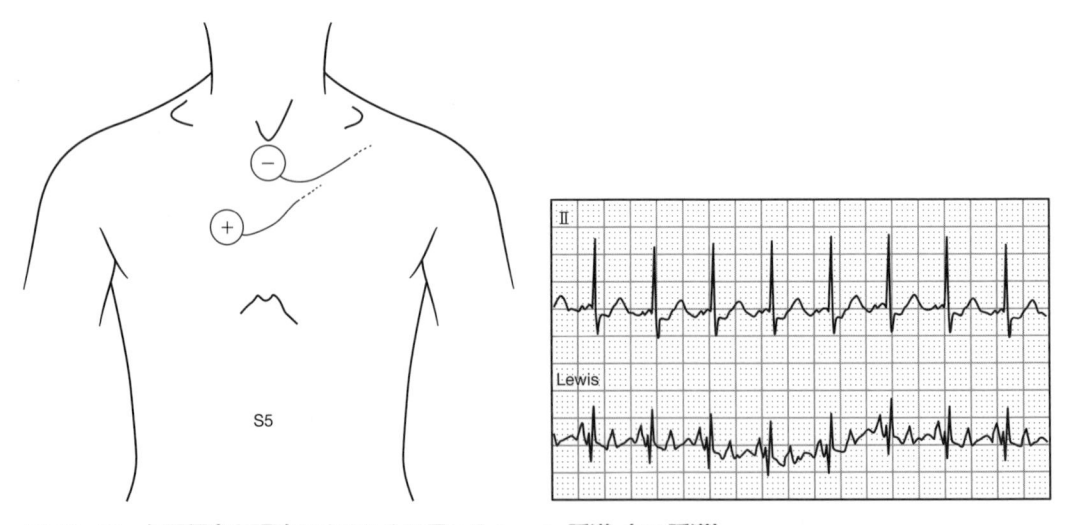

図 10-13　心房興奮を明確にするために用いる Lewis 誘導（S5 誘導）
調律は 2：1 伝導の心房粗動。

波は通常，下壁誘導と V_1 誘導が最もみやすく，上向きまたは陰転化，円形または先鋭，狭いまたは広く，平坦または高く，二峰性または二相性である。波形の変化はいずれもレートの変化を伴い，早期 P 波は通常伝導しない。この不整脈は重篤な肺疾患が増悪した患者でよくみられる。

MAT は心房細動（AF）と間違えられるこ

とが多いが，AFが確立すると通常は個別のP波活動は存在せず基線が波打ってみえる。AFとは異なりMATでは個別のP波間に等電位の時間が存在する。またAFLでは確立した心房頻拍のように単一の波形を示す。

診断方法　diagnostic maneuvers

　心房不整脈に対する心室応答が速い場合，心電図上の記録が不明瞭になり正確な診断が困難になることがある。この場合，不整脈の性質を明確にするためにいくつかの方法を試みるとよい。例えば**頸動脈洞マッサージ**（carotid sinus massage）は房室伝導を緩徐にする反射を引き起こす圧受容体を刺激するので，心房調律を一過性に明らかにするための古くからある手法である（**図10-11**）。

　頸動脈洞マッサージと同様の効果はアデノシンの急速静注で得られる。この方法は特に頸動脈疾患のある患者にとってより安全である。一過性の房室伝導ブロックが生じ，背景にある心房調律が顕性化することがしばしばある（**図10-12**）。

　また，心房波の振幅を増大させる誘導で記録すれば心房興奮はより明確となる。**Lewis誘導**すなわち**S5誘導**の位置を**図10-13**に示す。陰極を柄状部上方に付け，陽極を胸骨中央右縁に付ける。一時的心房ペーシング電極が挿入されている患者では，心房電極をモニタケーブルに接続すればモニタ上で心房興奮がみられる。

セルフアセスメント Part 4

4-1 以下の心電図における異常を明らかにせよ。

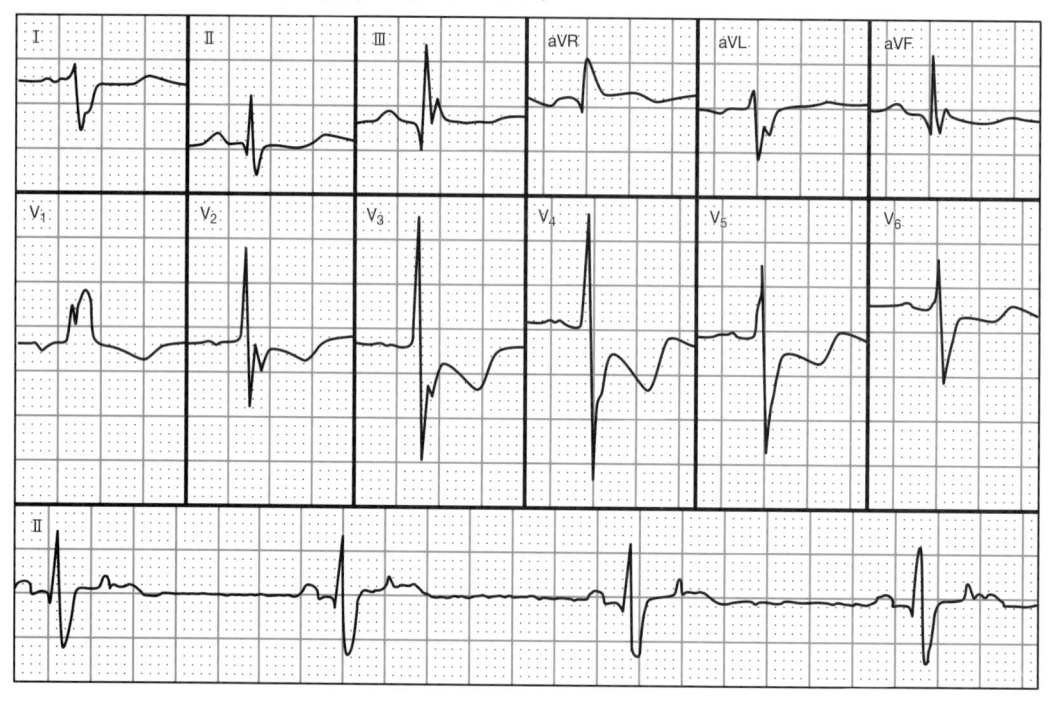

4-2 以下の心電図における異常を明らかにせよ。

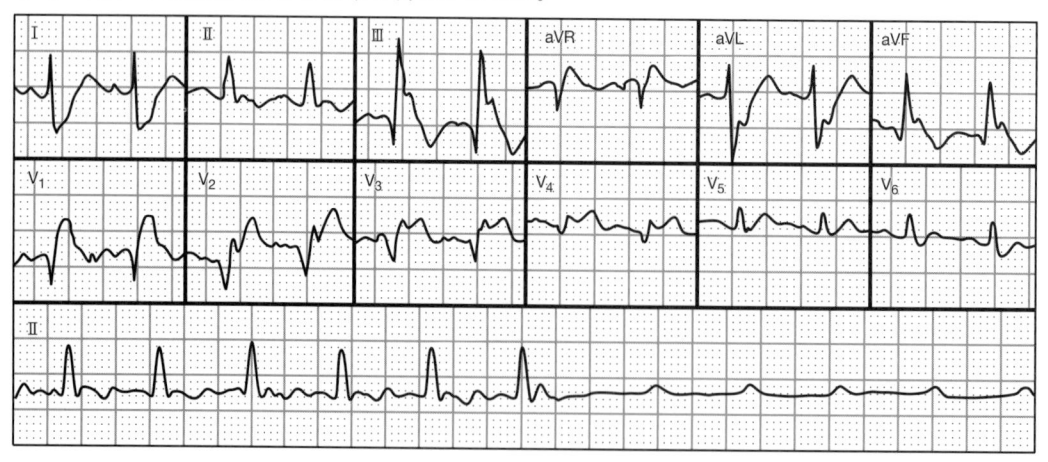

4-3 以下の心電図における異常を明らかにせよ。

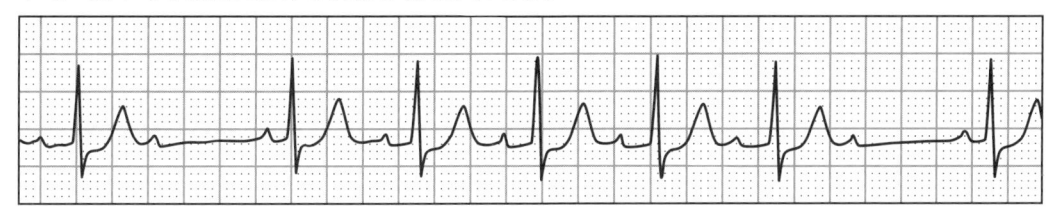

4-4 以下の心電図における異常を明らかにせよ。

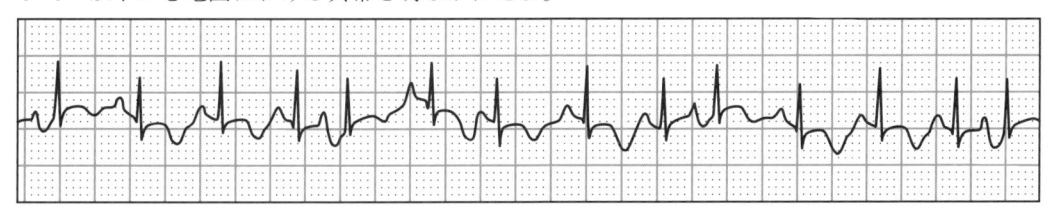

4-5 以下の心電図における異常を明らかにせよ。

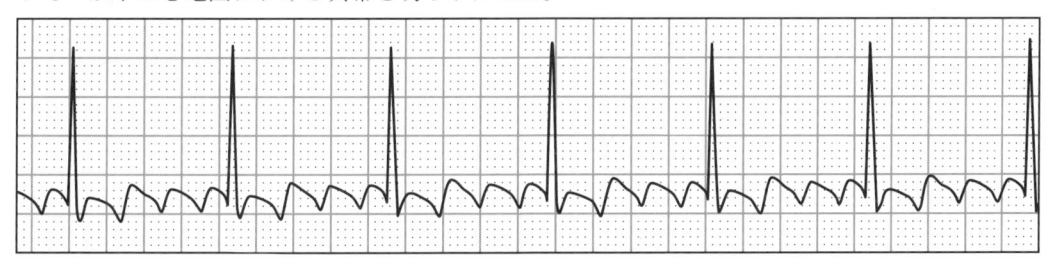

4-6 以下の心電図における異常を明らかにせよ。

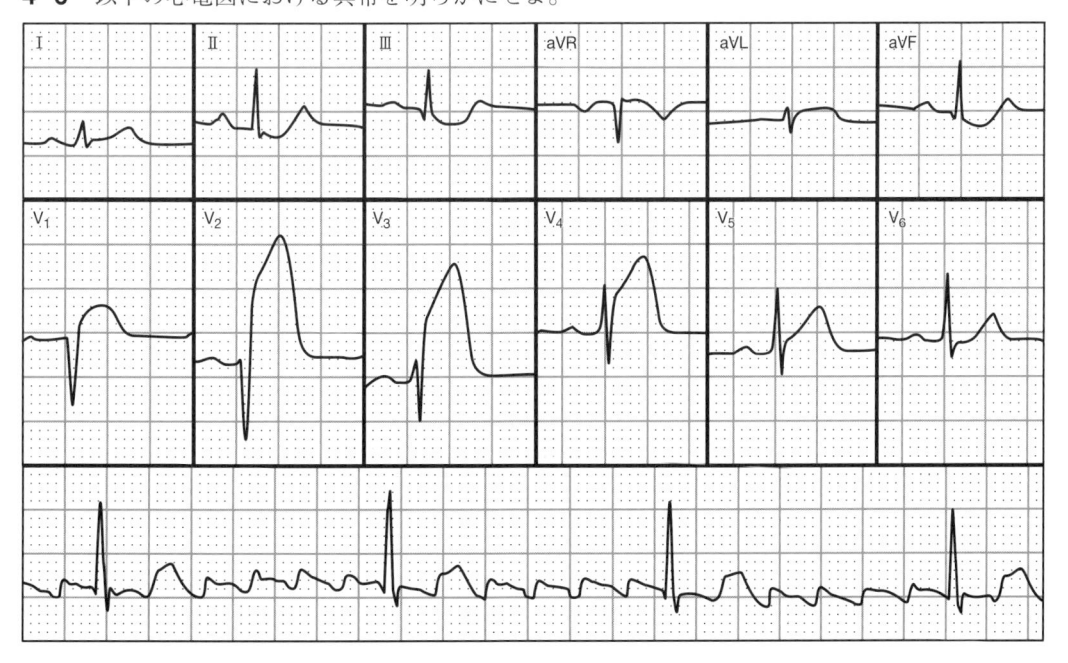

4-7 以下の心電図における異常を明らかにせよ。

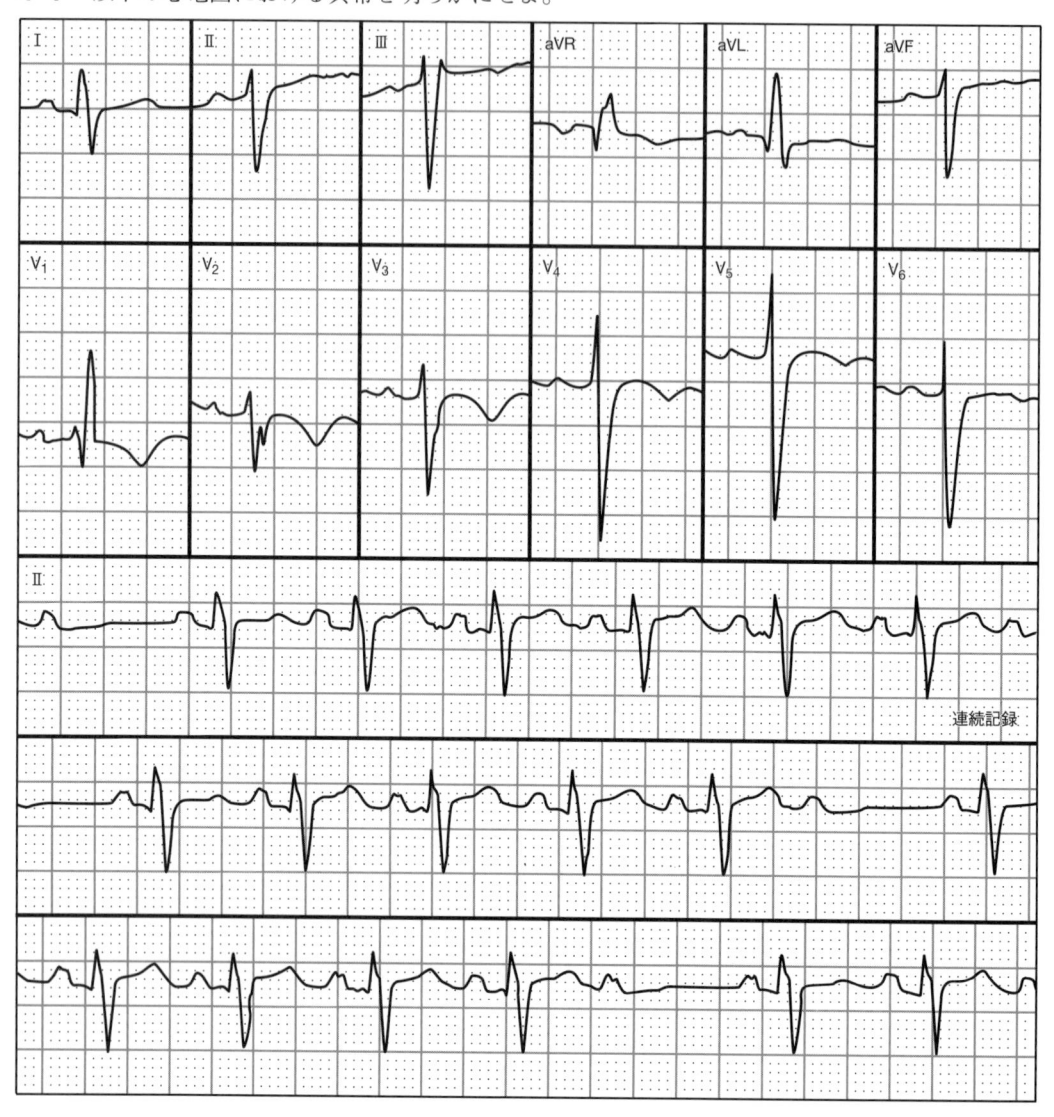

4-8 以下の心電図における異常を明らかにせよ。

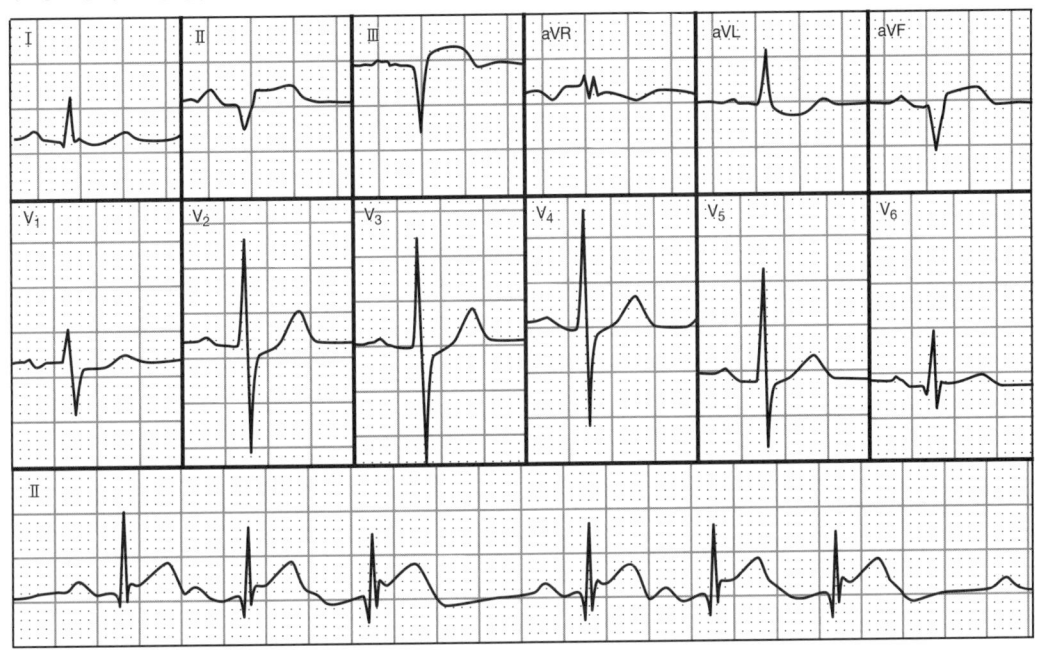

4-9 以下の心電図における異常を明らかにせよ。

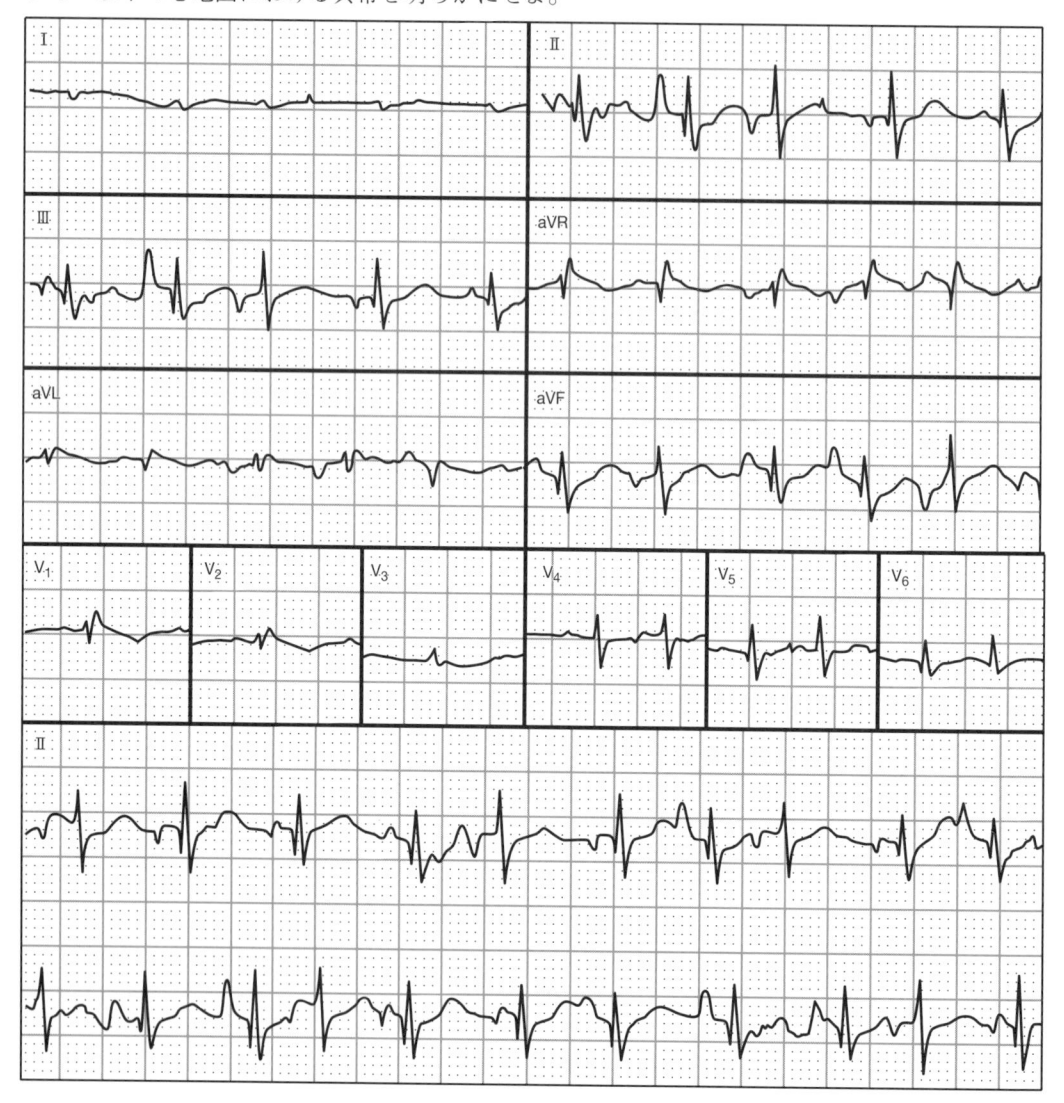

4-10 以下の心電図における異常を明らかにせよ。

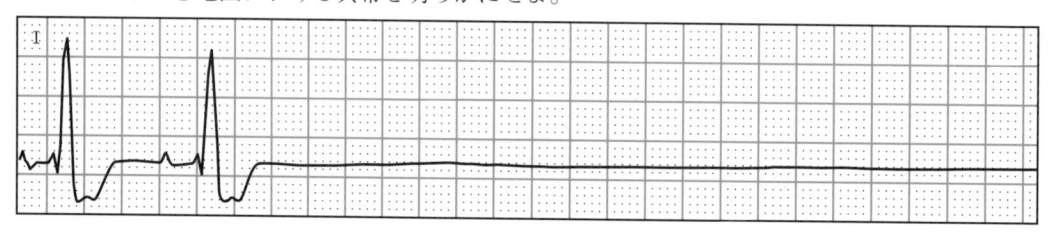

4-11 以下の心電図における異常を明らかにせよ。

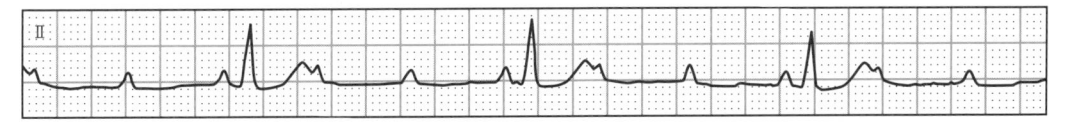

4-12 以下の心電図における異常を明らかにせよ。

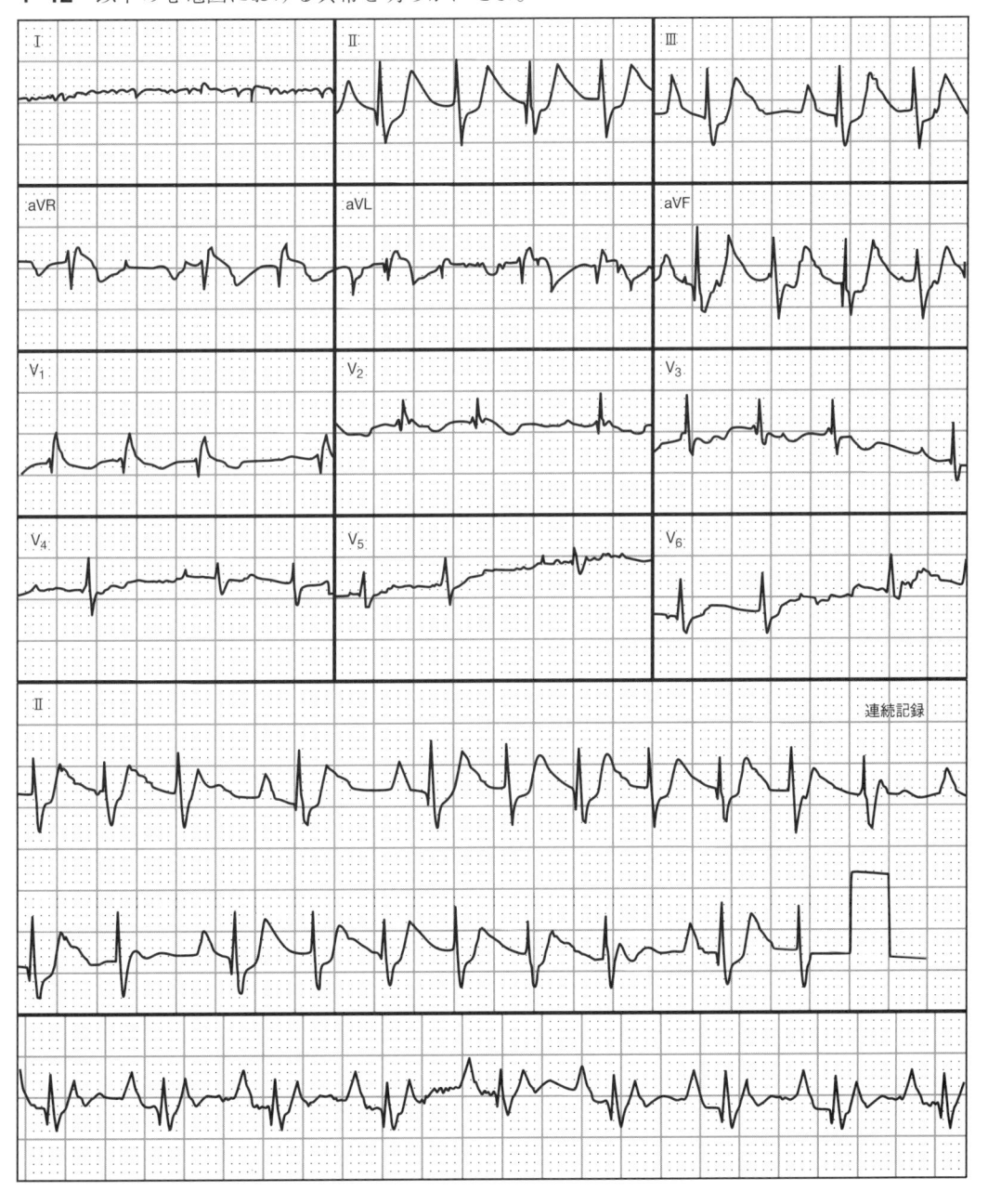

連続記録

4-13 以下の心電図における異常を明らかにせよ。

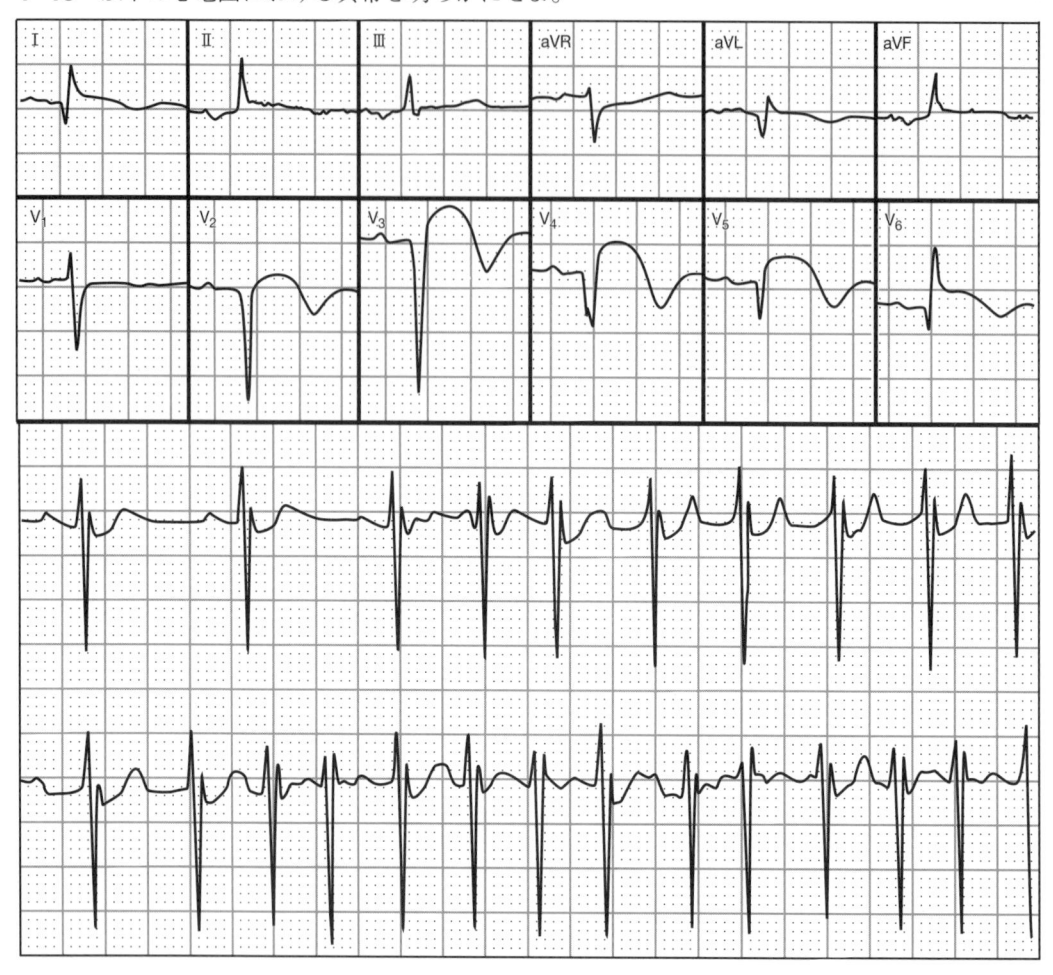

4-14 以下の心電図における異常を明らかにせよ。

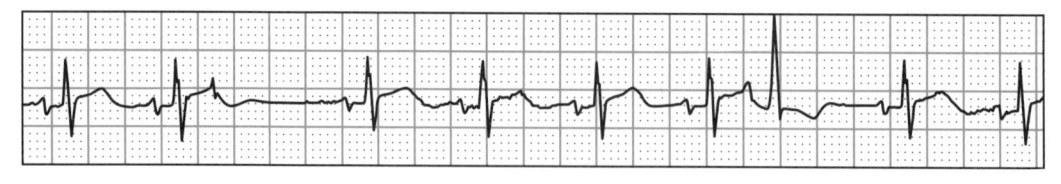

4-15 以下の心電図における異常を明らかにせよ。

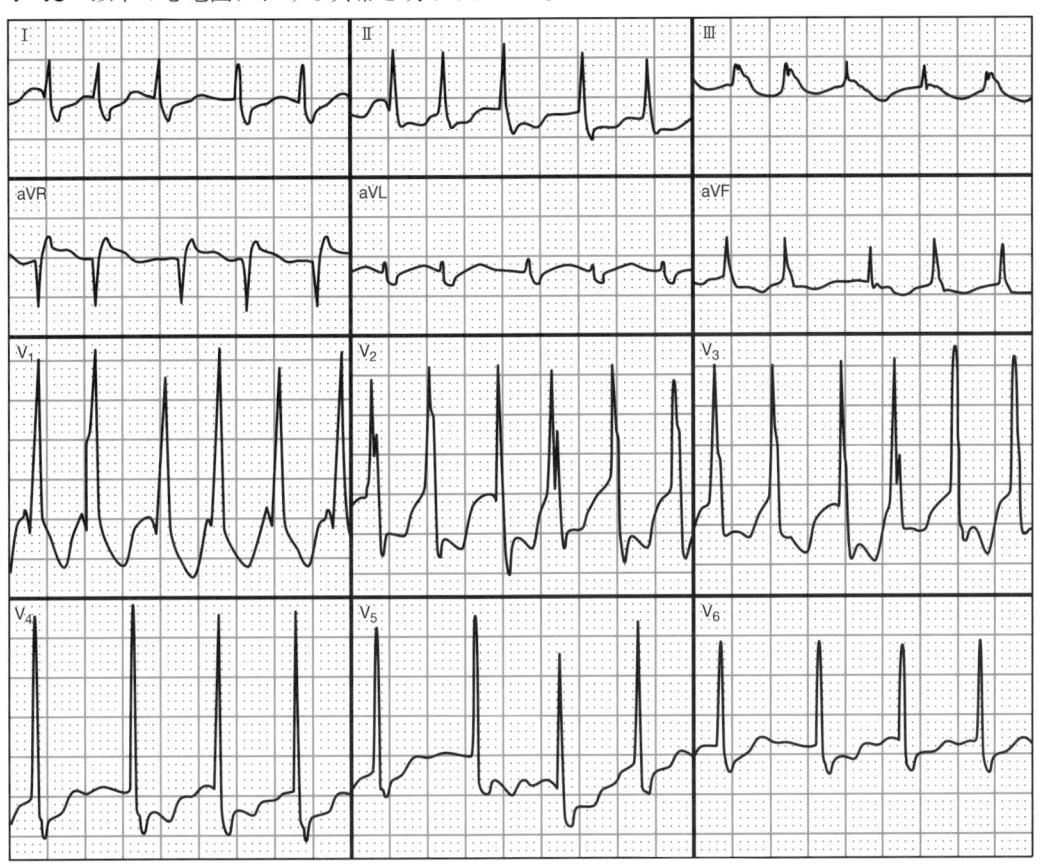

4-16 以下の心電図における異常を明らかにせよ。

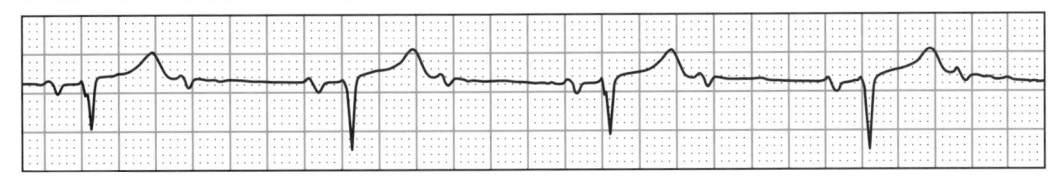

4-17 以下の心電図における異常を明らかにせよ。

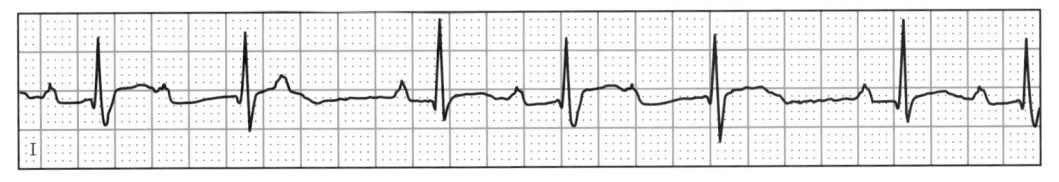

4-18 以下の心電図における異常を明らかにせよ。

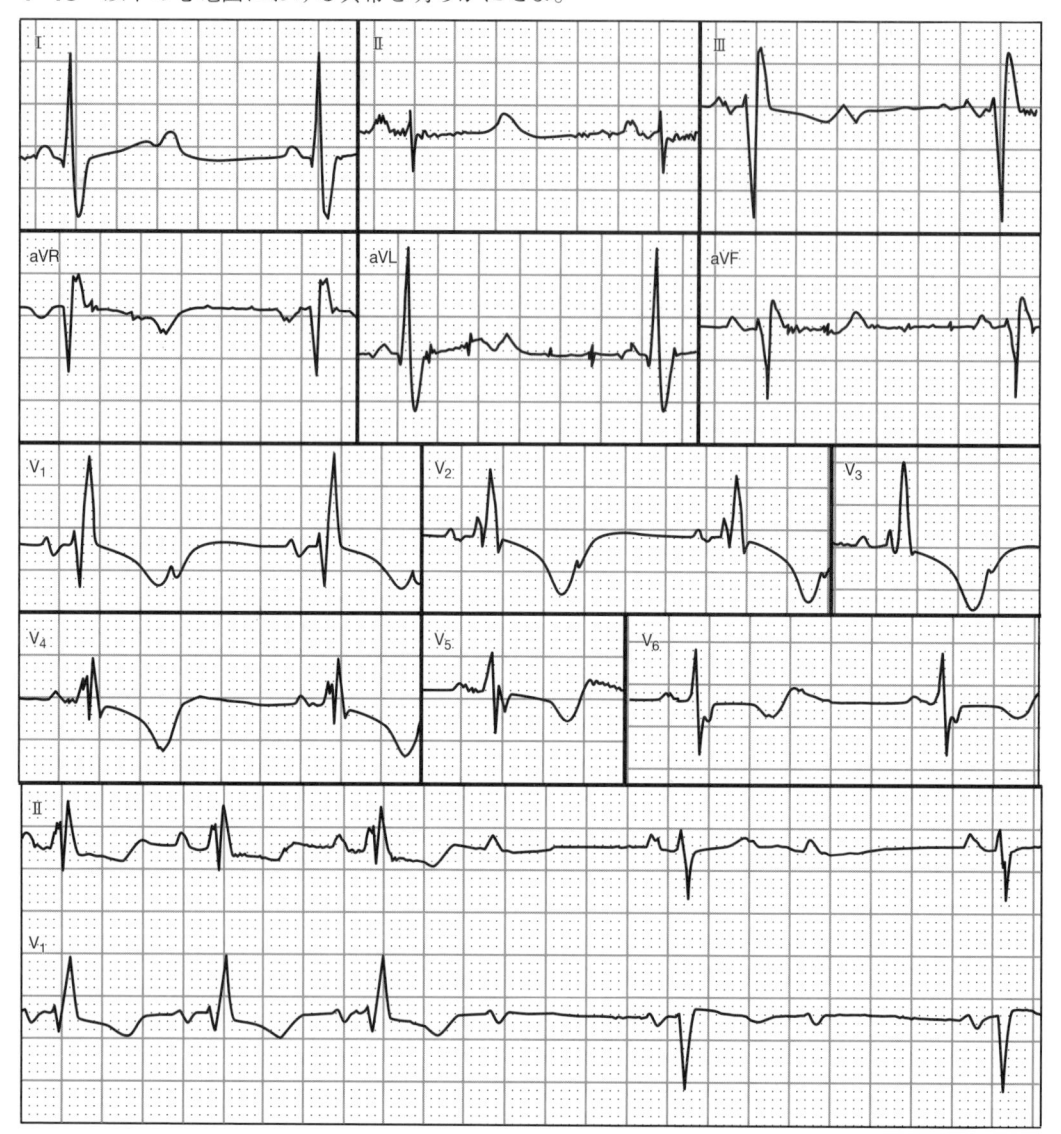

4-19 以下の心電図における異常を明らかにせよ。

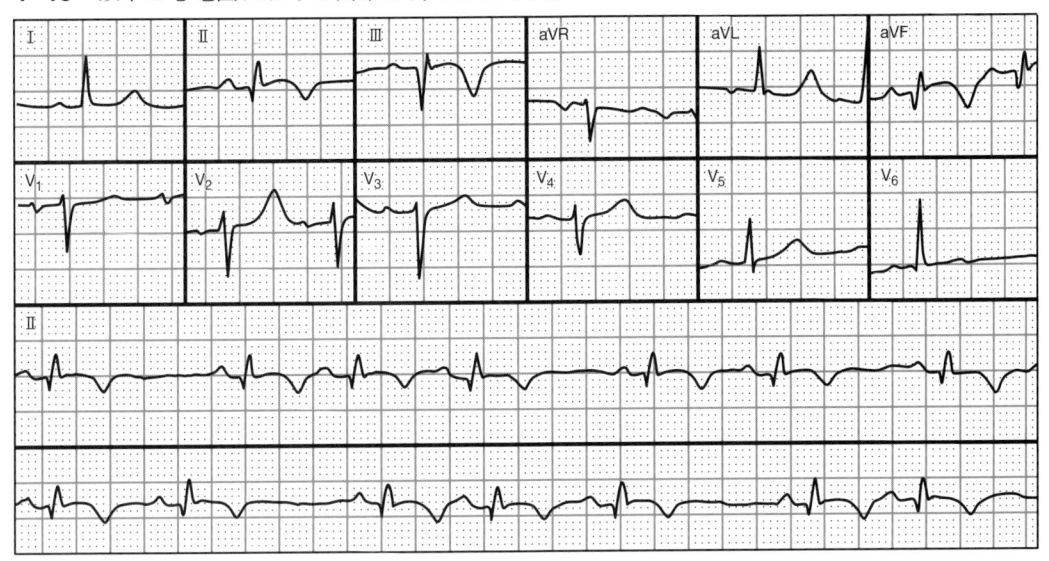

4-20 以下の心電図における異常を明らかにせよ。

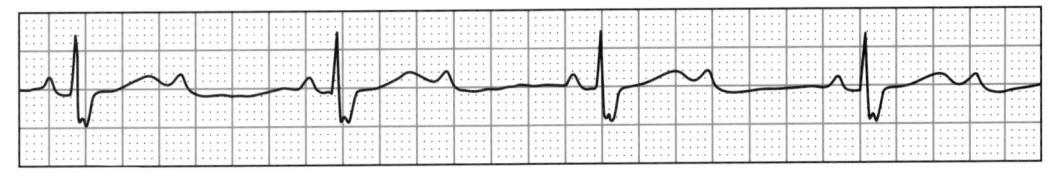

4-21 以下の心電図における異常を明らかにせよ。

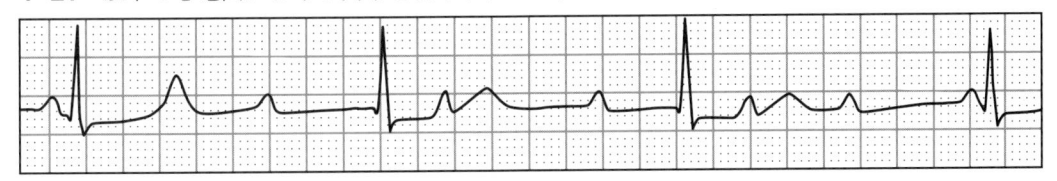

4-22 以下の心電図における異常を明らかにせよ。

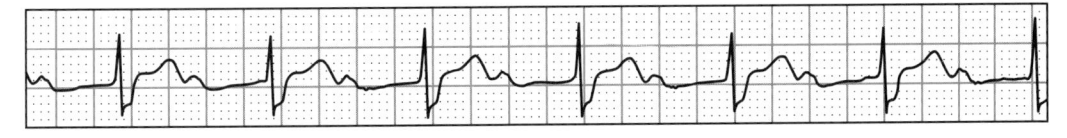

4-23 以下の心電図における異常を明らかにせよ。

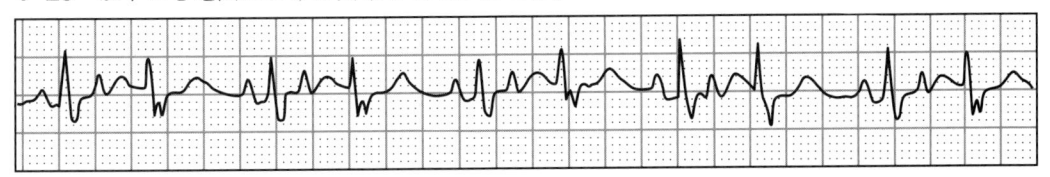

4-24 以下の心電図における異常を明らかにせよ。

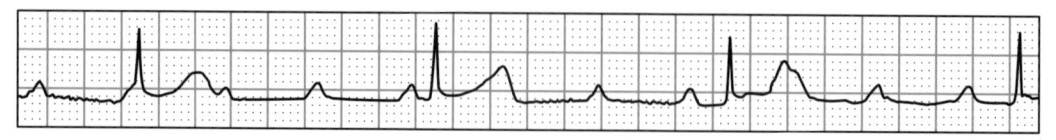

4-25 以下の心電図における異常を明らかにせよ。

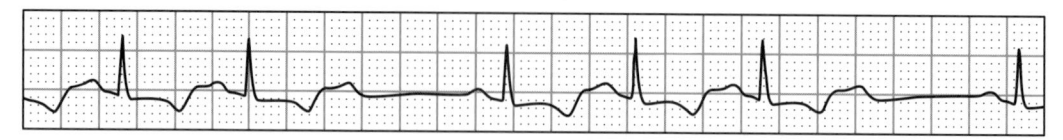

4-26 以下の心電図における異常を明らかにせよ。

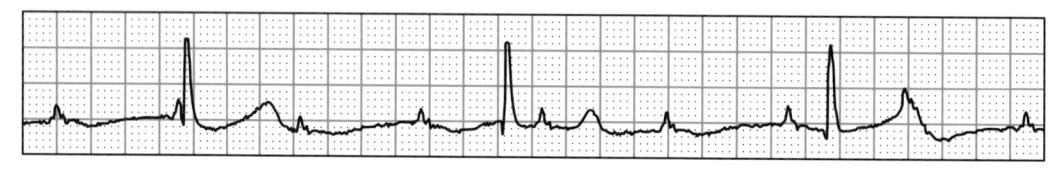

4-27 以下の心電図における異常を明らかにせよ。

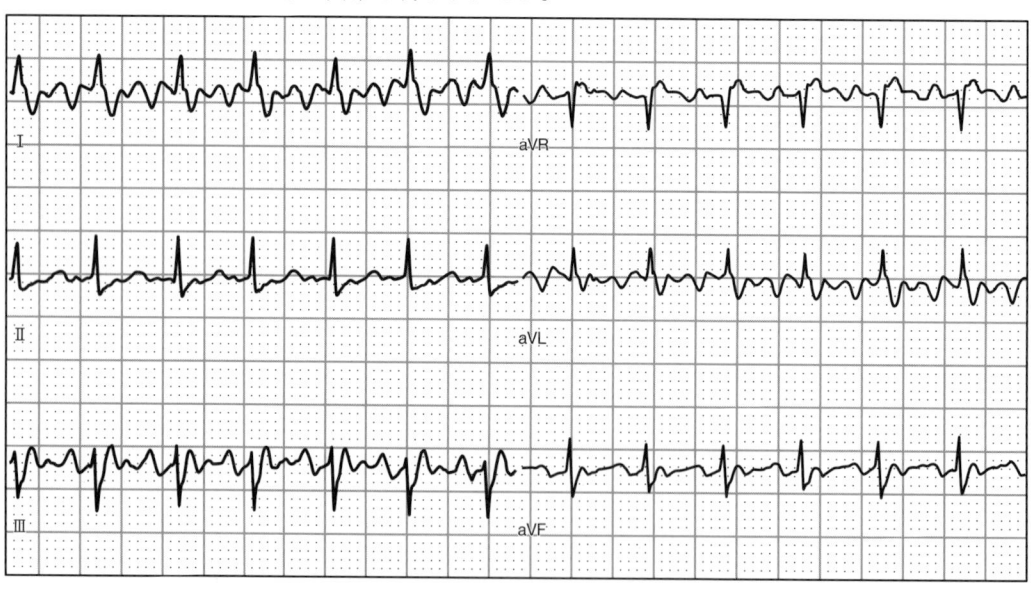

4-28 以下の心電図における異常を明らかにせよ。

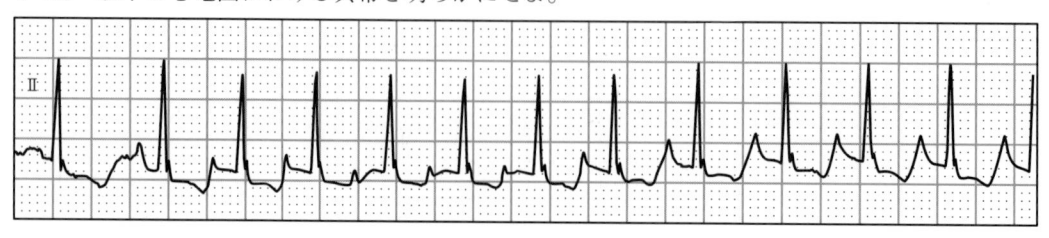

4-29 以下の心電図における異常を明らかにせよ。

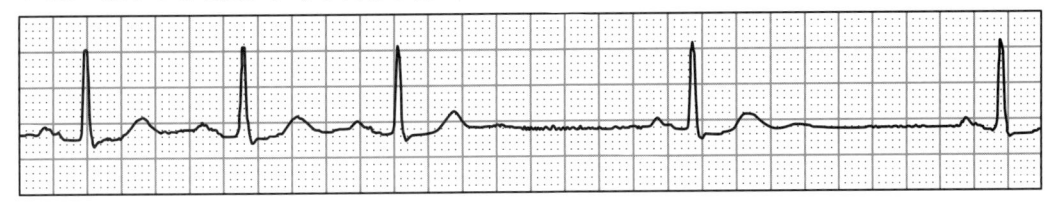

4-30 以下の心電図における異常を明らかにせよ。

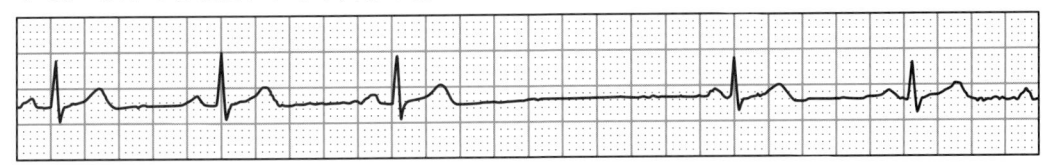

4-31 以下の心電図における異常を明らかにせよ。

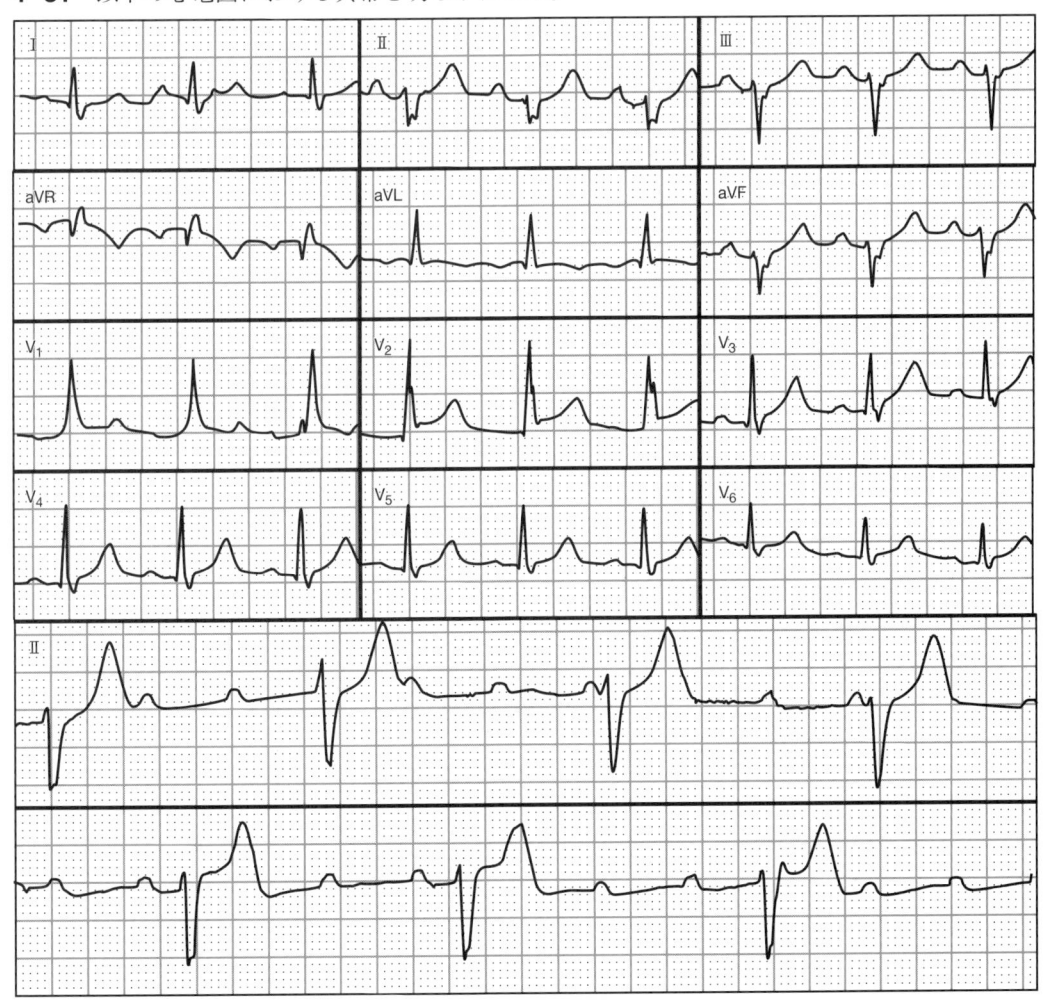

4-32 以下の心電図における異常を明らかにせよ。

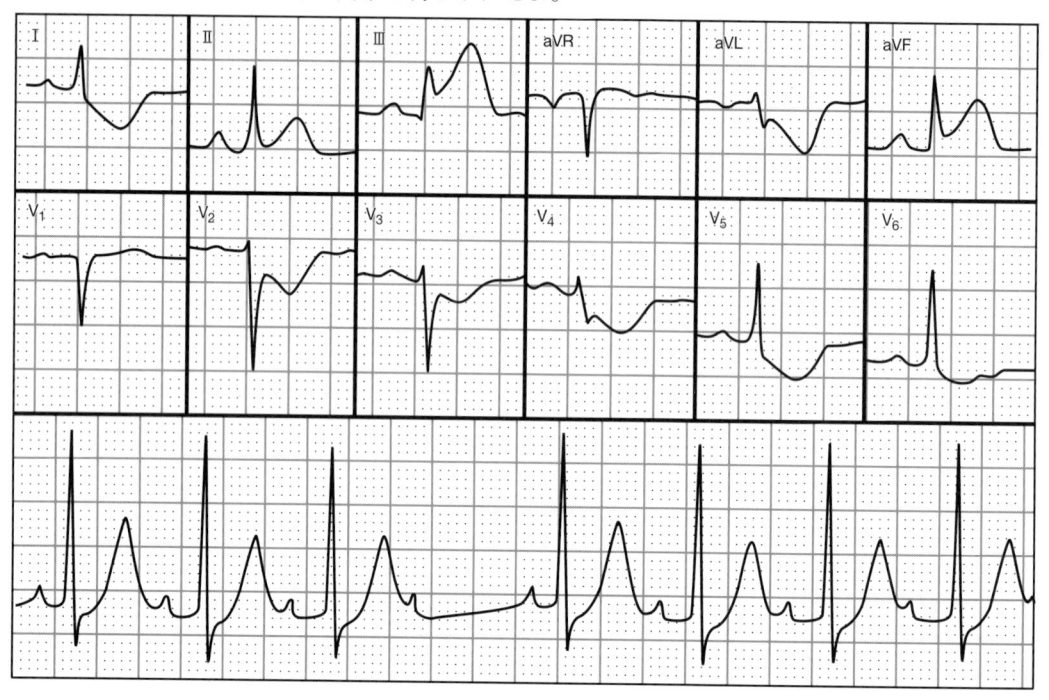

4-33 以下の心電図における異常を明らかにせよ。

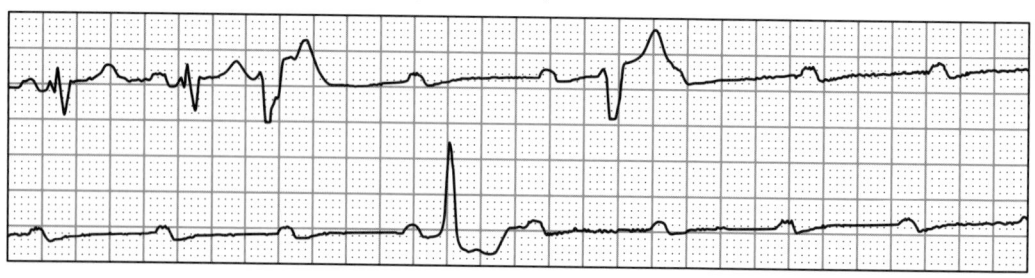

4-34 以下の心電図における異常を明らかにせよ。

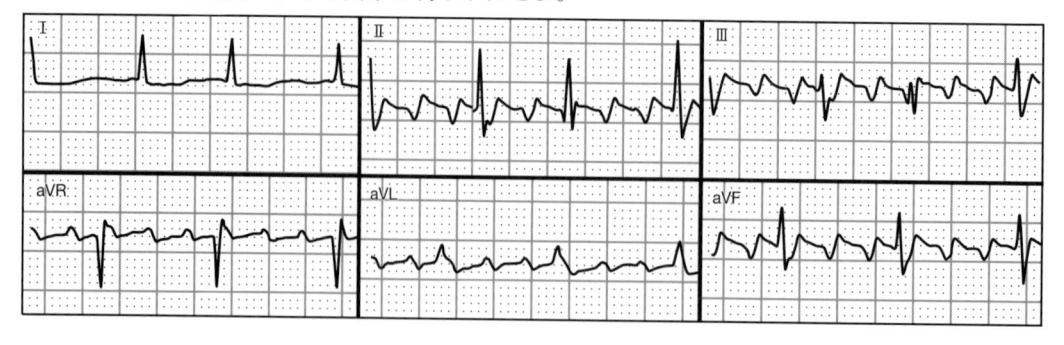

4-35 以下の心電図における異常を明らかにせよ。

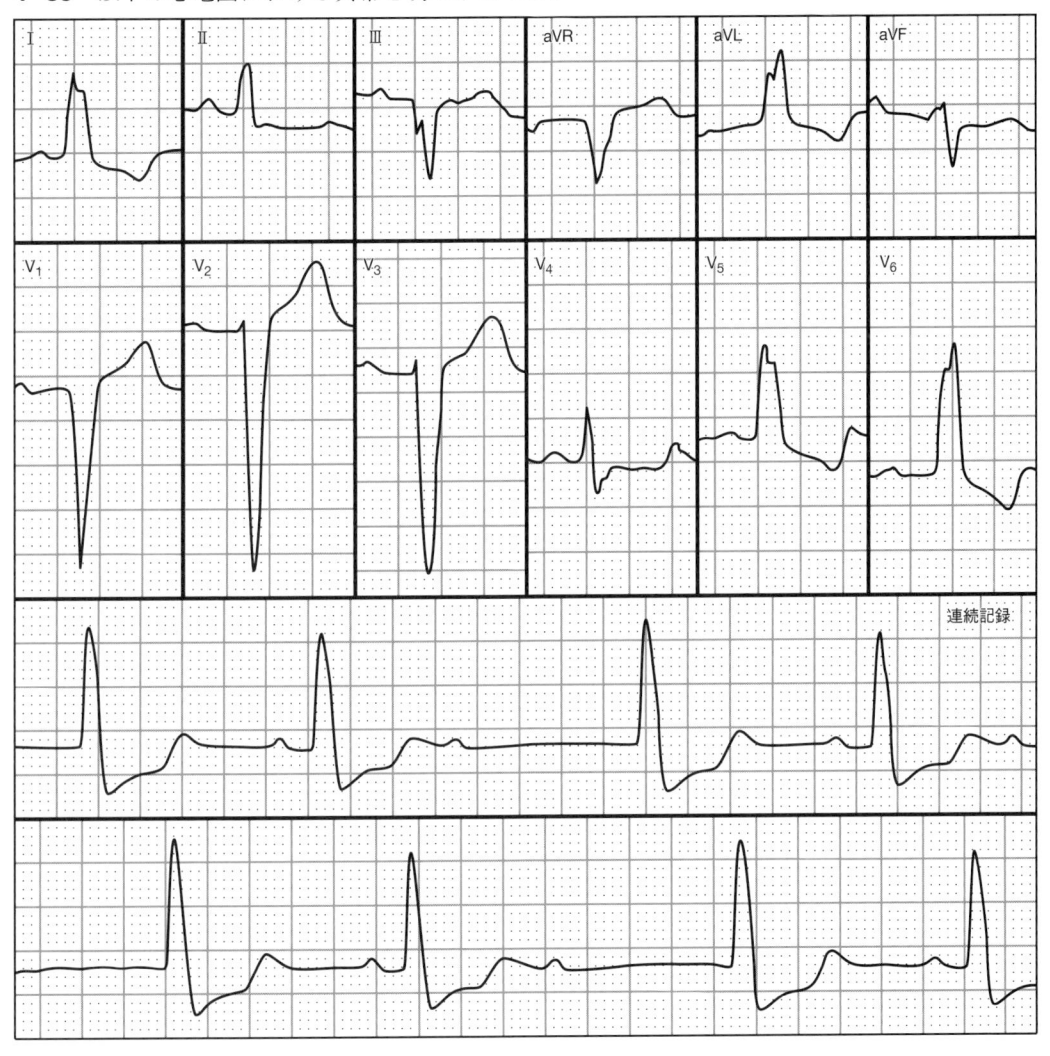

連続記録

4-36 以下の心電図における異常を明らかにせよ。

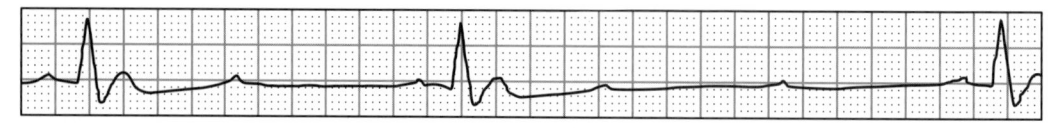

4-37 以下の心電図における異常を明らかにせよ。

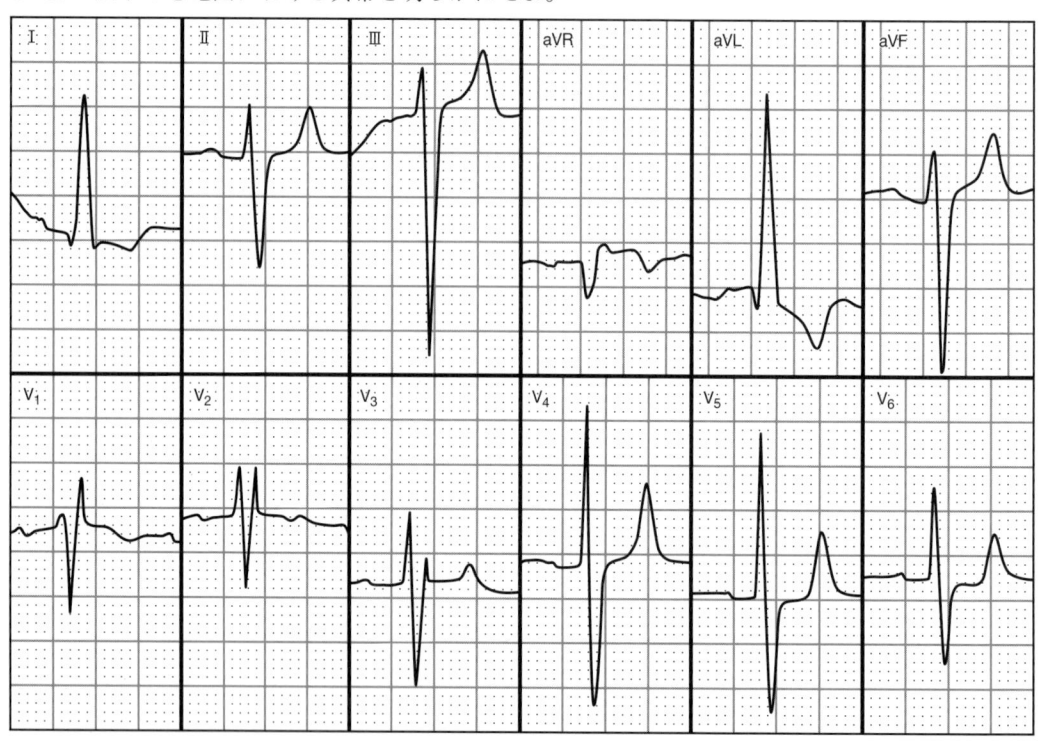

4-38 以下の心電図における異常を明らかにせよ。

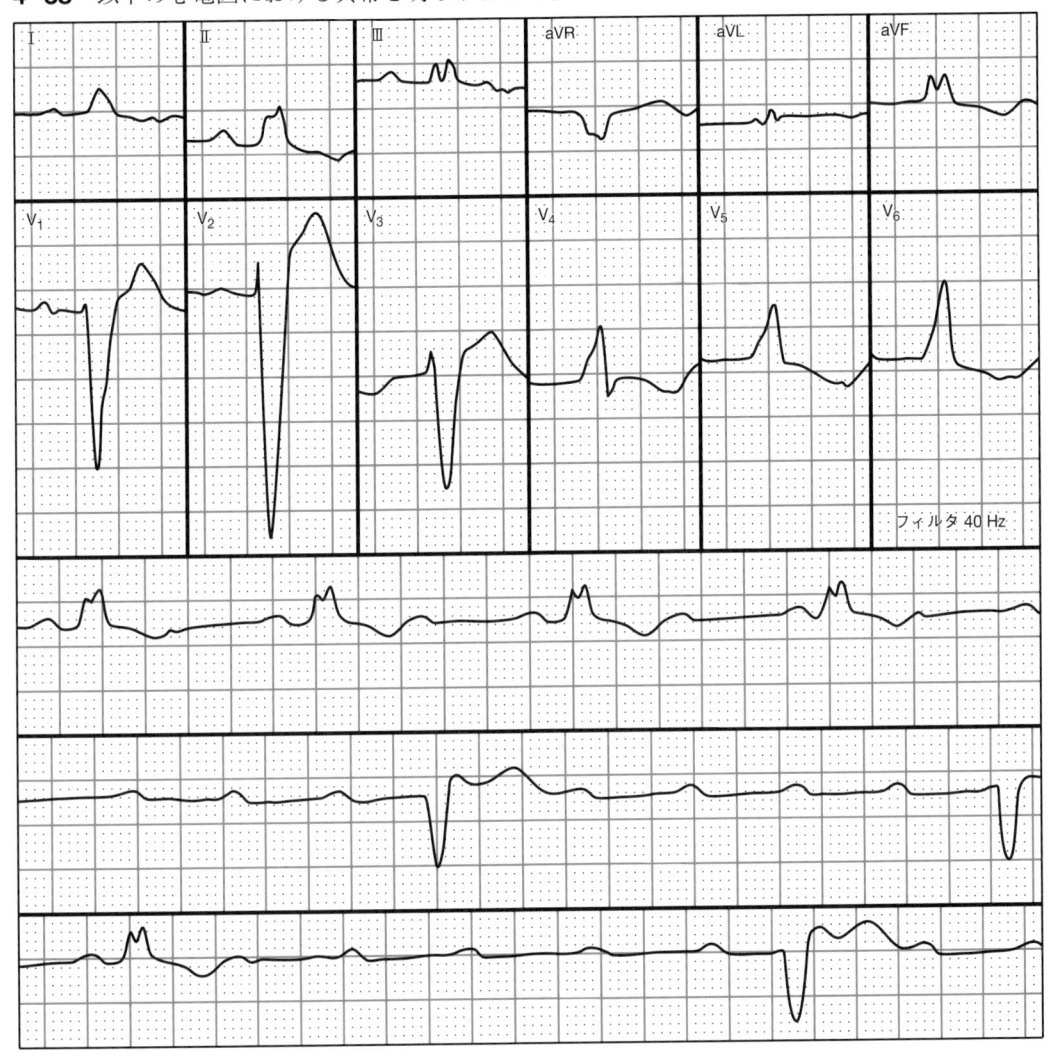

4-39 以下の心電図における異常を明らかにせよ。

9月10日

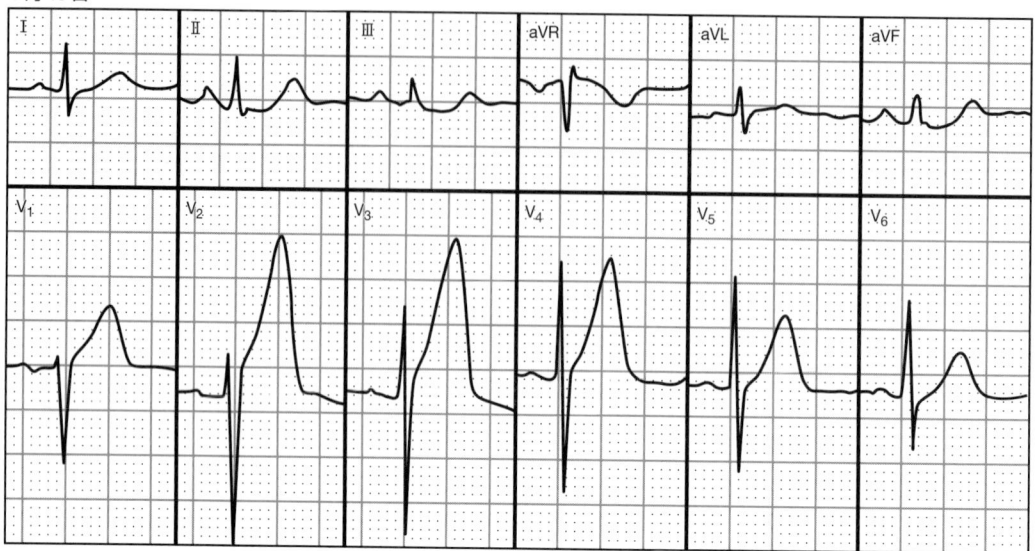

9月11日

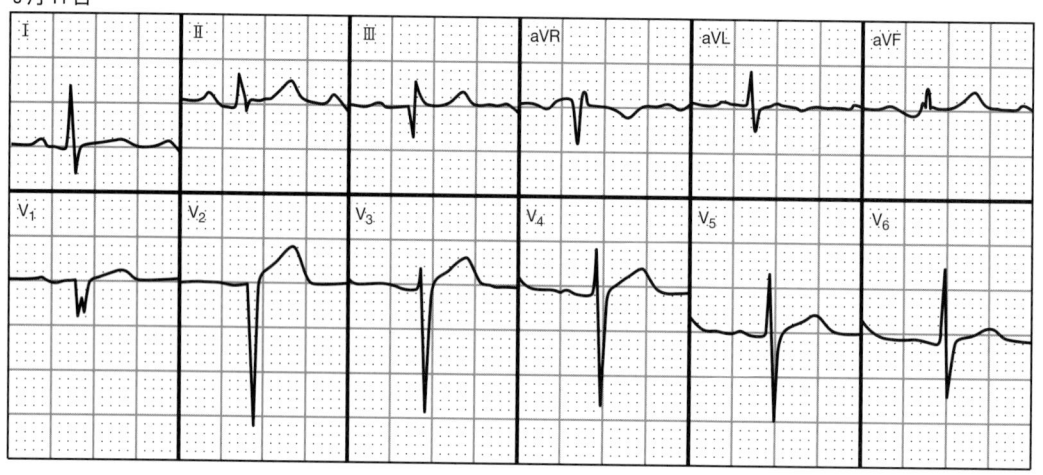

4-40 以下の心電図における異常を明らかにせよ。

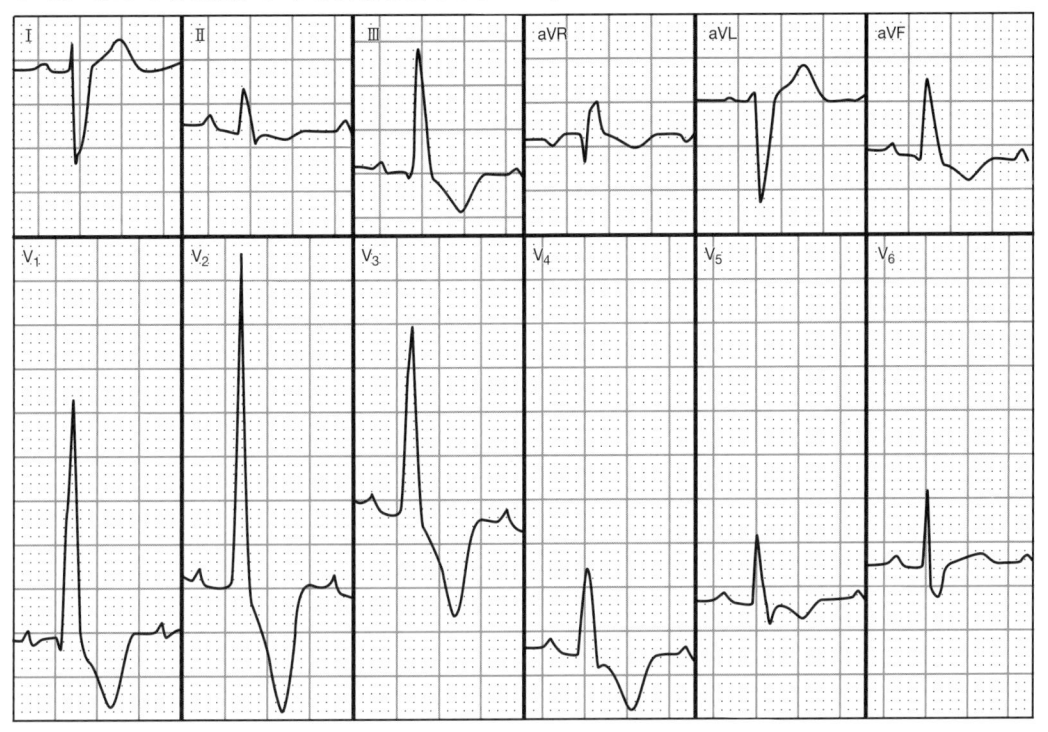

4-41 以下の心電図における異常を明らかにせよ。

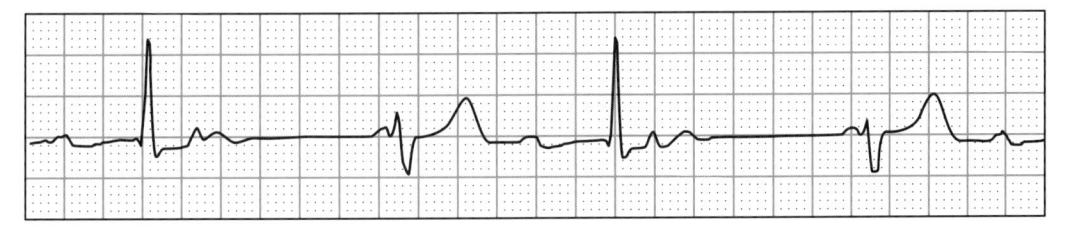

4-42 以下の心電図における異常を明らかにせよ（23歳男性，摩擦音聴取）。

12月19日

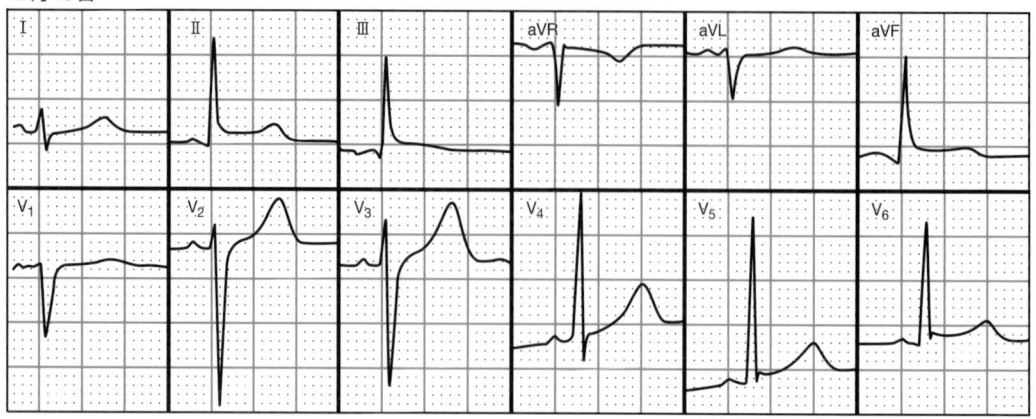

12月23日

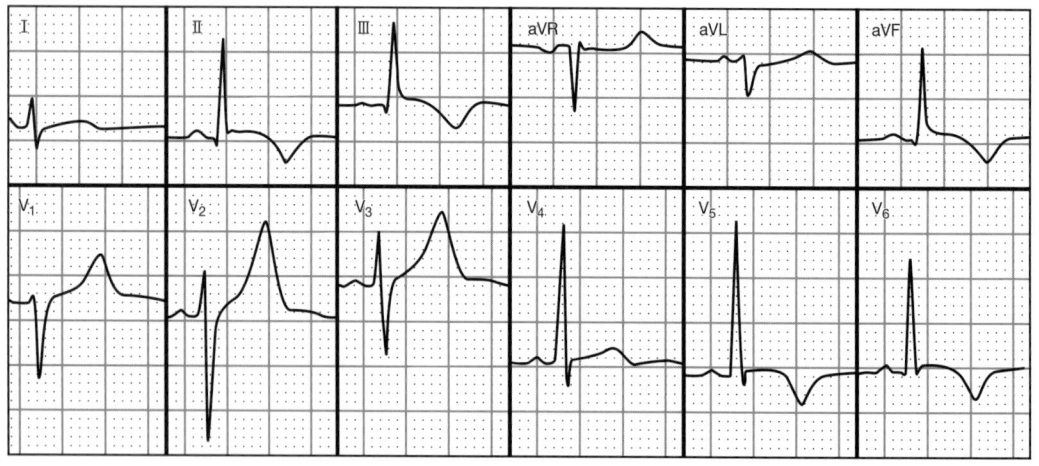

4-43 以下の心電図における異常を明らかにせよ。

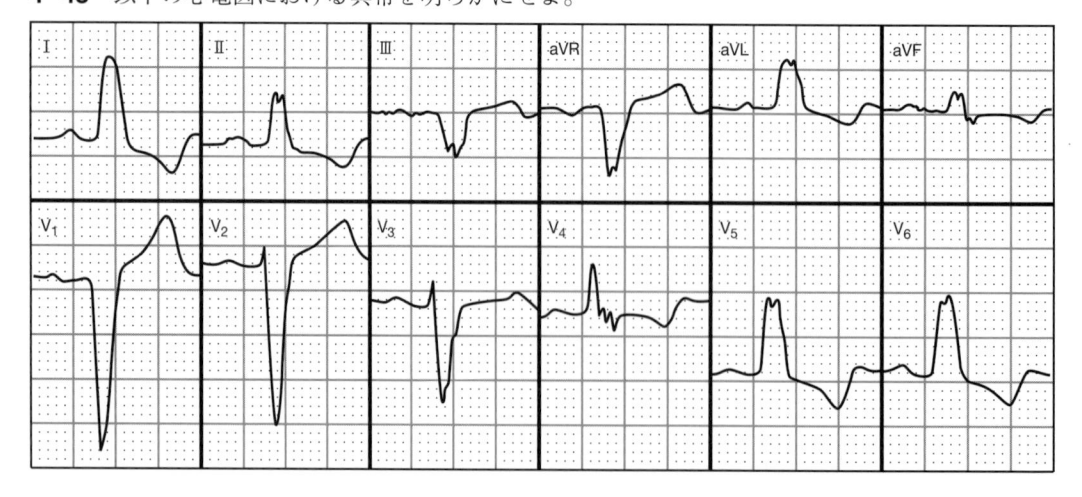

4-44 以下の心電図における異常を明らかにせよ。

5月3日

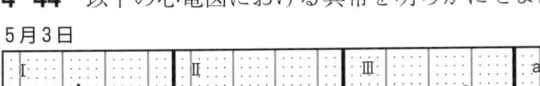

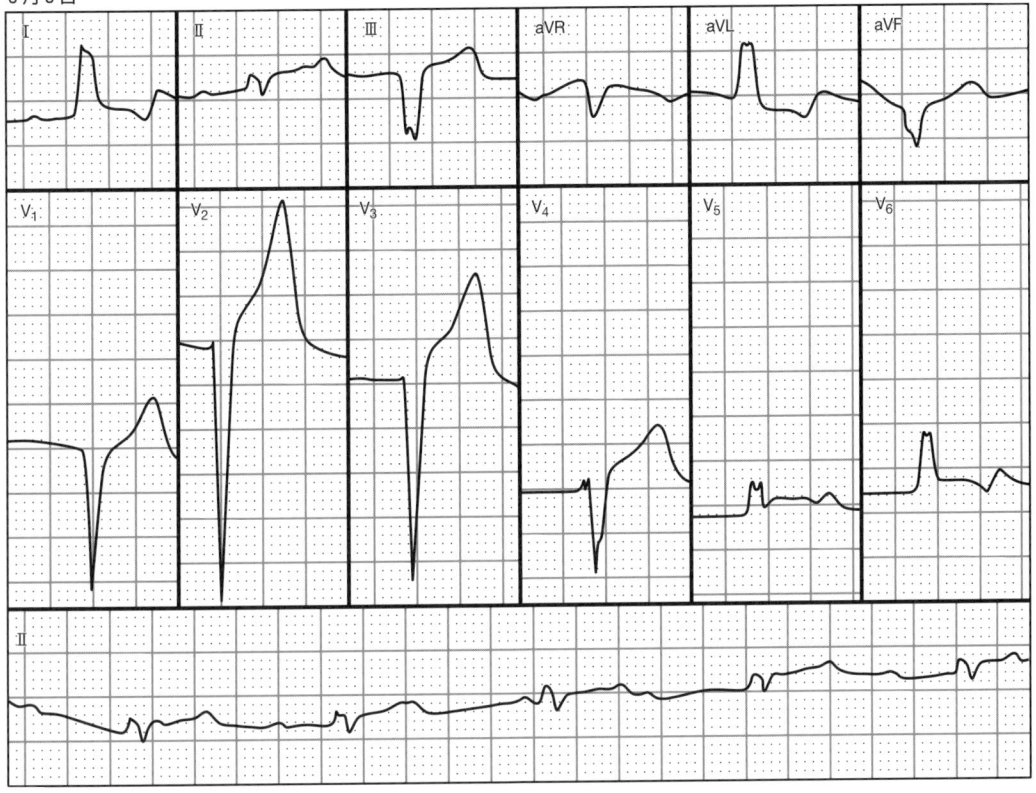

5月4日

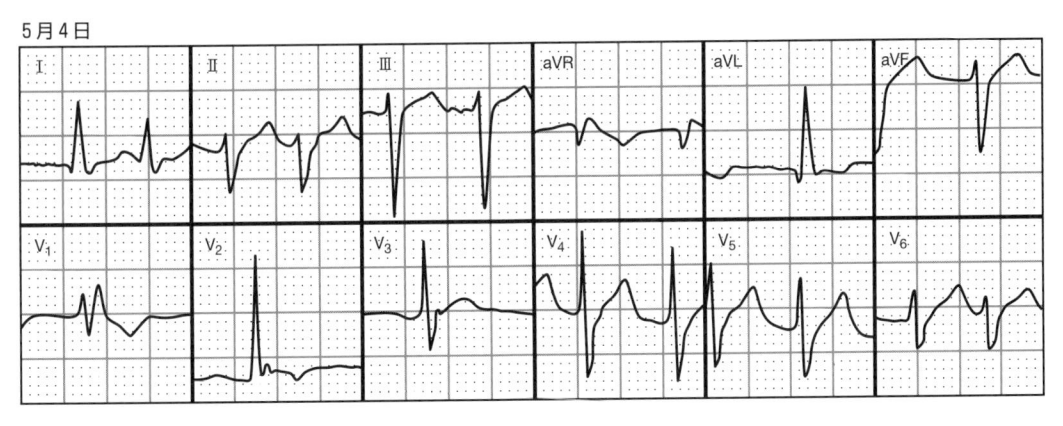

4-45 以下の心電図における異常を明らかにせよ。

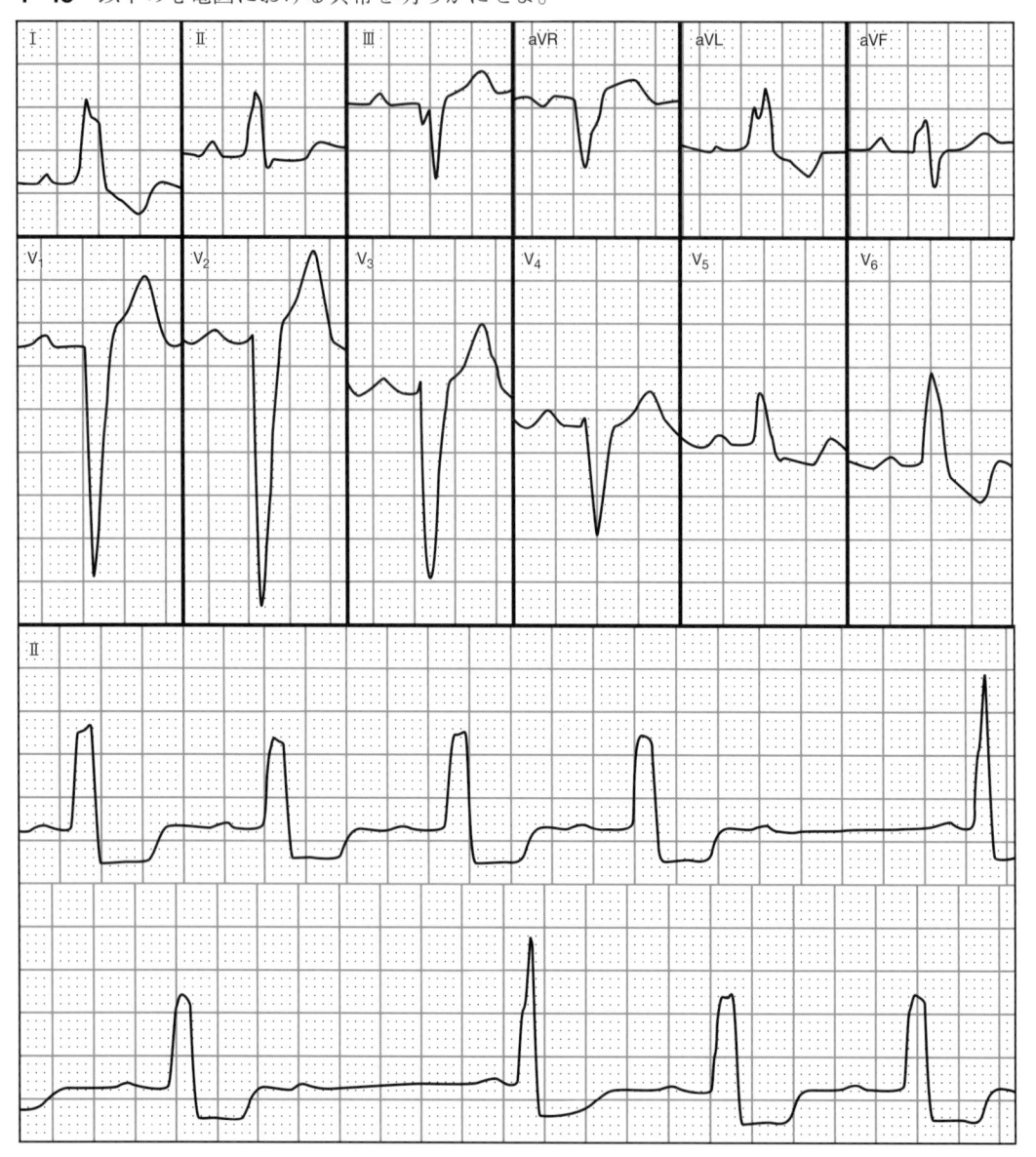

CHAPTER 11 Supraventricular reentrant tachycardia

11 | 上室リエントリー性頻拍

興奮が発生部位からある経路を介して遠方に伝導し，次に方向転換して別経路を介して発生部位に戻ってくることを，**リエントリー**（reentry）または**回帰**（reciprocation）と呼ぶ。リエントリーには以下の3つの前提条件が必要である。

(1) 機能的ないしは解剖学的に分離した2つの経路による回路の形成
(2) 1つ目の経路の伝導が最初に一方向性ブロックを示すこと
(3) 2つ目の経路の伝導が遅延し，1つ目の経路が回復できる時間ができること

これらの前提条件が，いくつかの通常型ないし稀有型の上室リエントリー（回帰）性頻拍の基質として存在している。

房室結節リエントリー性頻拍
atrioventricular nodal reentrant tachycardia

症例によっては，房室結節と隣接する心房筋が，解剖学的ないし機能的に伝導特性の異なる2つないしそれ以上の経路に分離していることがある。この場合，速く伝導する速伝導路（FP）は心房中隔前方にあり，遅く伝導する遅伝導路（SP）は心房中隔後方にあって，**房室結節リエントリー性頻拍**（AVNRT）を引き起こす回路を形成する。

典型的には，前中隔のFPが不応期中に生じた心房期外収縮の興奮が，後中隔のSPを介して房室結節に伝導することでAVNRTが生じる（**図11-1**）。遅い後方経路（SP）は緩徐な伝導のためFPは回復できる。そこで興奮は回路の速い前方経路（FP）に"リエントリー（再入）"する。この機序が繰り返されて頻拍が生じる。AVNRTの遅-速型は典型的には遅延伝導した心房期外収縮で開始し，P波がはっきりみえない幅の狭いQRS波の頻拍を引き起こす（**図11-2**）。

この場合のリエントリーは，① 房室結節と

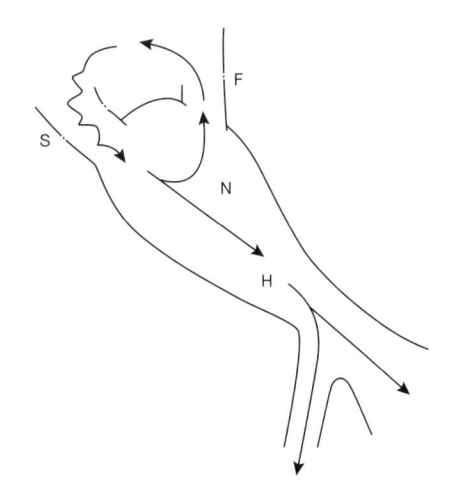

図11-1 遅-速AVNRTの機序
F：速伝導路，H：His束，N：房室結節，S：遅伝導路

図11-2 遅-速AVNRT
緩徐房室伝導した心房期外収縮（矢印）により，P波のはっきりみえない幅の狭いQRS波の頻拍が開始している。

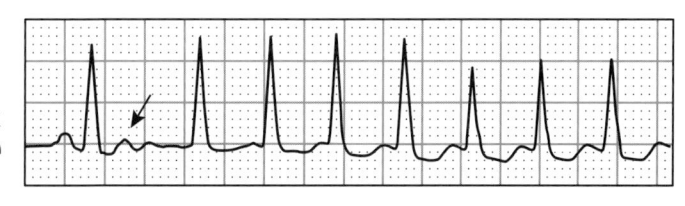

結合し機能的に解離した心房筋線維が回路を形成，② 心房期外収縮が長い不応期のため FP で最初にブロックされ，③ 伝導遅延が生じる後方の SP を通過中に前方の FP が回復し，SP を伝わった興奮が再び FP に戻ってくることによって伝導が可能となることが条件となる。その結果生じる頻拍は**遅-速型**（slow-fast variant）の AVNRT となる。

FP が逆行伝導であるため，一般的に P 波は（もしみえれば）II, III, aVF 誘導で陰転化し（陰性に記録される），V_1 誘導で陽性となるが，ほとんどの例で心房と心室の脱分極がほぼ同時に起こり，P 波は QRS 波に重なってみえない（**図 11-3**a）。心房の脱分極が心室の脱分極より少し遅れる例もあり，陰転化した P 波が QRS 波終末部に現れて**偽性 s 波**を生じる（b）。心房興奮が心室興奮より少し先行することがまれにあり，**偽性 q 波**を生じる（c）。

遅-速型が房室結節リエントリー性頻拍の約 80％を占める。

AVNRT の稀有型である**速-遅型**（fast-slow variant）は，順行伝導が速い前方経路（FP）を介し，逆行伝導が遅い後方経路（SP）を介す場合に生じる。心房興奮は SP を介して起こるために，心房興奮は心室興奮より遅れ，逆行性（陰転化）P 波は各 QRS 波の後に認められる。

AVNRT の速-遅型の鑑別診断として，心房頻拍と副伝導路を介した房室回帰性頻拍がある（後述）。速-遅型は房室結節リエントリー性頻拍の約 5％を占める。

2 つの SP が心房中隔の後方にあり，これらがリエントリー回路を形成する患者もいる。この型の AVNRT は**遅-遅型**（slow-slow variant）として知られている。逆行伝導は SP を介して起こるため，頻拍中の P 波は典型的には QRS 波の後ろにくる。このため遅-遅型は体表面からの記録を用いて速-遅型と鑑別することは困難である。遅-遅型は房室結節リエントリー性頻拍の 15％も占めている。

機能的伝導路を複数もつ重要な患者群が存在する。これらの患者ではリエントリー性頻拍中

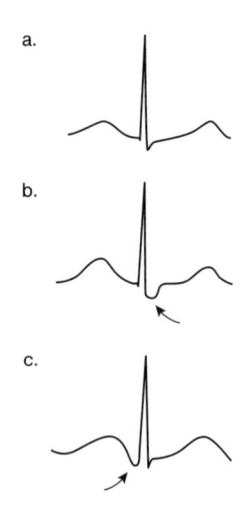

図 11-3 AVNRT 中の逆行性 P 波

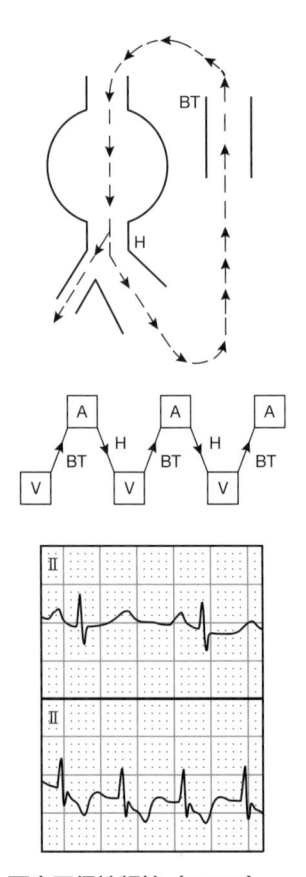

図 11-4 房室回帰性頻拍（AVRT）
上は平時の心電図。下の心電図では各 QRS 波に続く ST 部分に，陰性 P 波がみられる（RP＜PR）。A：心房，BT：副伝導路，H：His 束，V：心室

に伝導路の異なった組み合わせを介することがある。

房室回帰性頻拍
atrioventricular reciprocating tachycardia

房室間溝を結合する心筋索が遺残しているため，線維輪による心房と心室の電気的分離が不十分な個体が人口のかなりの割合で存在する。このような異常側副結合が洞調律時に順行（房室）伝導できる場合には，Wolff-Parkinson-White 症候群の証明となる心室融合波を生じることがある。

しかしながらこのような側副結合，すなわち**副伝導路**（bypass tract）は逆行性（室房）の伝導のみを生じるものが多い。そのため洞調律時の体表面心電図には早期興奮が存在する証拠はない。室房伝導のみ生じる異常結合は"潜在性副伝導路"と呼ばれる。この場合，副伝導路（BT）は**房室回帰性頻拍**（AVRT）を引き起こす回路の逆行路として働き，P 波は先行する QRS 波の ST 部分にくるのが典型的である（RP＜PR）。房室結節と His 束を介した正常伝導路は回路の順行路として働く（**図 11-4**）。

AVRT の稀有型では，異常結合がいわゆる"副伝導路不全"と呼ばれる緩徐伝導特性を示す（**図 11-5**）。そのため図 11-6 に示すように，先行する QRS 波からかなり離れたところに陰転化 P 波が出現する（RP＞PR）。

リエントリー性（回帰性）頻拍の機序には，年齢や性別に伴い差異がみられる。AVNRT は女性が男性の約 2 倍多く発症する。なお，機序に関係なくリエントリー性頻拍患者は通常 10 歳代～20 歳代前半に最初の不整脈発作を経験する。

●**鑑別診断：AVNRT と AVRT**

患者の血行動態不安定などで不可能でない限り，頻拍中の心電図を記録し，各誘導での QRS と ST の波形に注意を払いながら，洞調律時の心電図と比較すべきである。遅-速型の AVNRT 患者ではⅡ，Ⅲ，aVF 誘導で**偽性 s 波**がみられ，V₁ 誘導で**偽性 r' 波**がみられる。

上室頻拍の発症様式からは，その背景にある頻拍発生の機序の手がかりが得られる。ほとんどの遅-速型 AVNRT が心房期外収縮（PAC）によって開始するのは，心室期外収縮（PVC）は遠位伝導路が不応期にあり，PVC が房室結節に進入する可能性は低いためである。しかし，PVC が AVRT や速-遅型 AVNRT を誘発することもある（**図 11-7**）。PVC により頻拍が停止する時は，回路の逆行路が副伝導路である可能性が高いことが示唆される。

一拍ごとに変化する QRS 波は，**電気的交互**

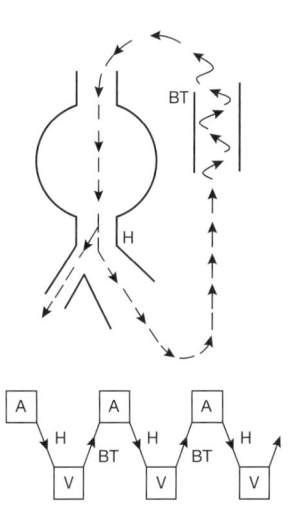

図 11-5　緩徐伝導する（病的な）副伝導路
A：心房，BT：副伝導路，H：His 束，V：心室

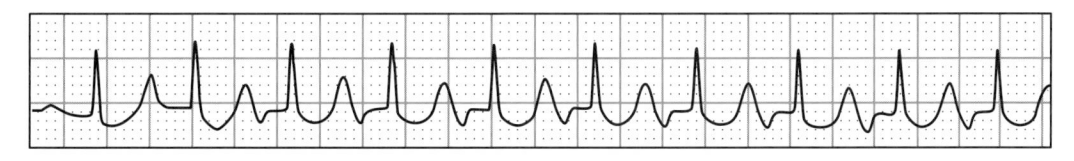

図 11-6　緩徐伝導する副伝導路による AVRT
陰性 P 波が各 QRS 波の後に離れて出現する（RP＞PR）。

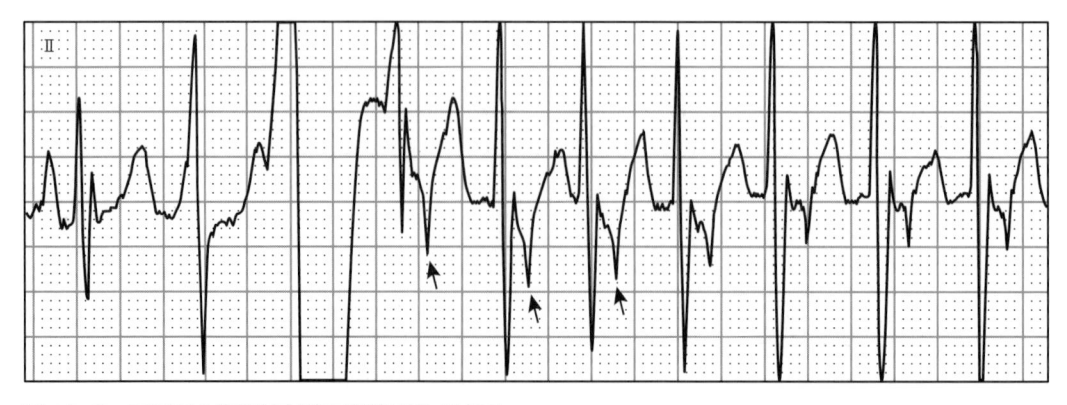

図11-7　二連の心室期外収縮で開始するAVRT
逆行性P波（矢印）が各QRS波に続くST部分にくる。

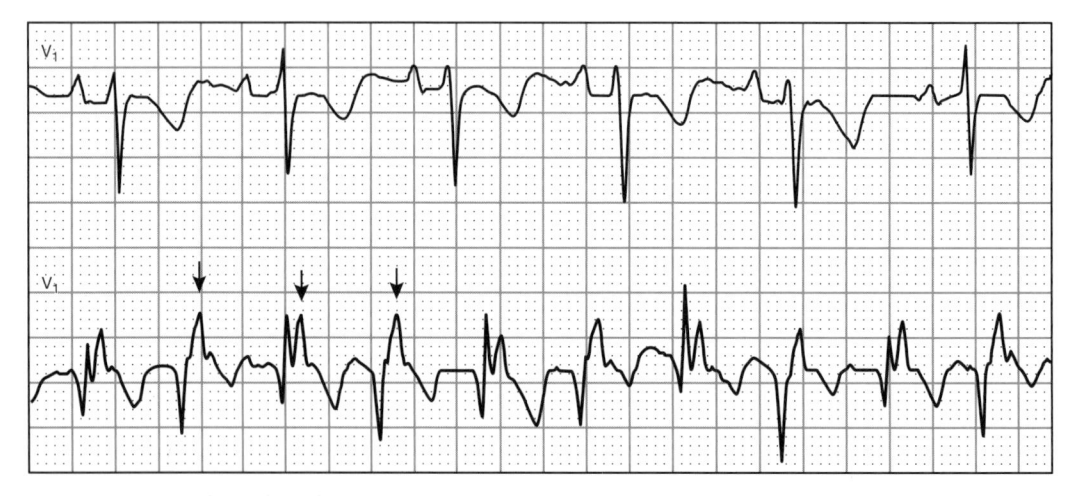

図11-8　AVRT中の電気的交互脈
二相性波形と陰性波形のQRS波が交互に出現している。逆行性P波（矢印）が各QRS波に続くST部分にくる。

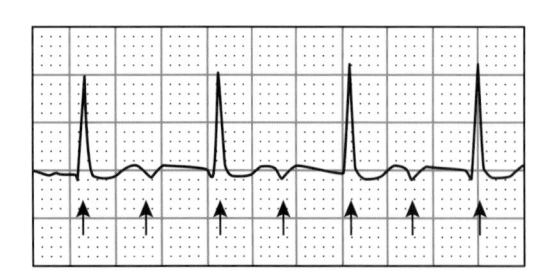

図11-9　リエントリー回路の遠位で一過性に　2：1伝導するAVNRT
瞬時的な2：1伝導により逆行性P波（矢印）が1つおきに姿を見せている。

脈（electrical alternans）の最も一般的なタイプである。電気的交互脈は頻拍レートにほぼ直接関係しており（**図11-8**），洞頻脈ですら交互脈を示すことがある。

　房室伝導の変動は通常，心房粗動や心房頻拍において認められ，心房細動においても認められる。AVRTの場合，心房と心室はともにリエントリー（回帰）回路の必須部位であるため，1：1未満の伝導比であれば機序から考えてAVRTは除外できる。AVNRTが一時的に2：1の房室伝導を示すことが極めてまれにあり，特に頻拍開始時にみられることがある（**図11-9**）。この場合，P波は残存したQRS波間に等間隔に認められる。1：1伝導が再開すれば典型的には心房興奮はみえなくなり，P波は同時に生じるQRS波内に隠れてしまう。

　心室変行伝導（心拍依存性脚ブロック）は

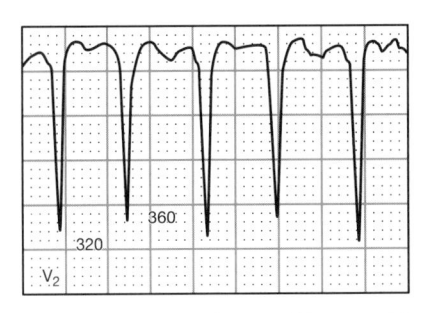

図11-10　AVRT中の交互性R-R間隔
単位はmsec。

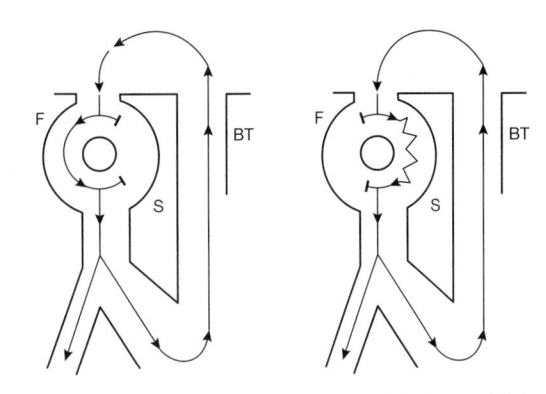

図11-11　AVRT中にR-R間隔が変化する機序の一例
順行伝導が房室結節の速伝導路（F）と遅伝導路（S）を介し交互に起きる。BT：副伝導路

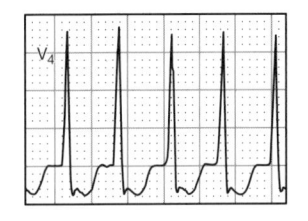

図11-12　AVRT中のST低下

AVNRTでもAVRTでも起こりうるが，AVNRTでの心室変行伝導はまれである。なぜなら遅伝導路を介した順行伝導は，遠位伝導系が完全に再分極するのに十分な時間を作るからである。たとえ変行伝導が実際に起きたとしても，AVNRTや心房頻拍のレートは変わらず，心拍依存性ブロックはほとんど常に右脚ブロックとなる。

左脚変行伝導を伴うリエントリー性の**上室頻拍**（supraventricular tachycardia；SVT）の90％は，AVRTから発生する。心室はリエントリー回路の重要な一部であり，**副伝導路と同側の脚ブロック**（同側性脚ブロック）により回路が延長すると，頻拍が測定可能な程度に緩徐化するためである。そのため脚ブロックに付随して生じる周期長の増加によってAVRTが診断される。

リエントリー性頻拍中に脚ブロックが生じることなく周期長が突然変化する場合は，2つ以上の副伝導路が伝導に用いられていることが示唆される。複数の伝導路が共存することはよくあり，Wolff-Parkinson-White症候群患者の30％までもが複数の異常房室結合を保持していると考えられている。リエントリー性の上室頻拍中にR-R間隔が交互に変化する（**図11-10**）のは，①房室結節二重伝導路を介して交互に順行伝導する場合（**図11-11**），②異なった伝導特性をもつ二重副伝導路を介して交互に伝導する場合，③左脚前枝と左脚後枝間を交互に逆行伝導する場合，の3つの場合である。

また，RP間隔が交互に変化するのは，①異なった伝導特性をもつ2つの異なる副伝導路を介して交互に逆行伝導する場合，②左脚前枝と左脚後枝間で交互に逆行伝導する場合，の2つの場合である。

AVRT中にはST低下がみられることが多い（**図11-12**）。レートの増加に関連しているが，通常予後に関しては重要性をもたない。

頸動脈洞マッサージやアデノシンのような薬剤は，回路の順行性経路をブロックすることによりほとんどのリエントリー性頻拍を停止させる。連続した頻拍がP波を伴って停止する場合は，房室結節でのブロックが生じている。頻拍がQRS波を伴って停止する場合は，副伝導路でブロックが生じていると考えられる（**図11-13**）。

心房期外収縮が房室伝導の延長を伴った心房頻拍を誘発している様子を**図11-14**に示す。房室経路の伝導遅延が臨界点に達すると，今度

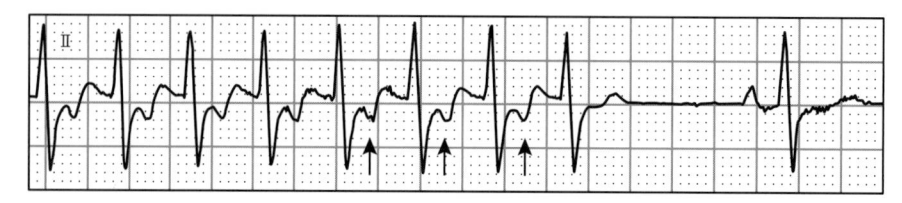

図 11-13　副伝導路でブロックが生じた AVRT
逆行性 P 波（矢印）が各 QRS 波に続く．頻拍は QRS 波で停止していることから，ブロックは副伝導路で起きたことがわかる．

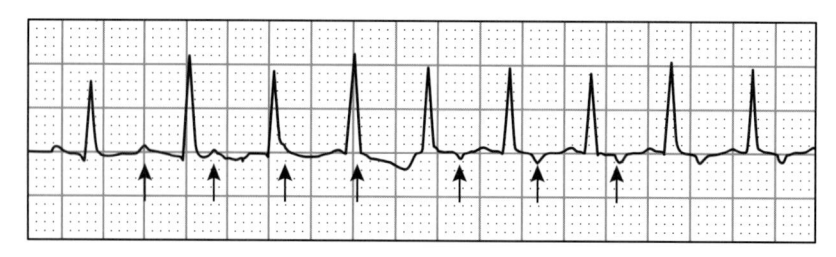

図 11-14　AVRT に移行した心房頻拍
心房期外収縮（最初の矢印）が心房頻拍を誘発し，その後 AVRT に移行している．

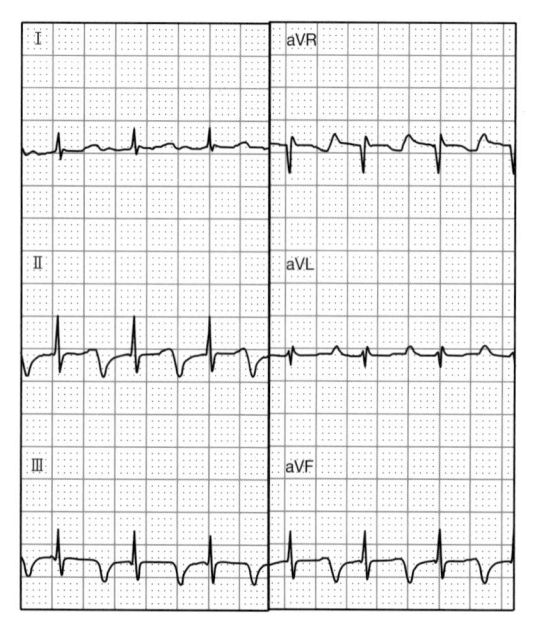

図 11-15　永続性接合部回帰性頻拍（PJRT）

は 2 つ目の副伝導路を介して室房伝導が開始する．この伝導変化は陰転化 P 波が 5 番目以降の QRS 波の ST 部分に現れることでわかる．

永続性接合部回帰性頻拍
permanent junctional reciprocating tachycardia

　永続性接合部回帰性頻拍（PJRT）は 1967 年にフランスの Coumel らによって報告されたが，最初は速-遅型 AVNRT と考えられた（**図 11-15**）．その後，副伝導路を介したこの型の頻拍は一般的に心房中隔後方にある遅伝導路（SP）を用いて発症していることが判明したが，このような SP はほかの部位でもよく認められる．PJRT に関与する副伝導路は房室結節に類似した生理特性を示し，自律神経緊張に反応する．

　PJRT は成熟した成人でもみられるが，小児や若年成人で認めることが多い．この世代では**頻拍誘発性心筋症**（tachycardia-induced cardiomyopathy）の重要な原因となる．PJRT は頻発する性質があるため，左室機能不全が生じ，重篤で非可逆的なうっ血性心不全になることがある．若年者では**異所性心房頻拍**（ectopic atrial tachycardia）と区別しなくてはならない．

　PJRT の心電図の特徴は，① 頻発型頻拍の間に短時間の洞調律があり，② 洞レートの変化

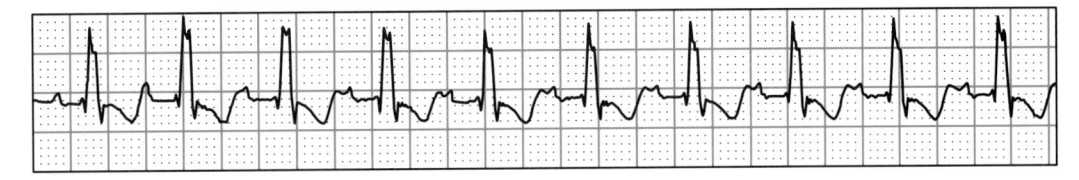

図11-16 右脚ブロック患者における洞房結節リエントリー性頻拍
頻拍中にPR間隔が延長していることに注目。

により頻拍が開始，③運動に応じて頻拍レートが増加し，④迷走神経緊張亢進に反応してレートが緩徐になり，⑤Ⅱ，Ⅲ，aVF誘導で陰転化P波，⑥RP＞PR間隔，⑦洞調律時には早期興奮がないこと（副伝導路は潜伏状態のまま）である。

洞房結節リエントリー性頻拍
sinoatrial nodal reentrant tachycardia

洞房結節と隣接する心房筋でリエントリー回路の経路が形成され，**洞房結節リエントリー性頻拍**が生じる。この診断基準は，①P波が洞性P波と同一，または非常に類似していること，②発作性に開始することである（**図11-16**）。頻拍中はPR間隔が延長することがある。洞房結節リエントリー性頻拍はほかのリエントリー性頻拍性不整脈よりも高齢者で発生する傾向があり，持続しない限りもしくは異常に速くない（≦120回/分）限り通常は無症状である。

複数の伝導路 multiple pathways

異なった生理学的伝導特性をもち，解剖学的に分離された経路が存在すると，①房室リエントリー，②エコービート（回帰収縮），③2つの異なるPRまたはRP間隔，④二重心室応答が生じることがある。

図11-17はエコービートの一般的な機序を示している。心電図Aでは心室期外収縮が逆行性に心房へ伝導して陰転化P波を形成し，心電図Bでは逆行性P波の後に2つ目の幅の狭いQRS波があり，これは逆行性興奮が第2経路に進入して心室に戻って**心室エコービート**（ventricular echo beat）を生じていることを

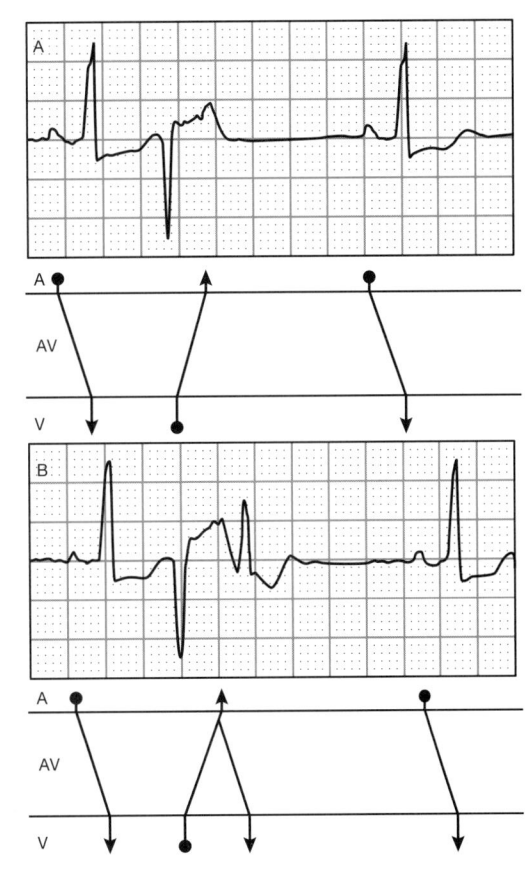

図11-17 心室エコービートを生じるリエントリー

示唆している。

多くの場合，第2経路は第1経路の伝導遅延が臨界点に達して初めて明らかになる。**図11-18**では心室波がRP間隔0.24secの陰転化P波の後に認められる。2番目の心室興奮の後にはいずれもRP間隔0.42secの陰転化P波がみられる。心室伝導時間が長くなり，第1経路が回復して心室エコービートが生じていることが

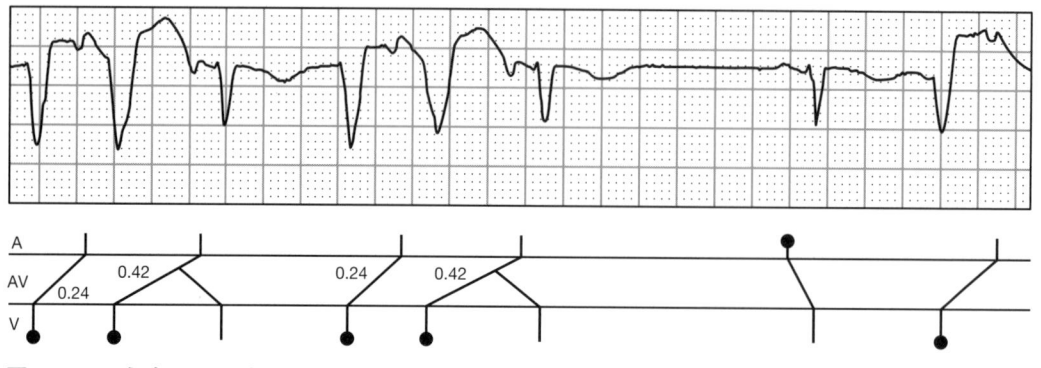

図11-18 心室エコービートを生じる二重伝導路

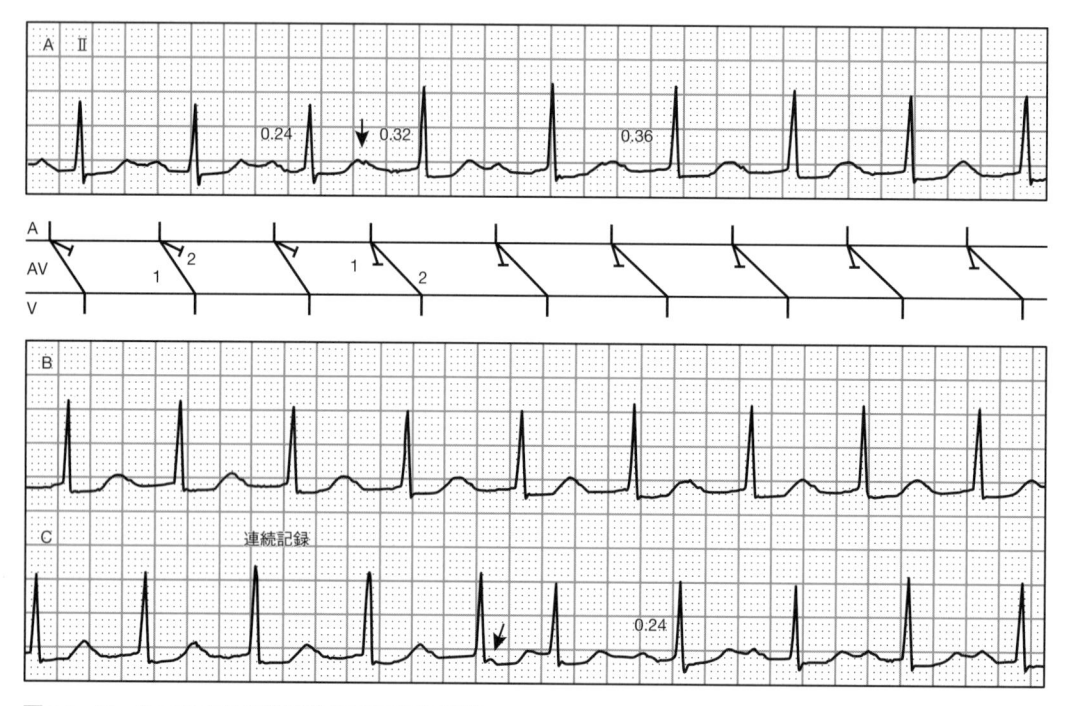

図11-19 2つのPR間隔が生じる二重伝導路
1：速伝導路（FP），2：遅伝導路（SP）。単位はsec。

わかる。

　異なるPR間隔の例を図11-19に示す。心電図AではPR間隔が延長（0.24 sec）した洞調律が心房期外収縮（矢印）で中断している。その後の伝導時間は0.36 secにさらに延長している。第1経路（FP）の不応期は長いためにSPへ移行して，FPで心房期外興奮はブロックが生じた。心電図Cではさらにもう1つの心房期外収縮がみられ（矢印），これがSPを脱分極させて伝導がFPに戻り，PR間隔が以前の値（0.24 sec）に回復している。

　二重伝導路により生じる異なるRP間隔の例を図11-20に示す。説明しやすいようにP波に1～3の番号を付けた。最初のP波（1）は洞性P波でFPを介して伝導し（ラダーグラムa），PR間隔は0.14 secである。洞興奮の次に心室期外収縮が発生し，心房に逆行伝導することでP波（2）が生じる。ここで心室エコービートが

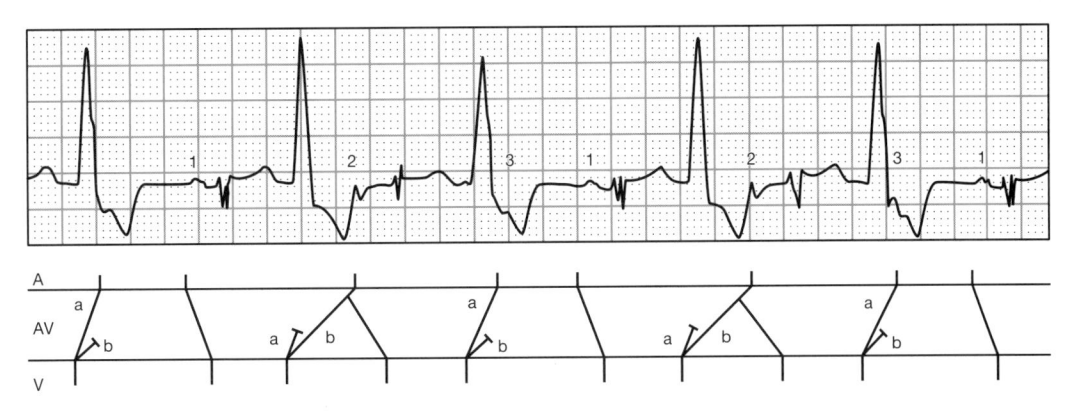

図 11-20 2つの RP 間隔が生じる二重伝導路

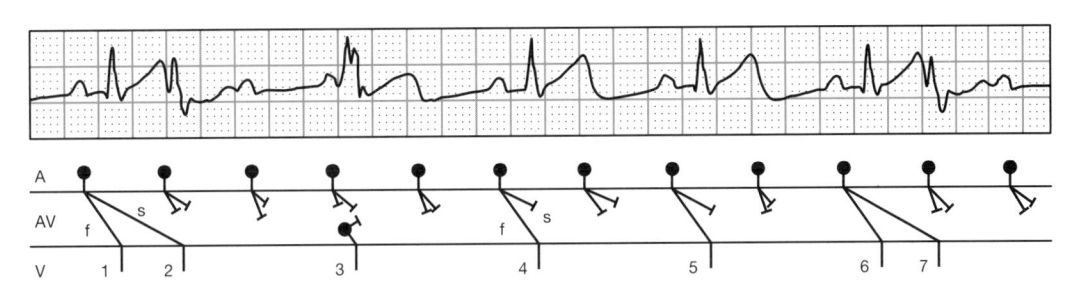

図 11-21 二重心室応答が起こる二重伝導路
1，2，6，7番目の QRS 波は単一の洞興奮に対して二重応答していることを示している。

発生し，RP 間隔 0.36 sec で心室に伝導が戻り，第 2 の SP（ラダーグラム b）の存在を明らかにしている。エコービートの後に別の心室期外収縮が起こる。これは短い RP 間隔（0.14 sec）からもわかるように，FP（ラダーグラム a）を介して逆行伝導している。ラダーグラムで示されるように，交互に遅逆行路と速逆行路を介した伝導順序が繰り返して発生し，複雑な**異整脈**（allorhythmia）を形成している。

二重心室応答（dual ventricular response）は二重伝導路ではまれにしか認められない。例を**図 11-21** に示すが，2：1 房室伝導の洞調律がみられる。最初の QRS 波（ラダーグラム 1）のすぐ後に右脚ブロック変行伝導を示す 2 つ目の QRS 波（ラダーグラム 2）が続いている。その次の QRS 波（ラダーグラム 3）は幅広く不規則で，補充収縮を表している。

12 Wolff-Parkinson-White 症候群

　胎児期早期には心房筋と心室筋は連続しているが，胎生1か月に線維輪が形成されると，心房と心室が解剖学的かつ電気的に分離し始め，房室結節とHis束のみが上下心腔（房室）間の電気的結合として残る。1,000人に対して約3人の割合でこの過程が不完全となり，心房筋と心室筋の間を電気的結合する架橋を形成する心筋索が遺残する。この先天的異常線維は**副伝導路**（accessory pathway, bypass tract）または**Kent束**（Kent bundle）などとして知られており，房室間溝周辺または中隔周辺にあまねく存在しているが，その中でも左室側壁自由壁沿いまたは後中隔領域に最もよくみられる。副伝導路をもつ患者の約10％で2つ以上の機能的異常結合が存在している。

　ほとんどの副伝導路は，これ以外の点では器質的に正常な心臓においてみられるが，種々の先天性心疾患のうち特にEbstein奇形が，機能的副伝導路を合併する傾向がある。

　1930年に報告を行った心臓病専門医の名を冠した**Wolff-Parkinson-White（WPW）症候群**の古典的な心電図所見には，①PR間隔が120 msec未満，②QRS波が120 msec以上，③**デルタ波**（delta wave）ないしは**早期興奮波**（pre-excitation component）と呼ばれるQRS波の初期スラー（**図12-1**），および④頻拍がある。WPW症候群の中にはこれらの基準を厳密には満たさない例も多く，PR間隔とQRS波形が正常またはほぼ正常で，ごくわずかなデルタ波のみを示す例がある。これらの症例では，ほかの要素，例えば上室頻拍や失神や動悸のような症状や心電図を精査するまでは，診断されないことがしばしばある。WPW症候群患者で

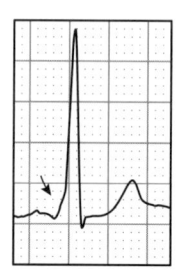

図12-1　WPW症候群の診断的三徴
①PR間隔短縮，②幅広いQRS波，③デルタ波（矢印）が確認できる。

は，ST部分やT波の異常がみられることもよくある。

　WPW症候群は**早期興奮**の典型的な例である。すなわち洞結節興奮が緩徐に伝導する房室結節を迂回（バイパス）し，迅速に伝導する異常結合（副伝導路）を介して心室に到達。その後，副伝導路が進入する心室部位から心室脱分極が開始して心電図で**デルタ波**が記録されるからである。それゆえに，さまざまな誘導におけるデルタ波の極性が副伝導路の部位を決める手がかりとなる（後述）。

　副伝導路の伝導特性と洞房結節からの距離に応じて，副伝導路が心室脱分極にあまり関与しない小さいデルタ波（最小早期興奮）や，逆に心室興奮のほとんどが副伝導路を介して起こり早期興奮成分が主体となる幅広いQRS波（最大早期興奮）を形成する。いずれの場合も生じたQRS波は**融合収縮**（fusion beat）であり，心室興奮が2つの発生点，すなわち異常伝導路進入部と正常伝導系から開始した時に起こる波形の混成（ハイブリッド）である（**図12-2Ⓐ**）。早期興奮の程度はPR間隔とデルタ波の幅の両

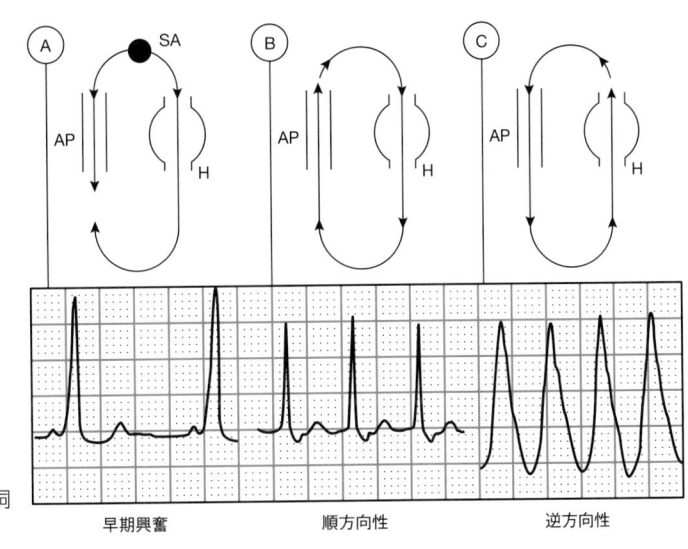

図 12-2 WPW症候群におけるリエントリーの機序
AP：副伝導路，H：His束，SA：洞房結節

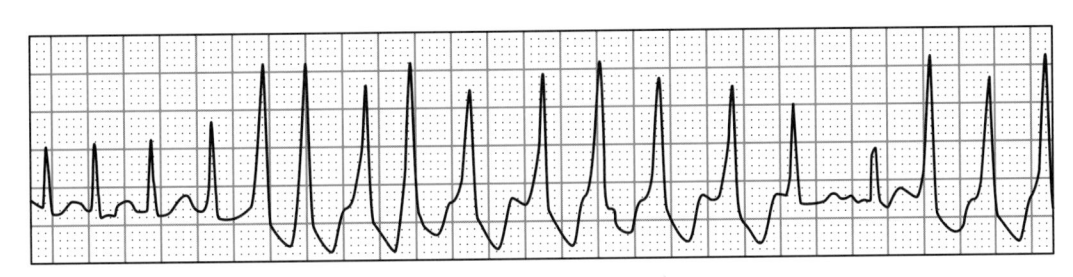

図 12-3 WPW症候群患者における心房細動
幅の狭いQRS波はHis束を介した正常伝導で生じるが，幅広いQRS波は副伝導路を介した伝導で生じる。

方の時間に反映され，時々刻々と変化したり，一拍ごとに変化したり，また周期的様式で変化したりすることすらある（アコーディオン効果）。早期興奮は，心拍や心電図波形として確認できるものとできないものの両者があり，間歇的になることがある（**図 12-3**）。

緩徐伝導する副伝導路のある患者では，副伝導路を介した伝導が加齢とともにほぼ消失することがある。また副伝導路が室房方向の逆方向性にのみ伝導する患者もいる。このような副伝導路は早期興奮の存在を示すことができず，**潜在性副伝導路**（concealed pathway）と呼ばれる。房室回帰性頻拍（AVRT）が起こっていても，専門的に言えば診断は早期興奮の証拠が識別的特徴となるため，これらの患者にはWPW症候群は存在しないことになる。

頻拍の機序と発生率
mechanism and incidence of tachyarrhythmias

WPW症候群の患者のうち，80％の患者がリエントリーによる頻脈性不整脈を合併すると推定されている。その際はHis束が1つの経路を成し，副伝導路が心房心室間の別経路を形成する。偶然のタイミングで生じた期外興奮が片方の経路（通常は副伝導路）で**一方向性ブロック**（unidirectional block）となり，回路の別経路（房室結節-His束）で**遅延伝導**（slow conduction）している間に回路のもう一方の経路（副伝導路）が回復する。

大多数の症例ではリエントリー性頻拍時の順行伝導はHis束（図12-2H）を介し，心房に戻る逆行性伝導は副伝導路（図12-2AP）を介すため幅の狭いQRS波の頻拍または**順方向性**

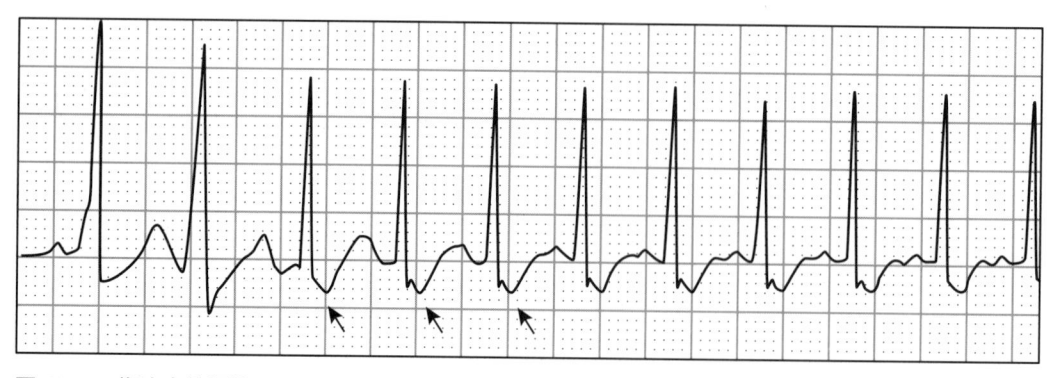

図 12-4　順方向性頻拍
逆行性 P 波（矢印）が QRS 波の後にくることに注目。

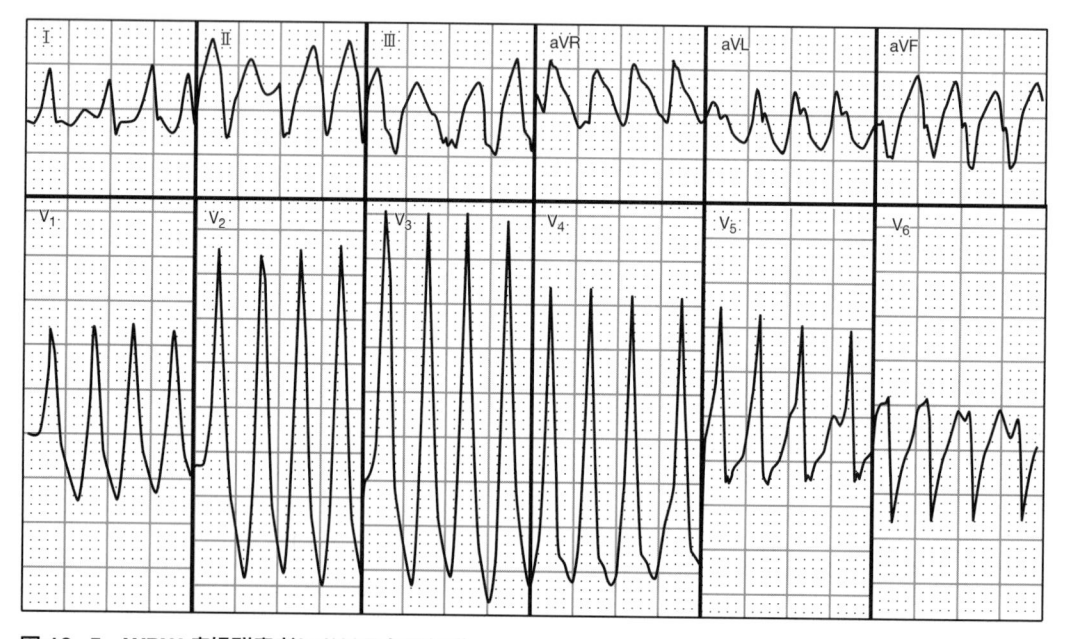

図 12-5　WPW 症候群患者における心房細動
房室伝導はもっぱら副伝導路を介して起こり，絶対的不整の幅広い QRS 波の頻拍を生じている。

(orthodromic) 頻拍を形成する（図 12-2 Ⓑ）。順方向性頻拍時には順行伝導は例外なく正常の伝導経路を介しているため，QRS 波の幅は狭く，また**早期興奮の証拠はなく**，発生する頻拍は房室リエントリー（回帰）性であり，通常は陰転化 P 波が各 QRS 波後の ST 部分にみられる（**図 12-4**）。

逆方向性頻拍の場合（図 12-2 Ⓒ），興奮の再入（リエントリー）が逆経路で起こる。すなわち順行伝導が副伝導路（AP）を介し，逆伝導が His 束（H）を介して起こる。心室興奮は副伝導路の進入点から発生し，正常の伝導経路を介さない結果 QRS 波は幅広くなる。

WPW 症候群患者で認められる上室頻拍の中では，心房細動がかなりの割合を占める。心房細動はリエントリー性伝導を伴わず，His 束と副伝導路による回路を形成しない。通常，副伝導路には房室結節組織に内在している緩徐伝導がないため，心房細動の興奮は副伝導路を介して伝導しやすい。心室レートが 300 回/分以上になることもあり，このようなレートでは心室細動を併発することがある。心房細動を伴った

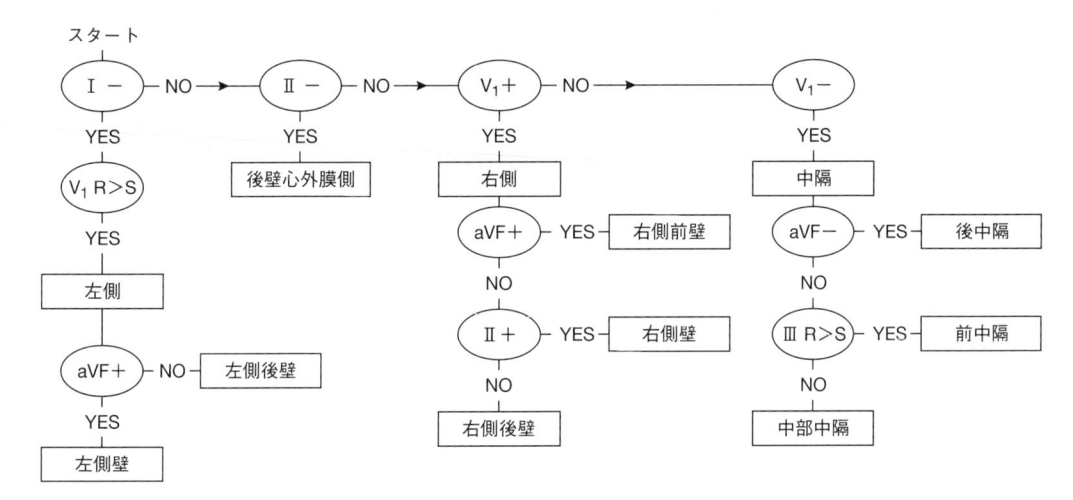

図 12-6 デルタ波の極性と V₁, Ⅲ誘導での R：S 比に基づく副伝導路の位置決定のためのアルゴリズム

WPW 症候群の例を**図 12-5** に示す。細動興奮の伝導はもっぱら副伝導路を介して起こるため，絶対的不整の幅広い QRS 波の頻拍になる。

副伝導路の位置決定
localization of the accessory pathway

WPW 症候群の治療において，副伝導路のアブレーション治療は，薬物治療より有効性が有意に示されているので，侵襲的なアブレーションの手技を始める前に異常伝導路が心室に進入する部位を概略的に同定しておくことができれば有益であることは明白である。**図 12-6** にその同定アルゴリズムを示す。

デシジョン・ツリー（決定木）は，① 多方面の誘導におけるデルタ波の極性と，② V₁ 誘導とⅢ誘導における R：S 波比に基づいている。V₁ 誘導を調べれば副伝導路の心室端部位を概ね同定できる。すなわち V₁ 誘導で**陽性デルタ波**の場合は右側伝導路を示唆し，V₁ 誘導で**陰性デルタ波**の場合には中隔領域であることを示唆し，V₁ 誘導で**R＞S 波形**の場合には左側伝導路を示唆する。

アルゴリズムの適用例を**図 12-7** に示すが，この例では副伝導路（AP）は左室外側自由壁にある。**図 12-8** に示した二例目では，副伝導路の部位は中部中隔にある。

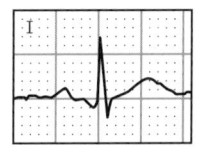

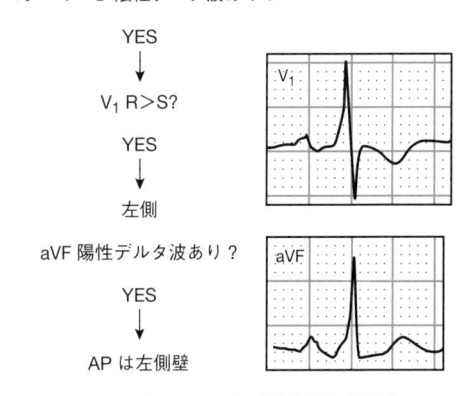

図 12-7 アルゴリズム（左側壁副伝導路）

リスク層別化 risk stratification

副伝導路の不応期が短いと WPW 症候群患者の心房細動における心室応答が非常に速いレートになることがあるので，このリスクが非常に高い患者を同定することは望ましい。以下に示す 3 つの検査や所見が陽性を示す場合は，**確証はできないものの副伝導路の不応期は比較的長く，心房細動に対して速い心室応答になる**

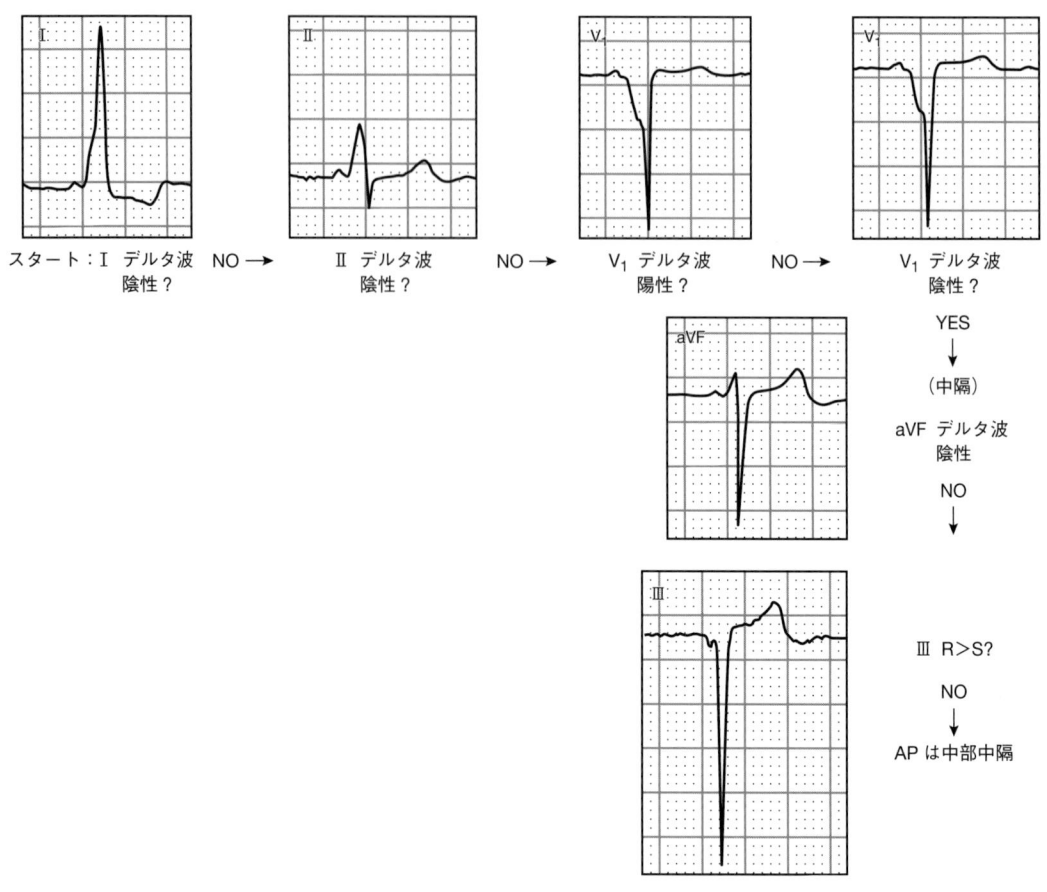

図12-8 アルゴリズム（中部中隔副伝導路）

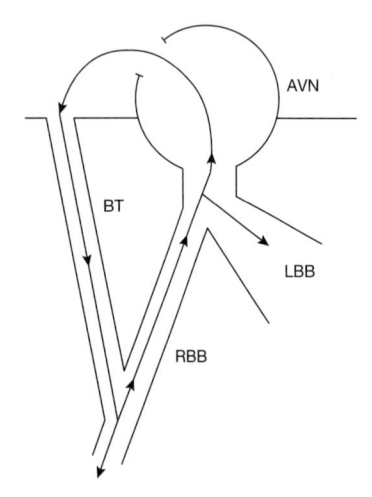

図12-9 Mahaim頻拍の共通機序

リスクは低い。
(1) 早期興奮が間歇的
(2) 運動中に早期興奮が消失
(3) アジマリンやプロカインアミドの静注（IV）投与でQRS波が正常化する

したがって患者の早期興奮が永続的特徴の場合には，リスクがより高くさらに精確なリスク層別化が必要である。

Mahaim（心房束枝）頻拍
Mahaim (atriofascicular) tachycardia

Mahaim頻拍とは，右房から起始して右室自由壁の右脚またはその近傍に終結する副伝導路により発生する一連のリエントリー性頻拍のことを指す（**図12-9**）。心室興奮は右室から開始するので，頻拍中に記録された心電図は左脚

ブロック波形となる。この**心房束枝伝導路**（atriofascicular pathway）はまれであり，副伝導路関連性頻拍の約3％を占める。また順行伝導のみを示し，房室結節組織と類似した生理学的特性を示す。ほとんどの患者で普段の心電図は，Ⅰ誘導とV$_6$誘導で中隔q波がなくⅢ誘導でrS波を伴うようなわずかな早期興奮の徴候しか示さない。

His束がリエントリー回路の逆行路として作用する逆方向性頻拍が典型的であり，V$_1$誘導でS波が速く滑らかに下行する左脚ブロック波形を示す規則的な頻拍を生じ，この特徴のおかげで左脚ブロック波形の心室頻拍からMahaim頻拍を区別することが容易となる。逆行性心房興奮に由来する陰転化P波は，通常QRS波内に隠れてしまうためみえない。

セルフアセスメント Part 5

5-1 以下の心電図における異常を明らかにせよ（34歳男性）。

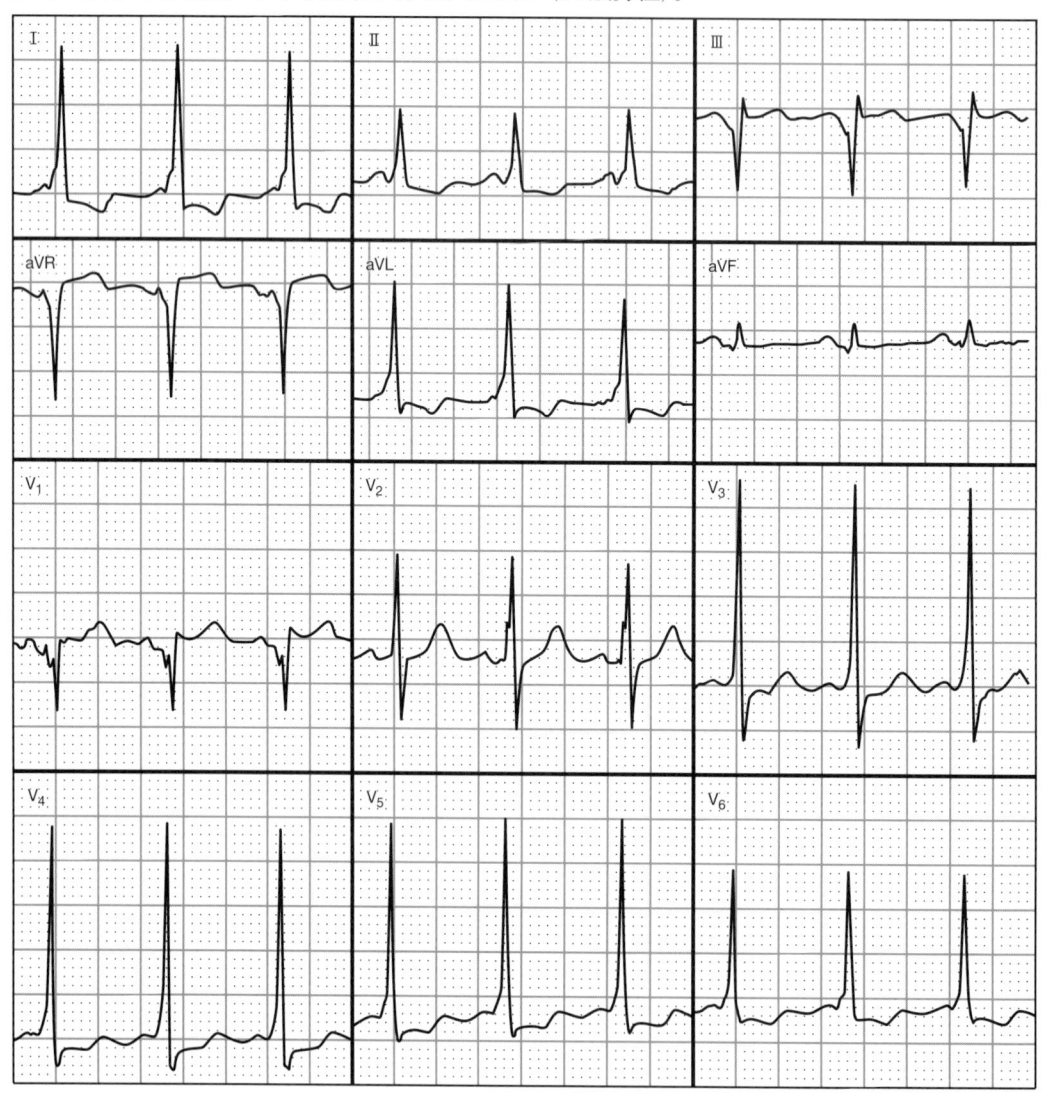

5-2 最も一般的なリエントリー性頻拍は _____ 。

　　a. 速–遅型房室結節リエントリー性頻拍
　　b. 房室回帰性頻拍
　　c. 永続性接合部回帰性頻拍
　　d. 遅–速型房室結節リエントリー性頻拍

5-3 Wolff-Parkinson-White 症候群の解剖学的基質は _____ 。

　　a. Mahaim（心房束枝）線維
　　b. Kent 束
　　c. His 束
　　d. James 束

5-4 以下の心電図における異常を明らかにせよ。

3：31 pm

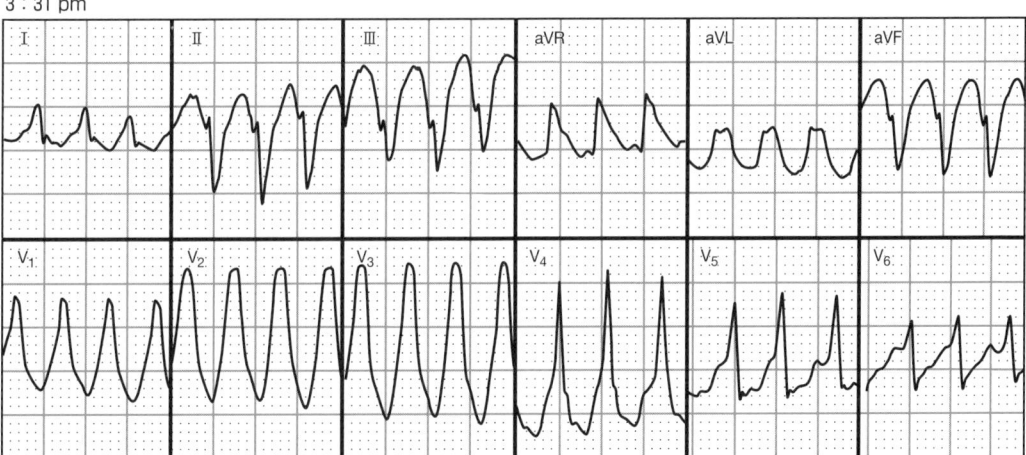

5：18 pm

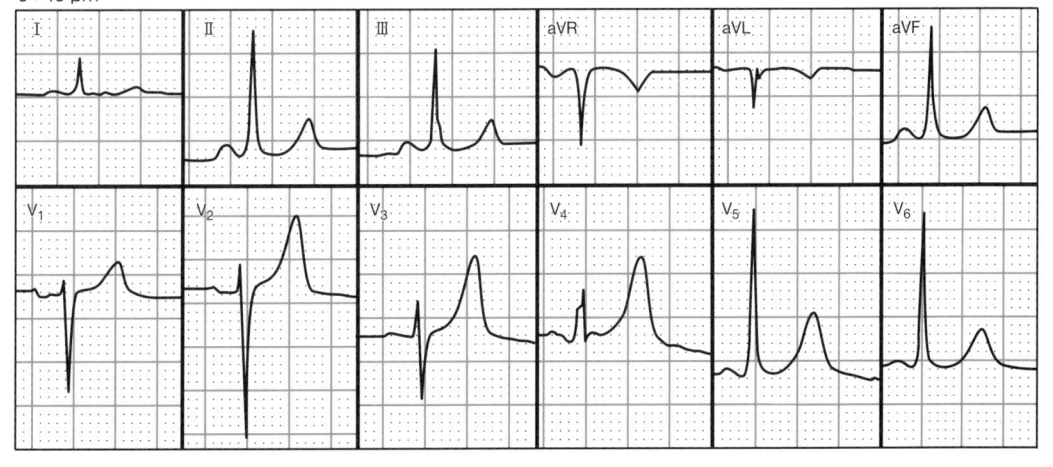

5-5 以下の心電図における異常を明らかにせよ。

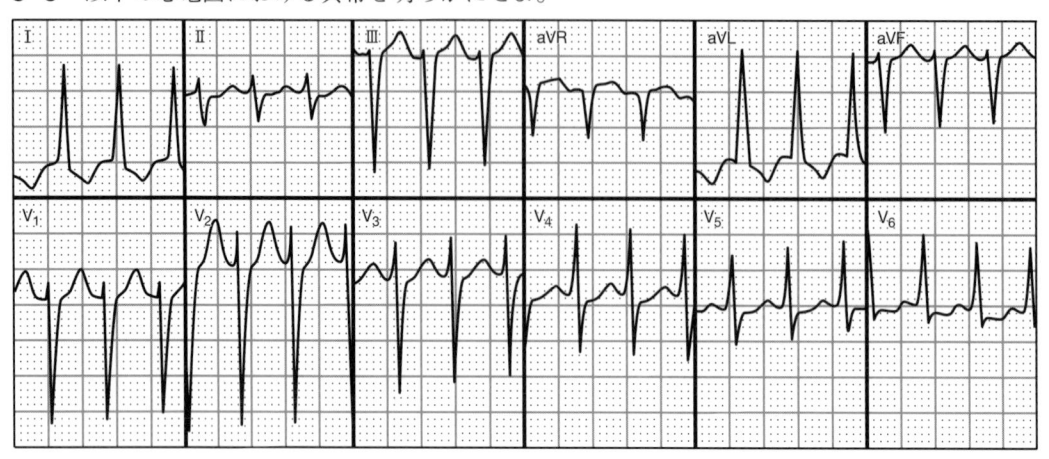

5-6 以下の心電図における異常を明らかにせよ（下壁誘導の挿入波形は平時の心電図）。

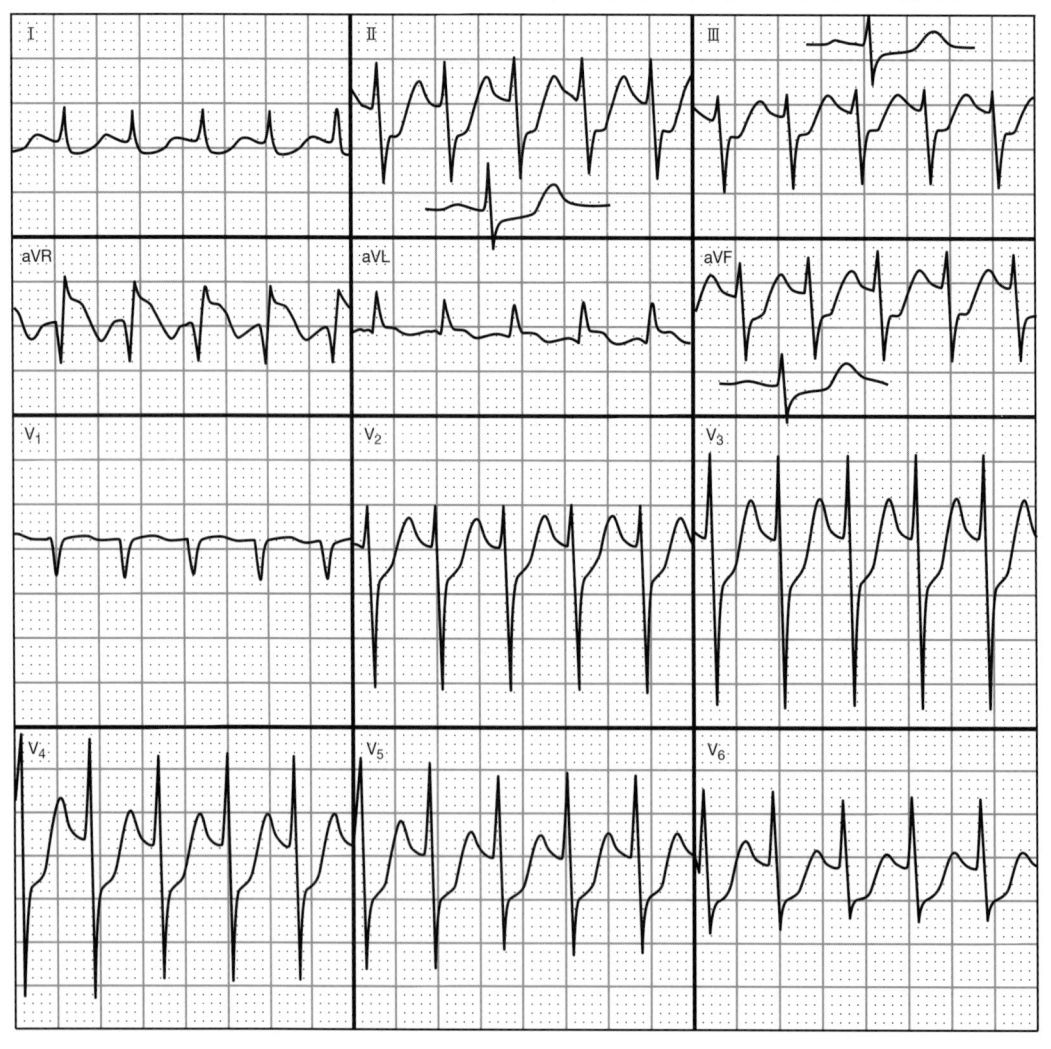

セルフアセスメント Part 5　**133**

5-7 以下の心電図における異常を明らかにせよ。

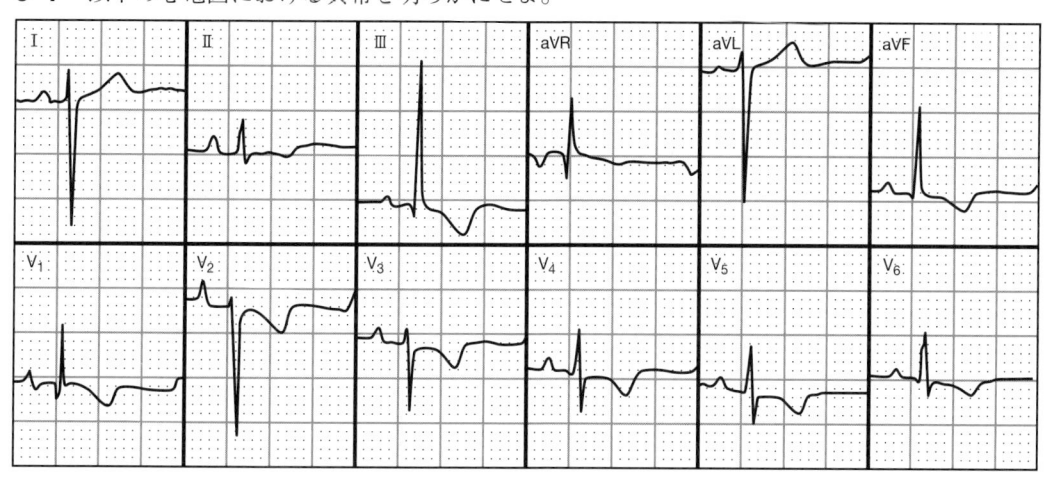

5-8 以下の心電図における異常を明らかにせよ。

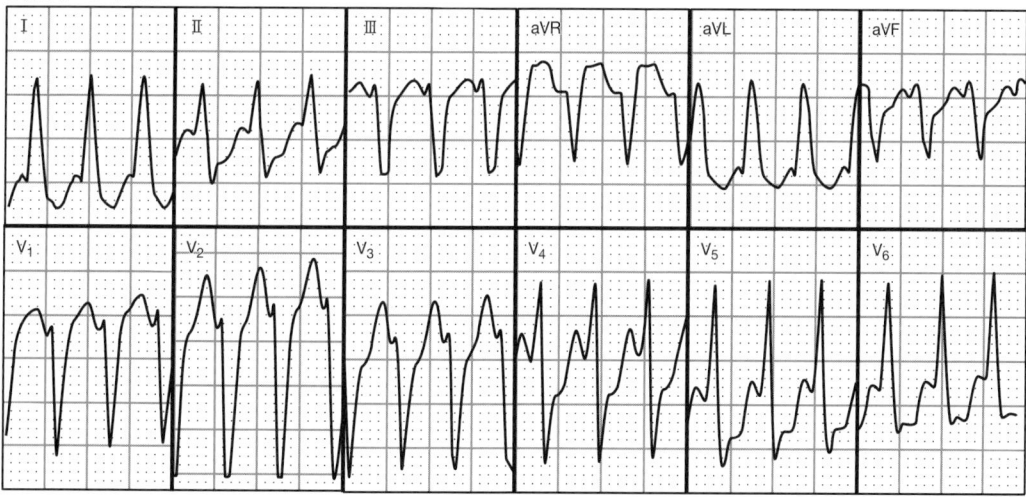

8月2日　0：47 am

8月2日　12：50 pm

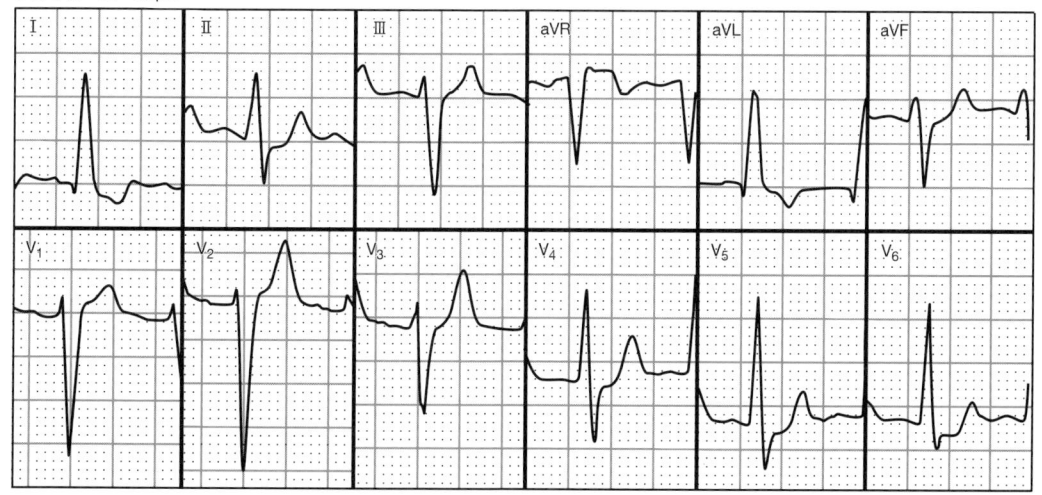

（つづく）

5-8（つづき）
8月3日　5：53 am

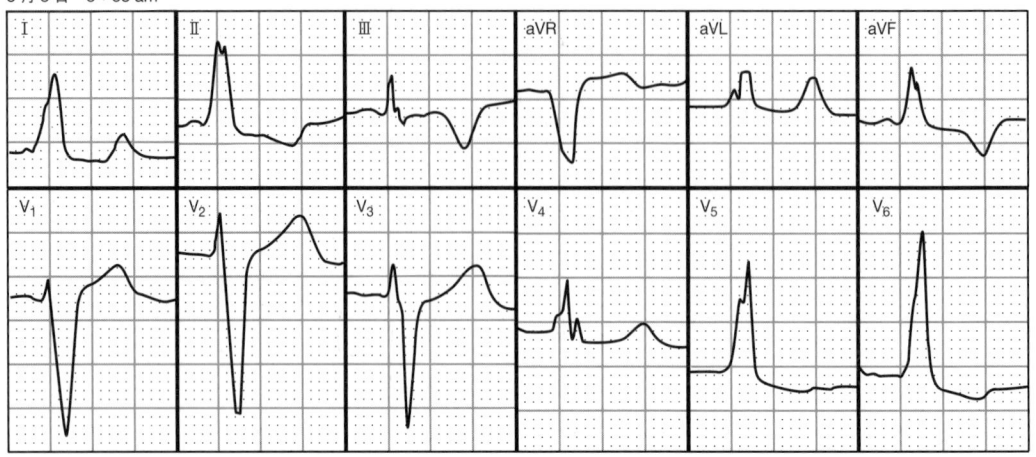

5-9　以下の心電図における異常を明らかにせよ。

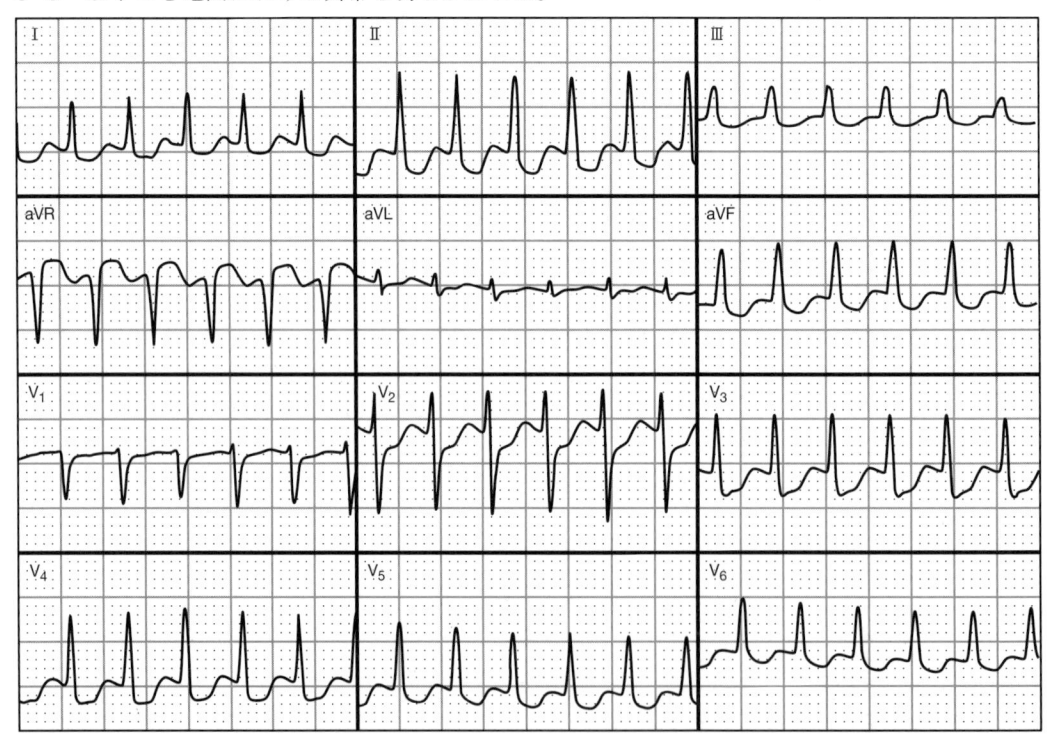

5-10 以下の心電図における異常を明らかにせよ。

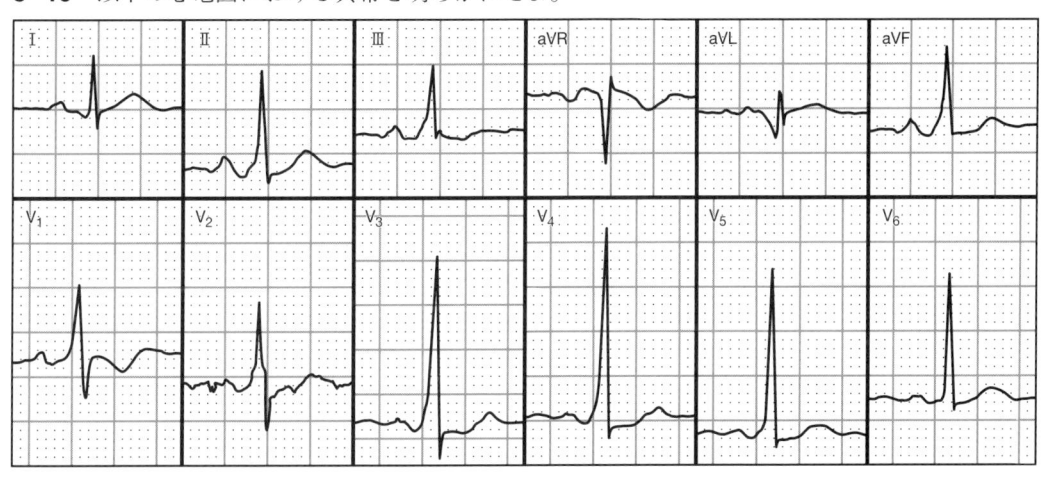

5-11 以下の心電図における異常を明らかにせよ。

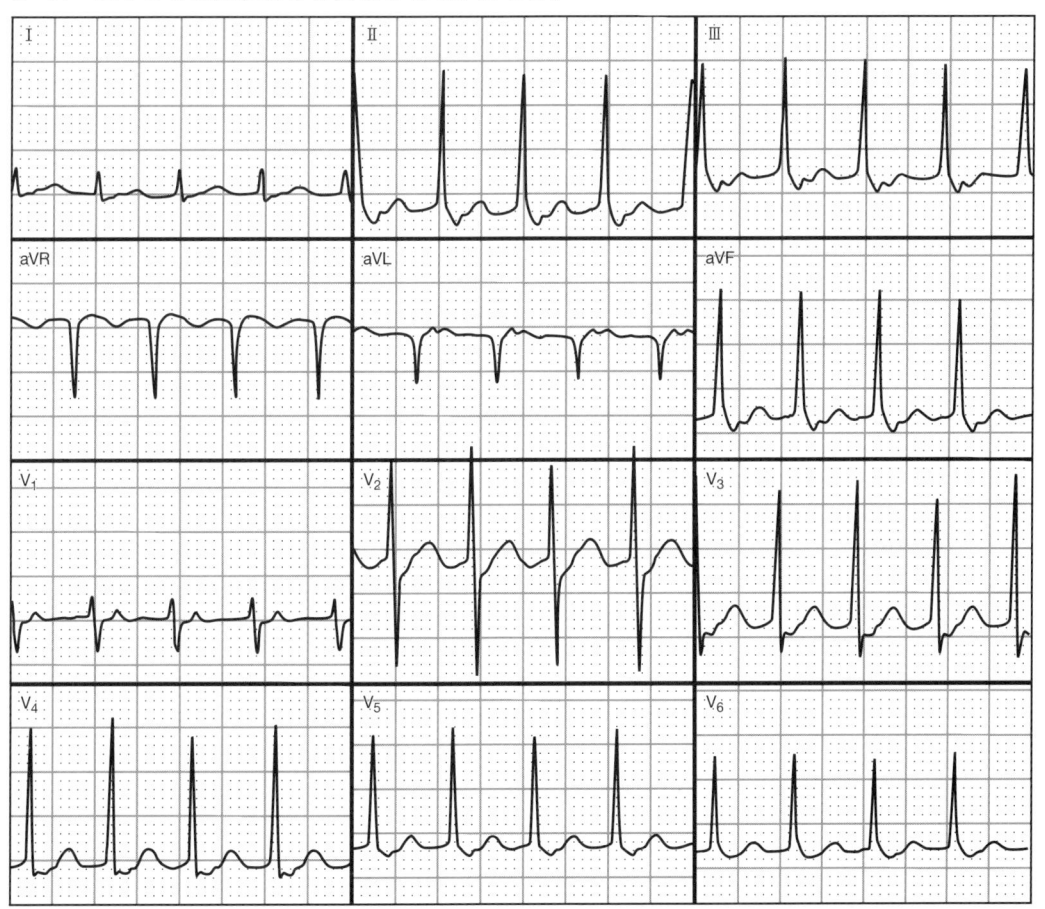

5-12 以下の心電図における異常を明らかにせよ。

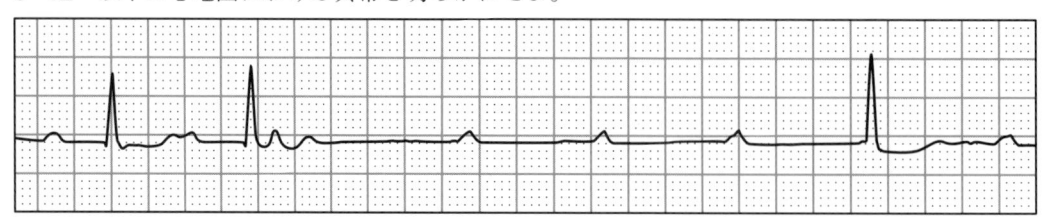

5-13 以下の心電図における異常を明らかにせよ。

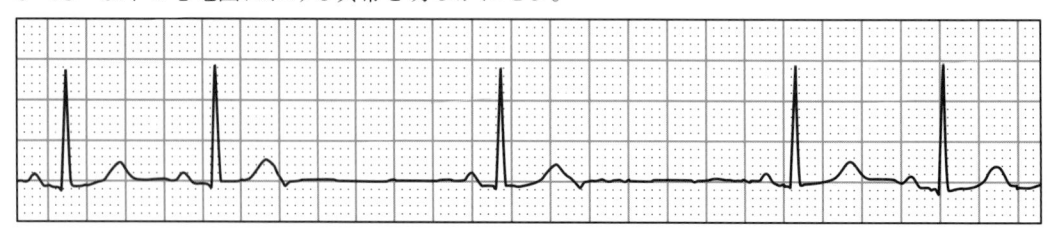

5-14 以下の心電図における異常を明らかにせよ。

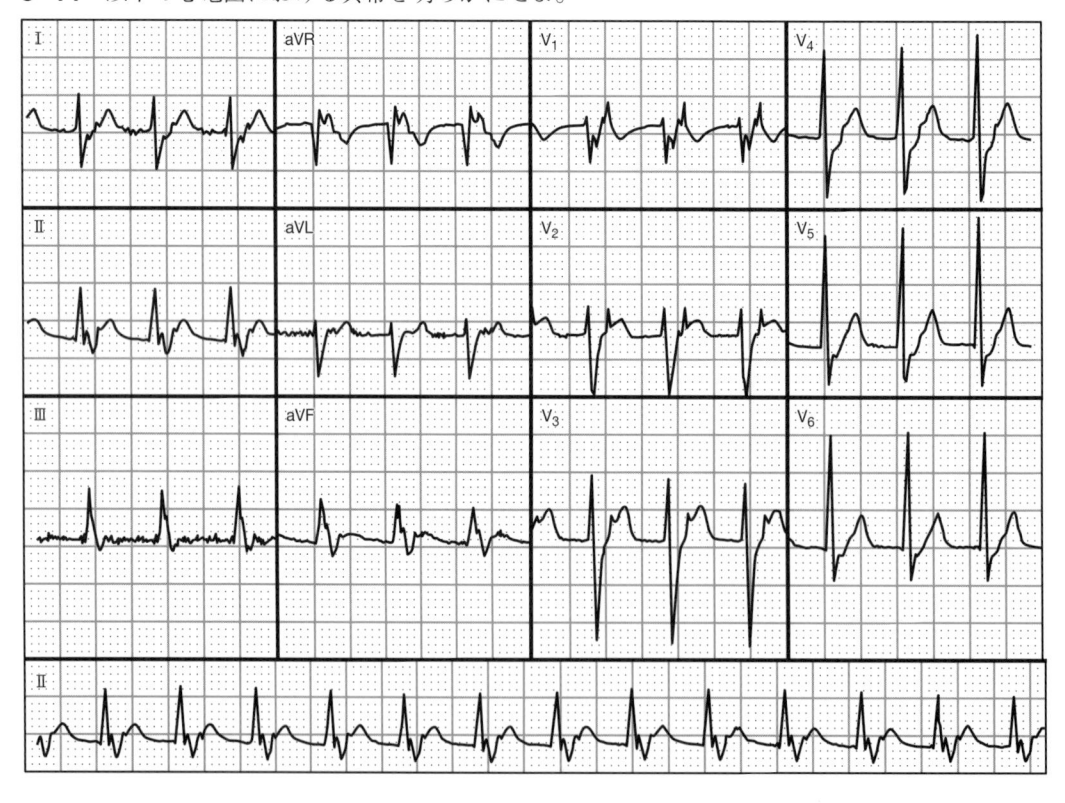

5-15 以下の心電図における異常を明らかにせよ。

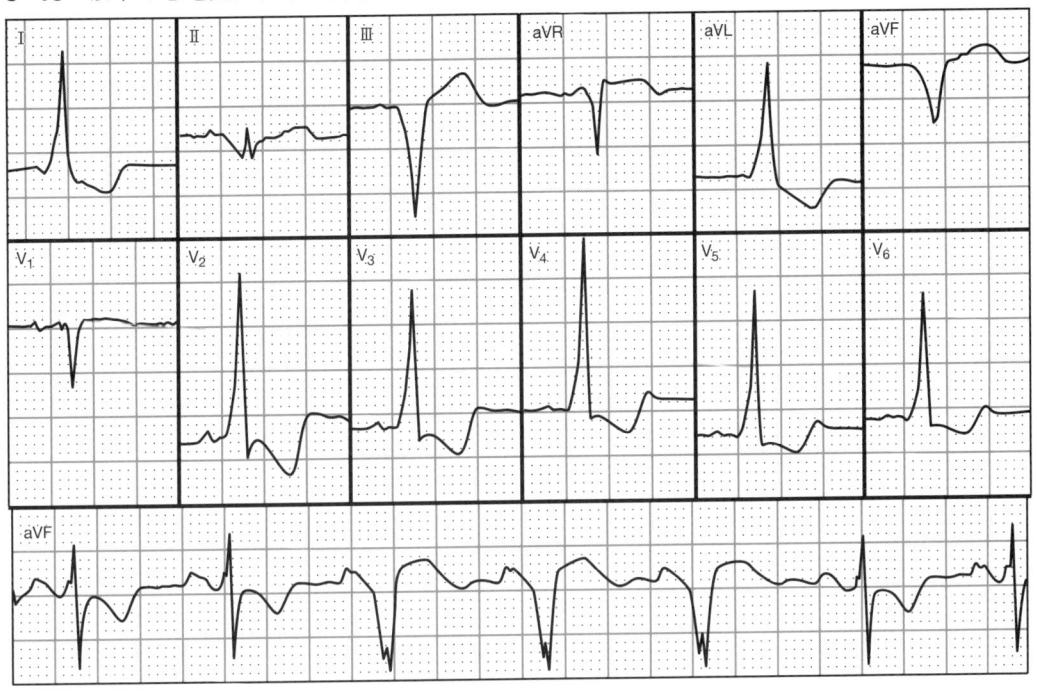

5-16 以下の心電図における異常を明らかにせよ（挿入波形は平時の心電図）。

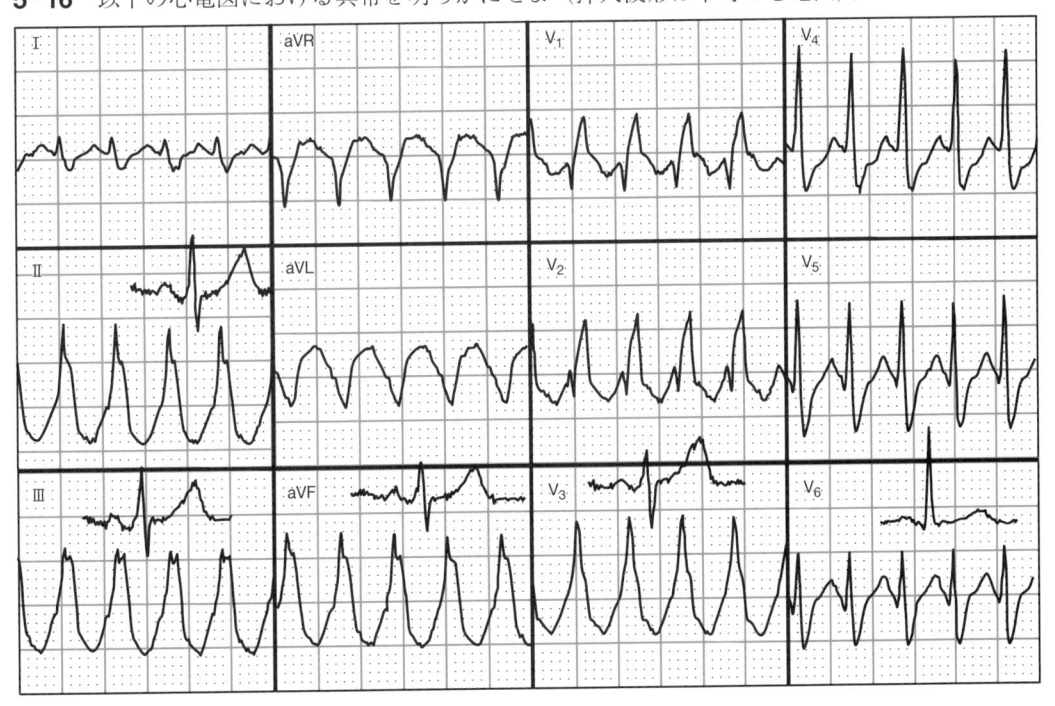

5-17 以下の心電図における異常を明らかにせよ。

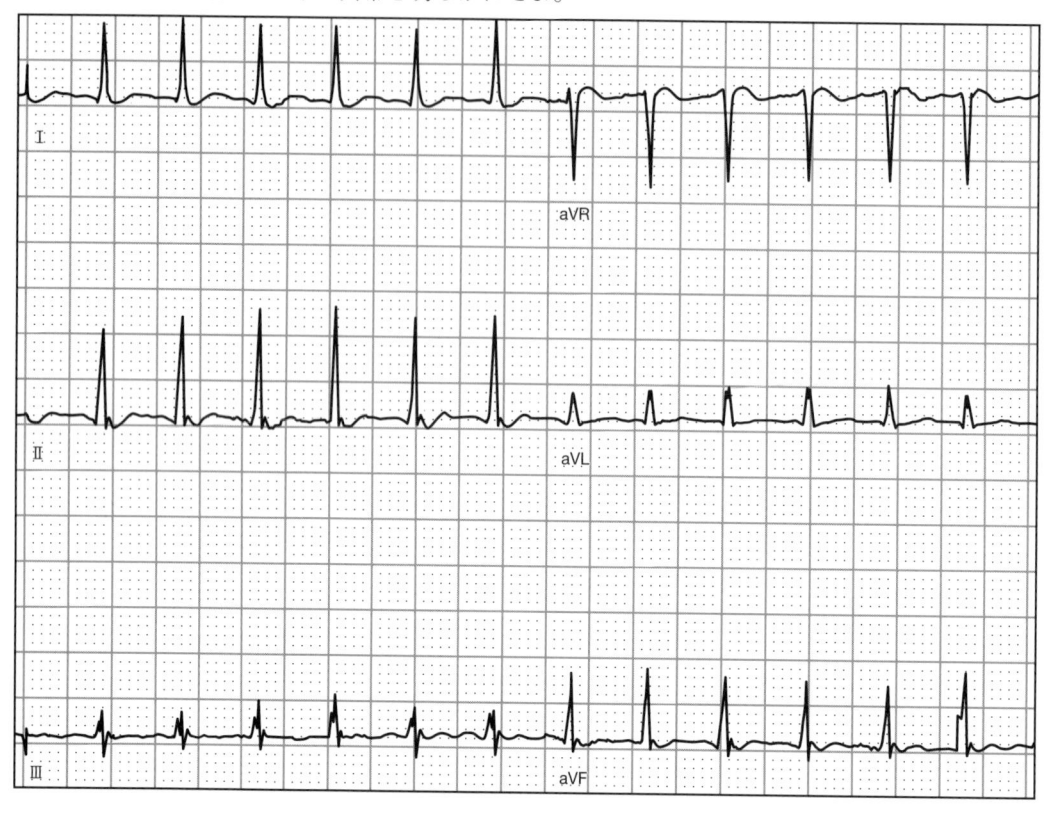

5-18 以下の心電図における異常を明らかにせよ。

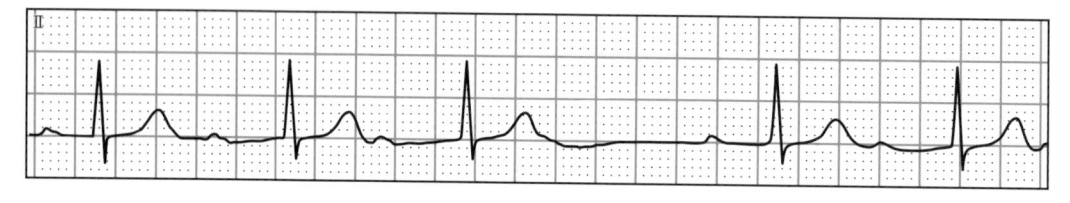

5-19 以下の心電図における異常を明らかにせよ。

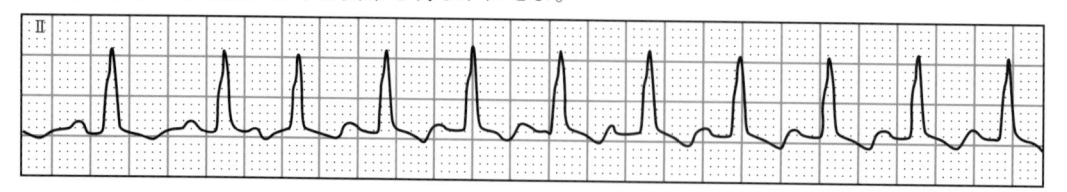

5-20 以下の心電図における異常を明らかにせよ。

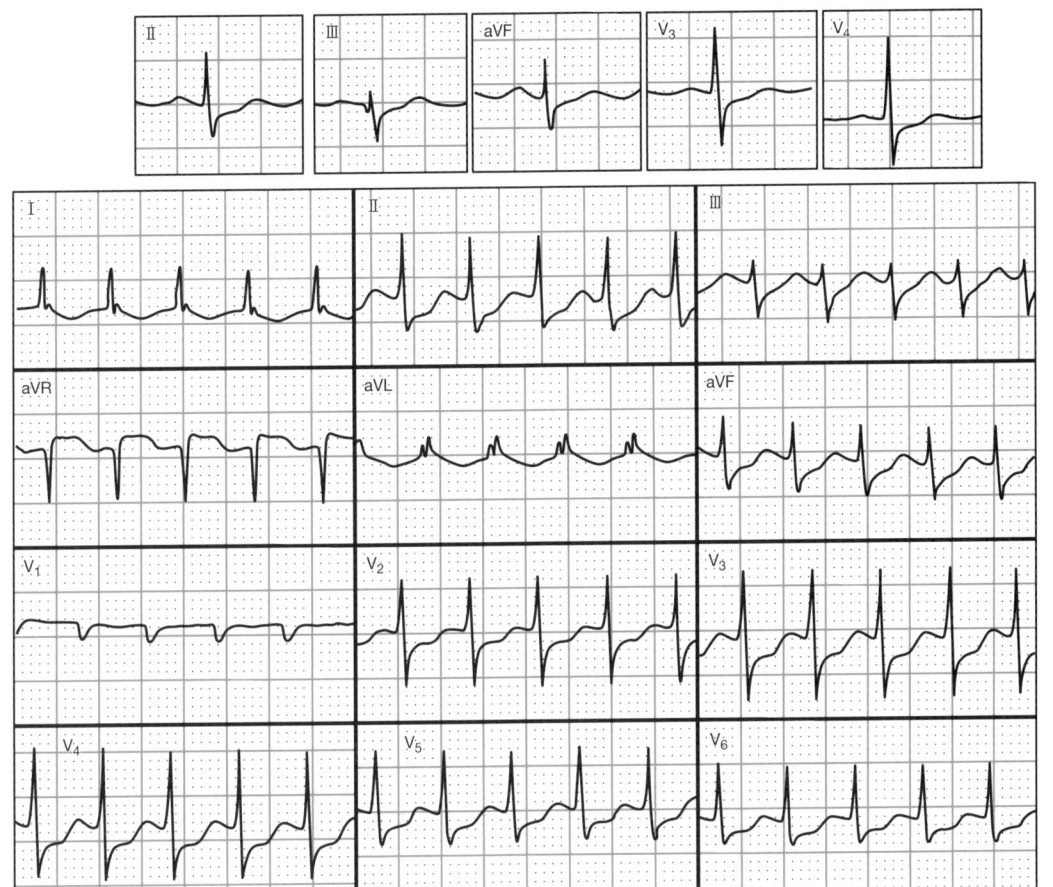

5-21 以下の心電図における異常を明らかにせよ（挿入波形は平時の心電図）。

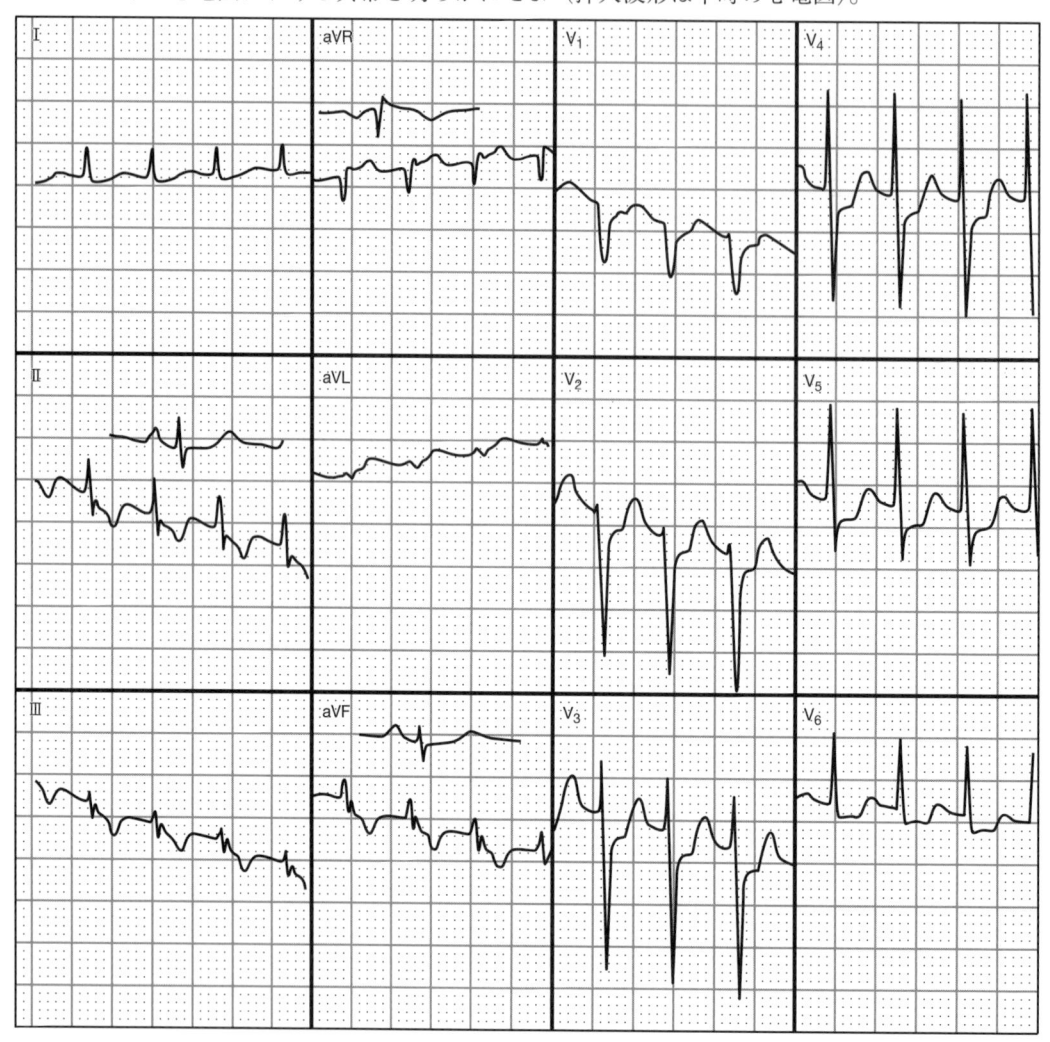

5-22 以下の心電図における異常を明らかにせよ。

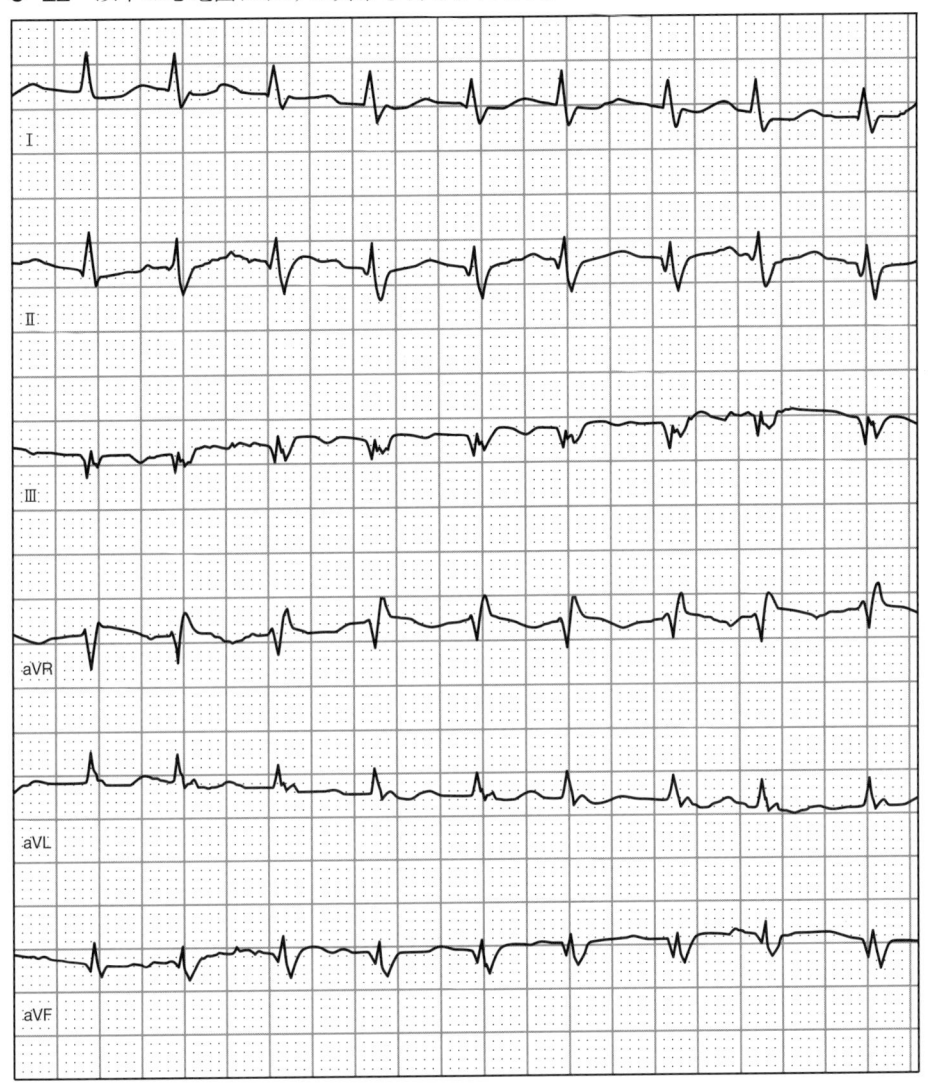

5-23 以下の心電図における異常を明らかにせよ。

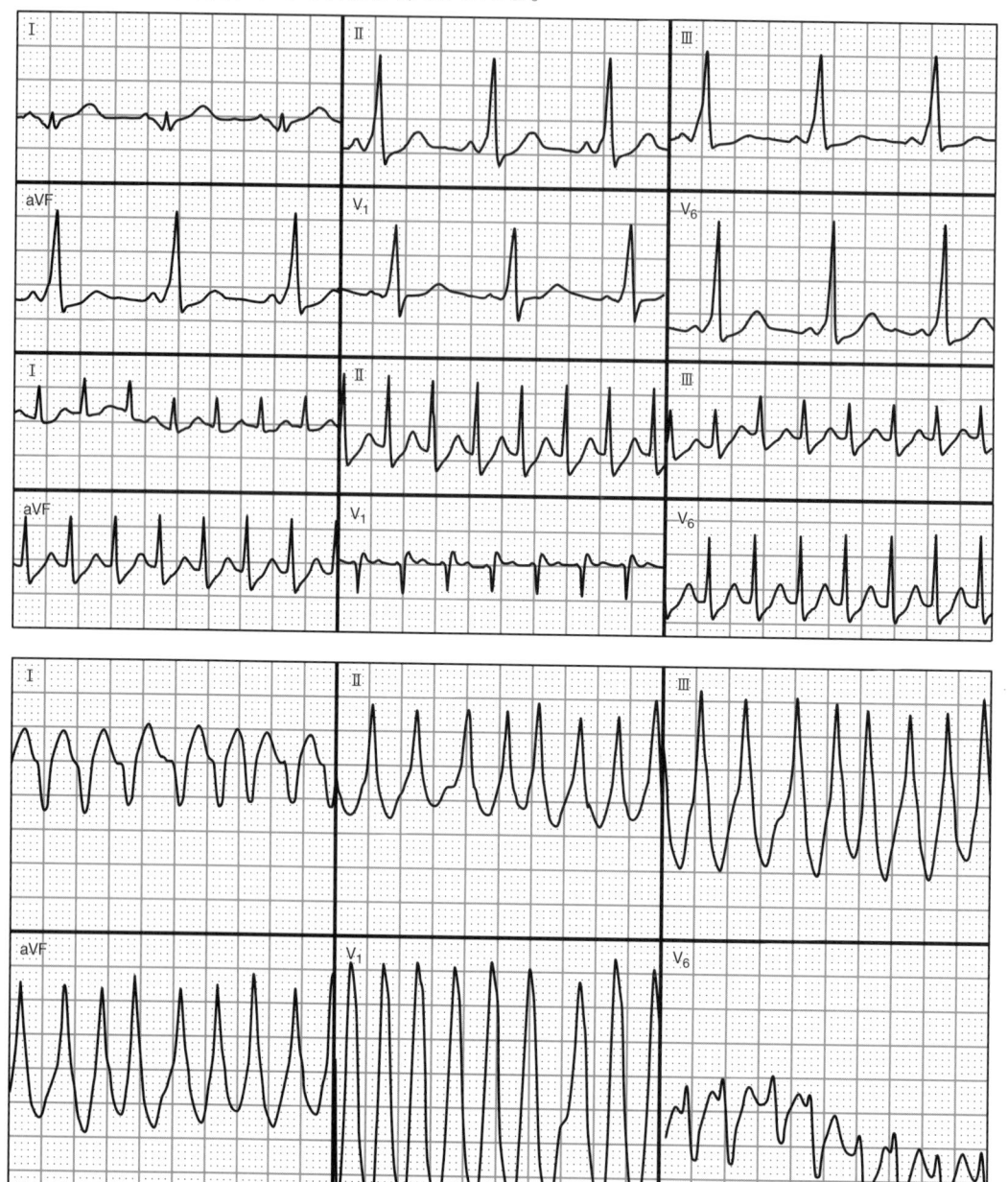

5-24 以下の心電図における異常を明らかにせよ。

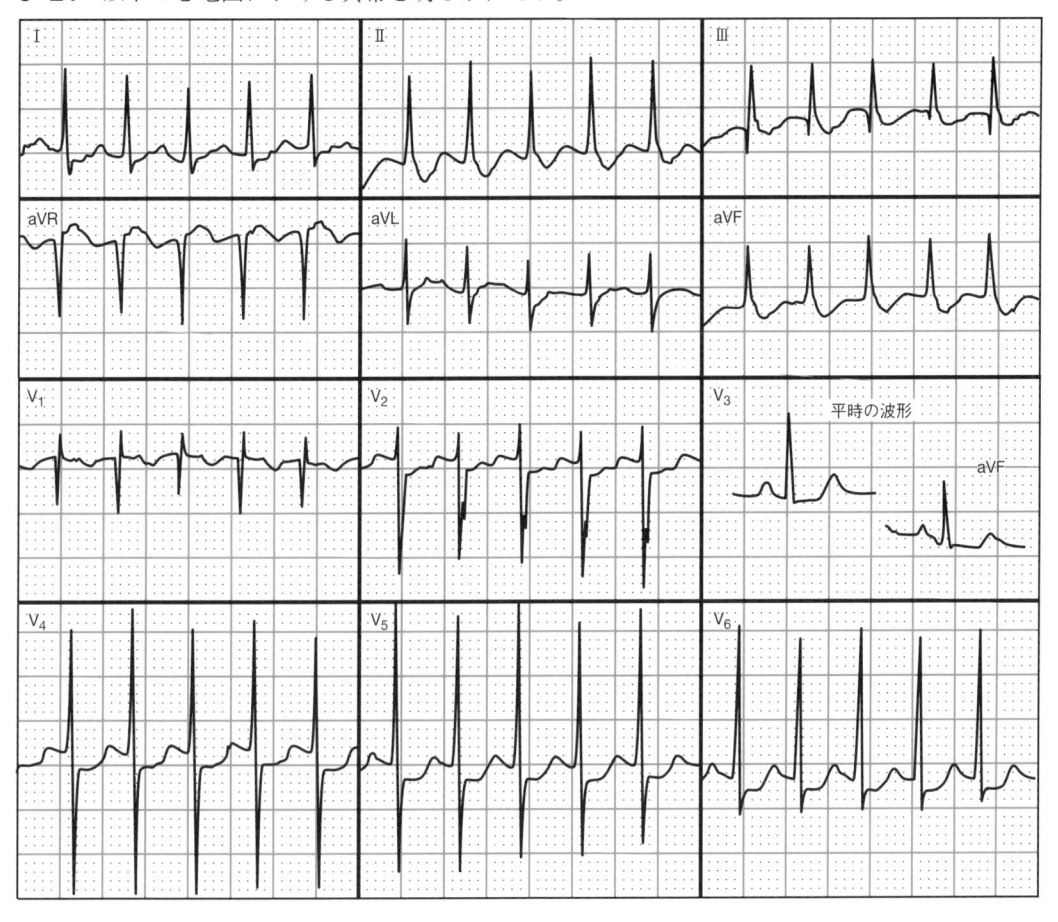

5-25 以下の心電図における異常を明らかにせよ。

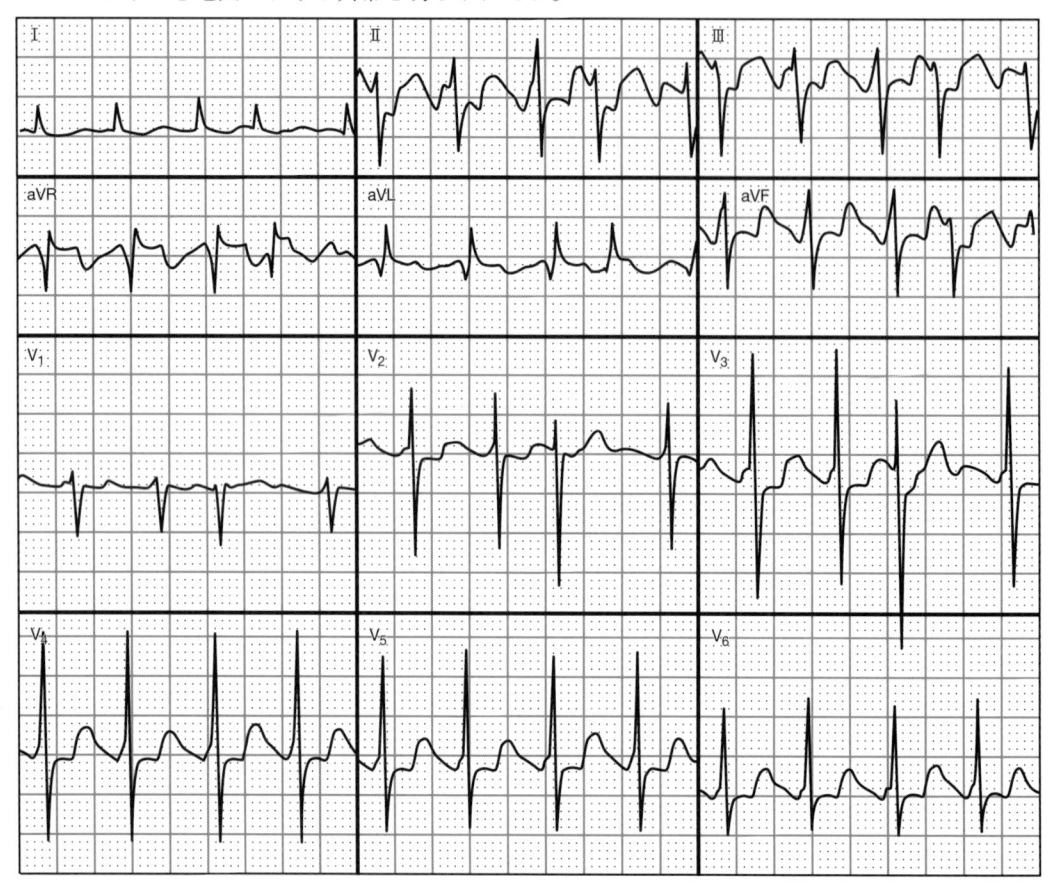

5-26 以下の心電図における異常を明らかにせよ。

1月13日

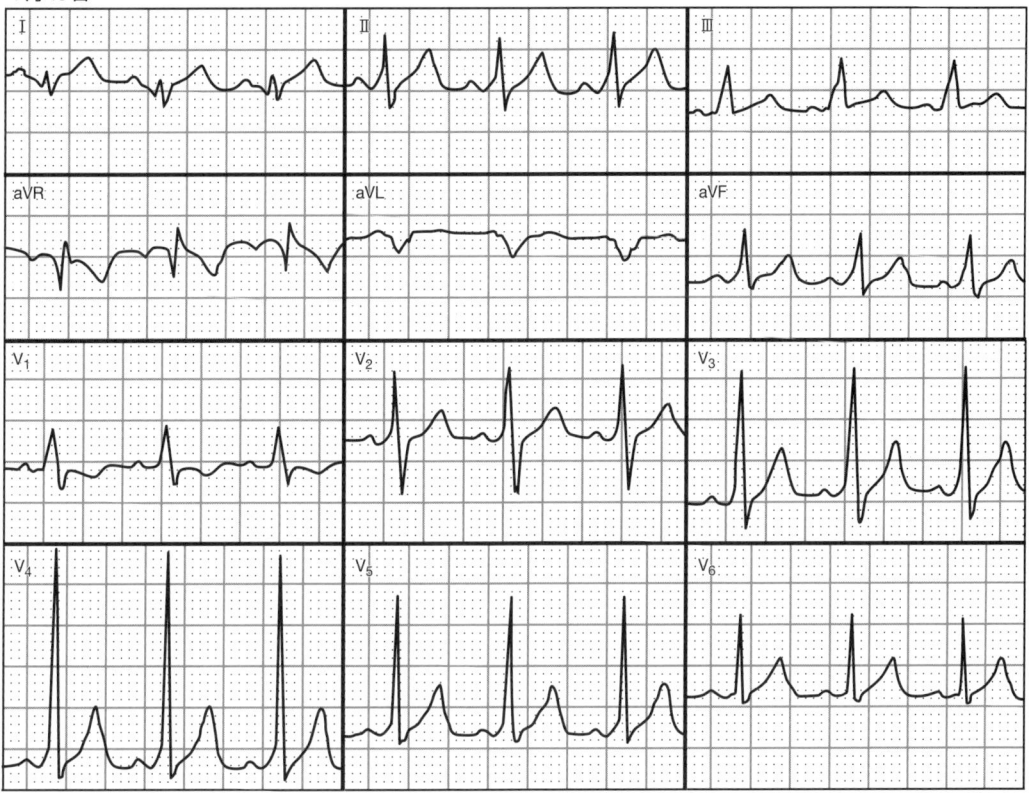

1月19日

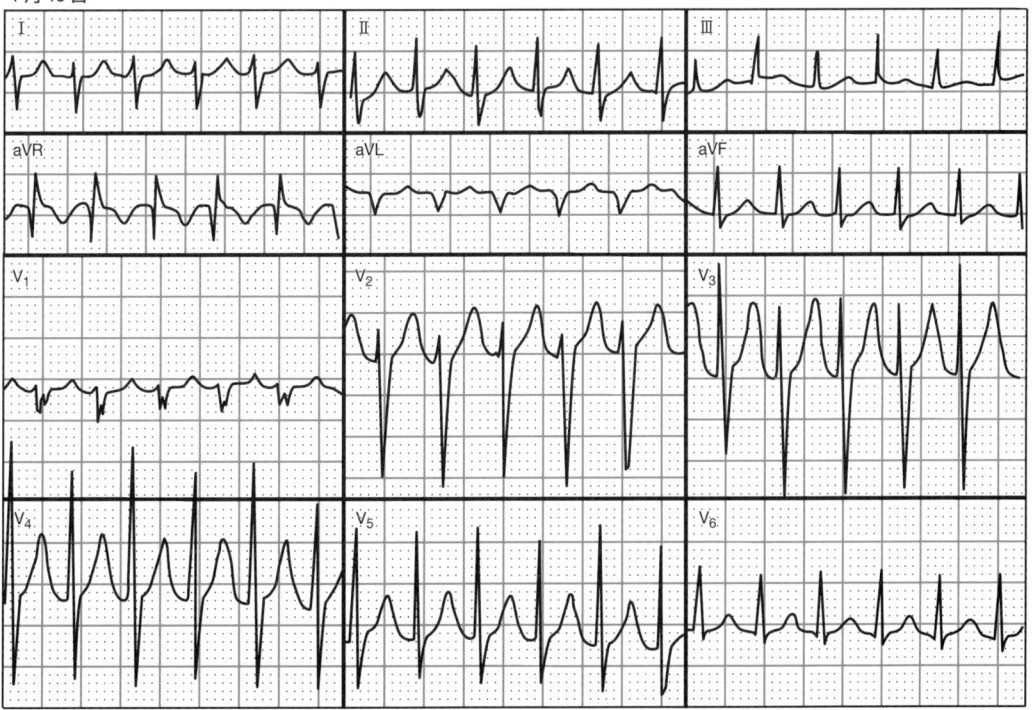

5-27 以下の心電図における異常を明らかにせよ（下壁誘導の挿入波形は平時の心電図）。

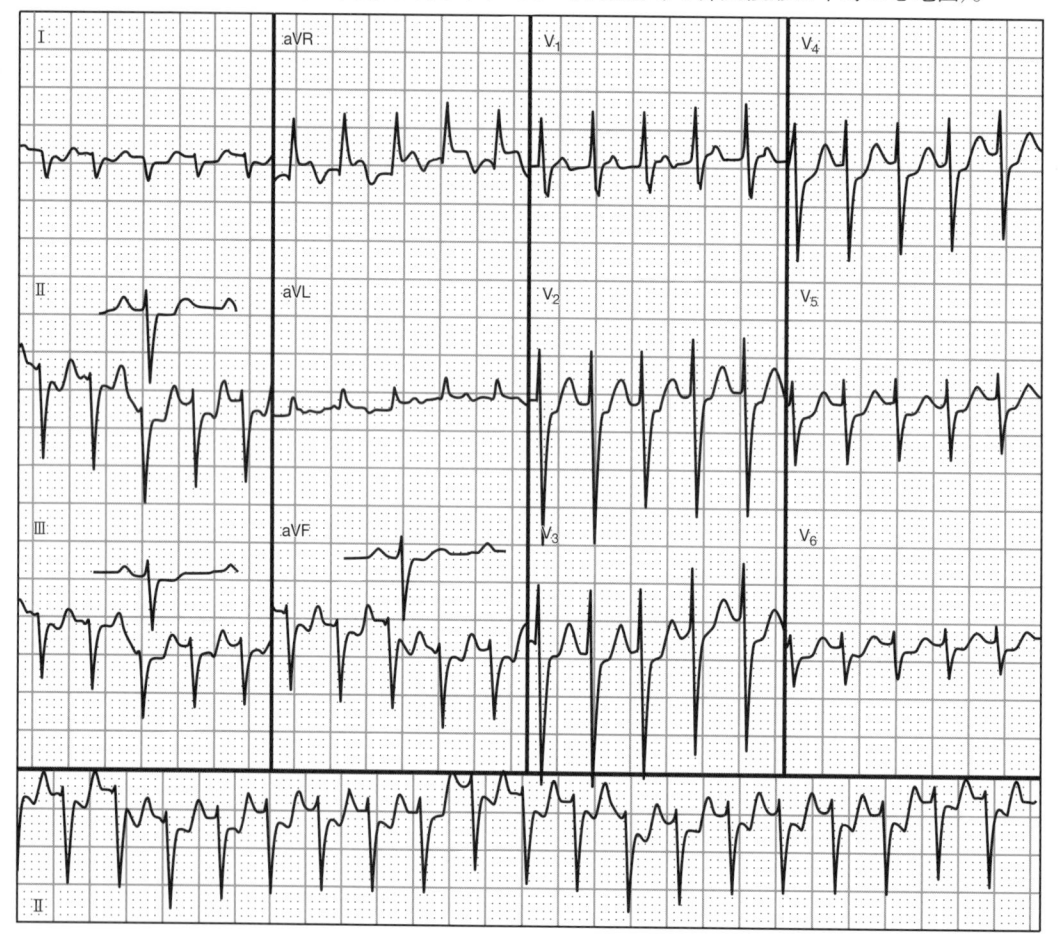

5-28 以下の心電図における異常を明らかにせよ。

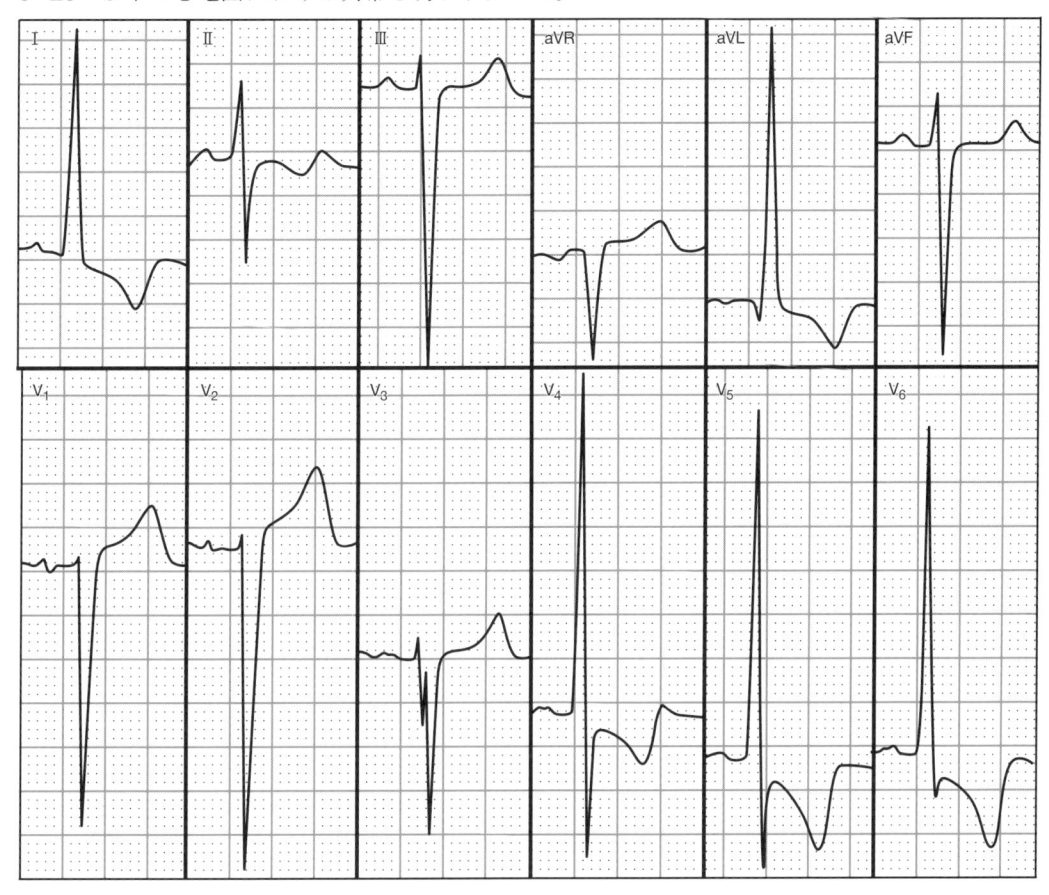

5-29 以下の心電図における異常を明らかにせよ。

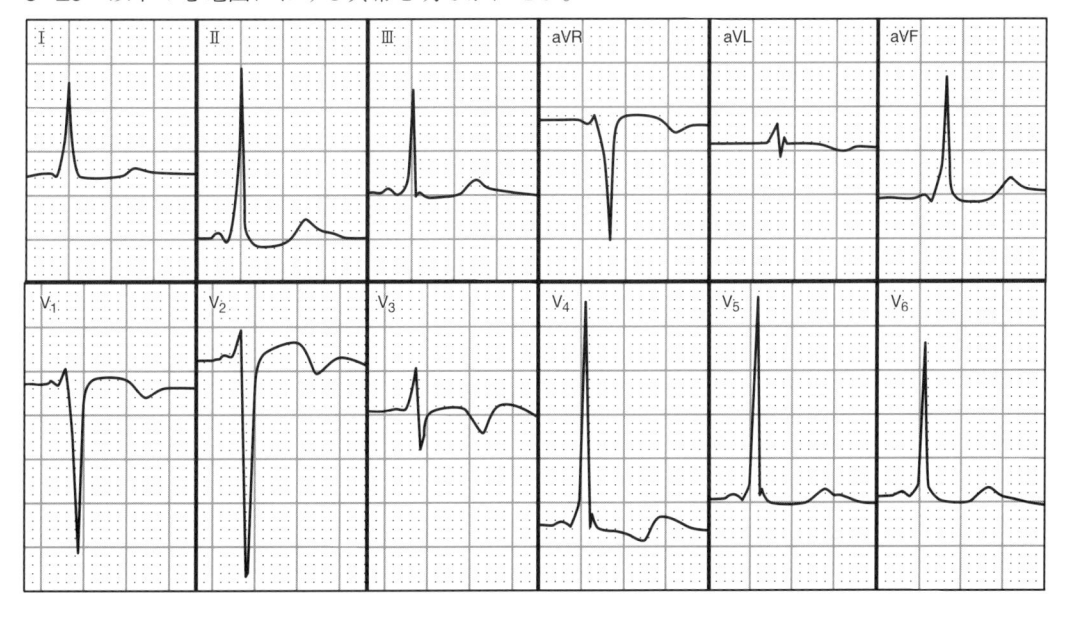

5-30 以下の心電図における異常を明らかにせよ（下壁誘導の挿入波形は平時の心電図）。

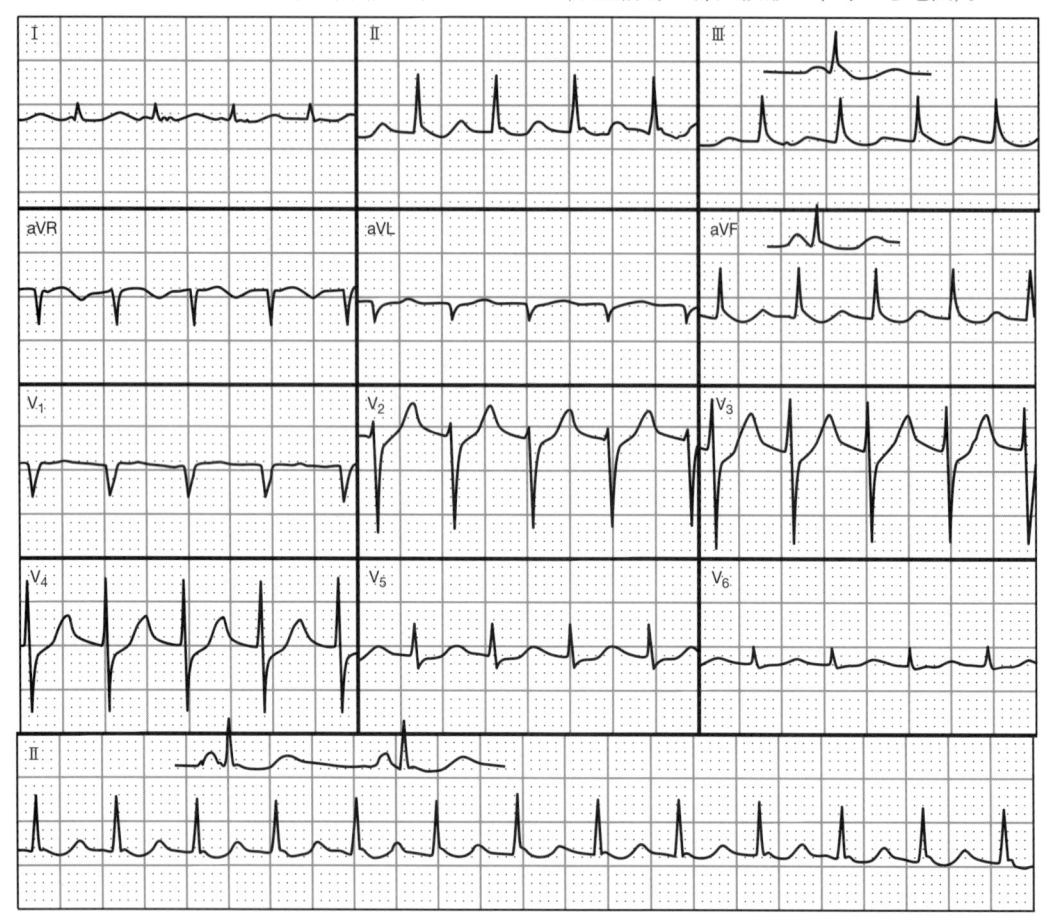

5-31 以下の心電図における異常を明らかにせよ（Ⅱ, V₃, V₄誘導の挿入波形は平時の心電図）。

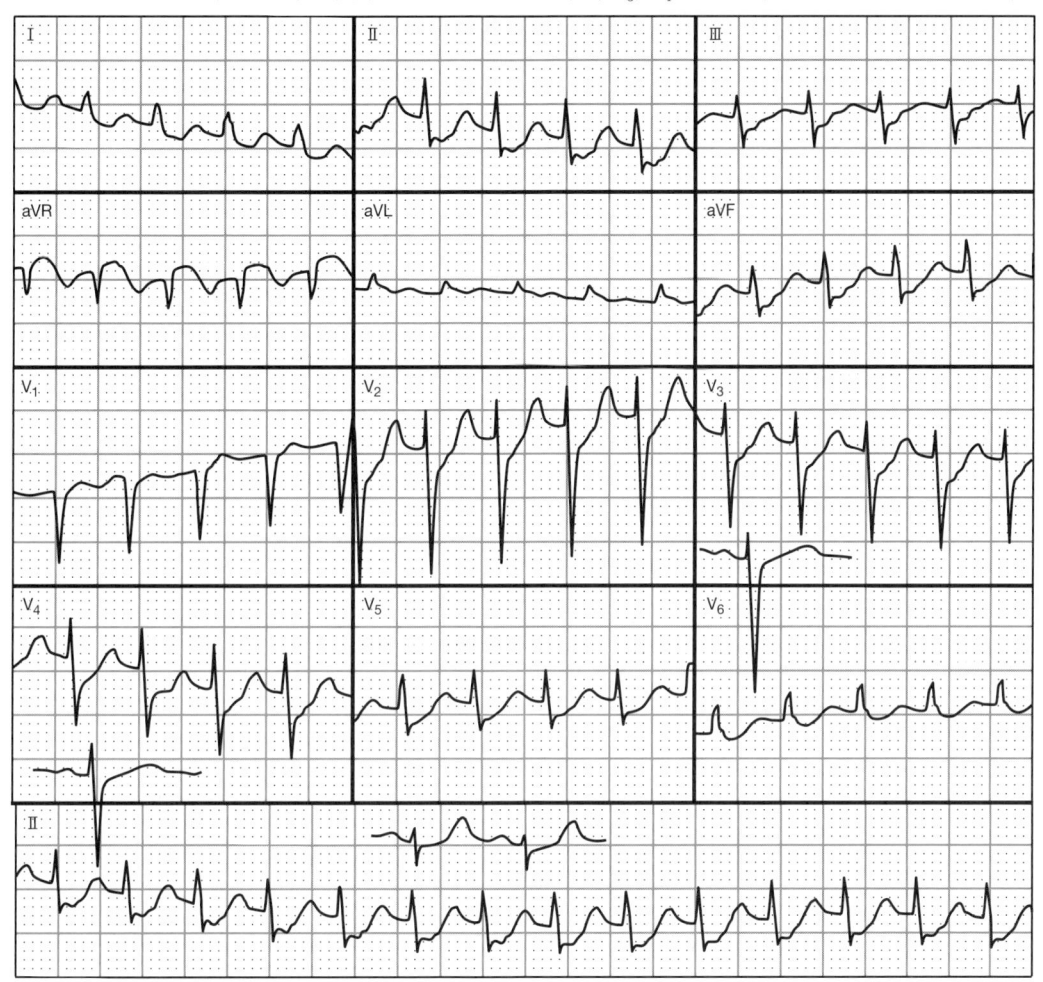

5-32 以下の心電図における異常を明らかにせよ。

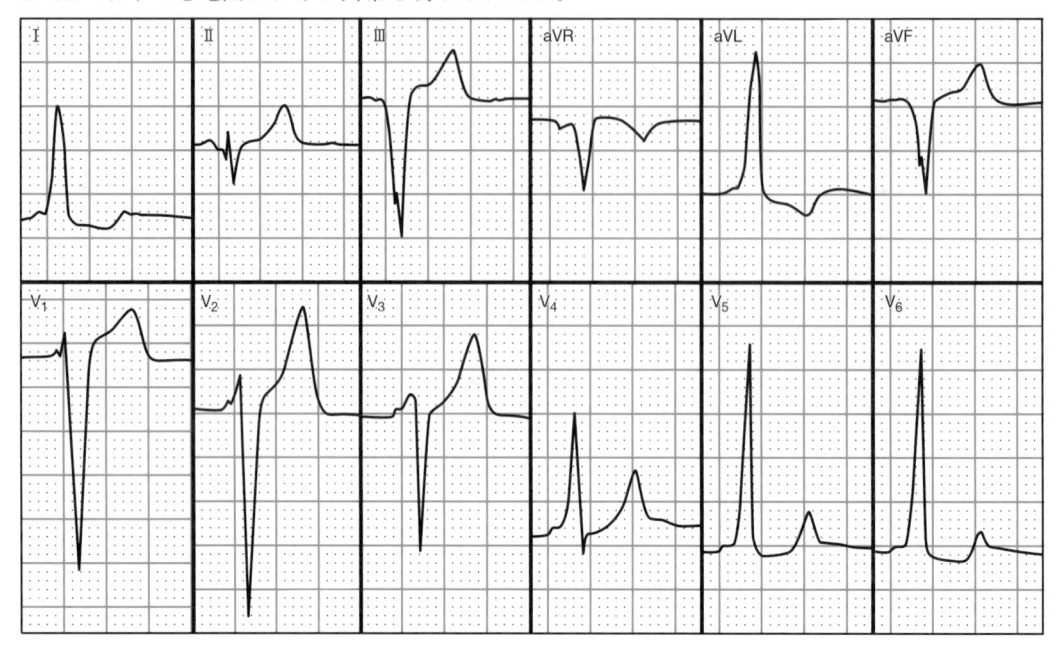

5-33 以下の心電図における異常を明らかにせよ。

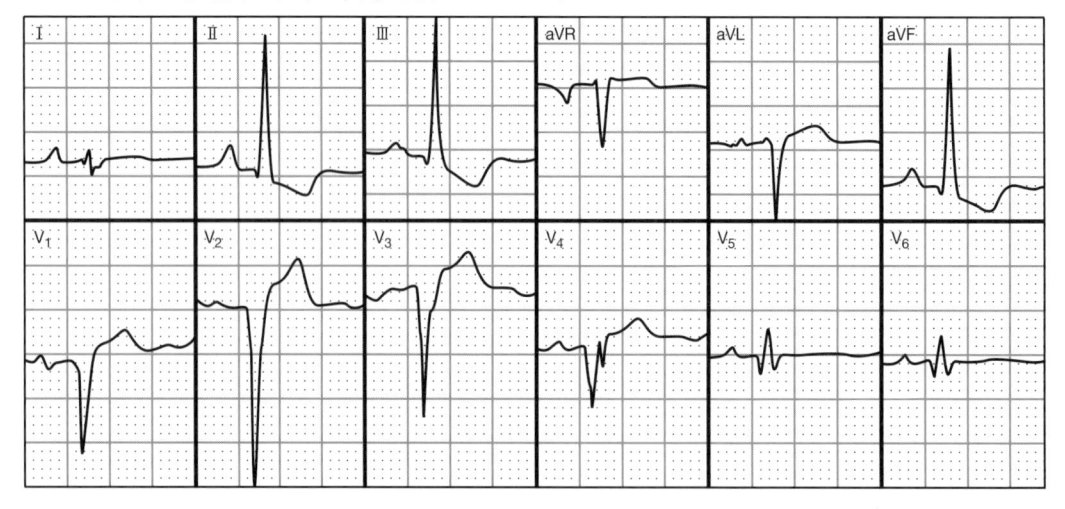

5-34 以下の心電図における異常を明らかにせよ。

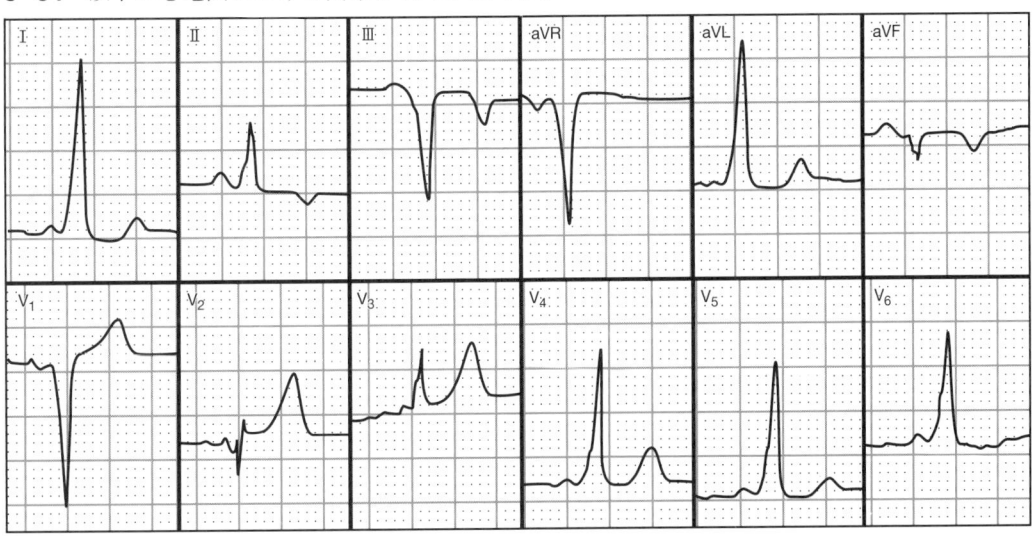

5-35 以下の心電図における異常を明らかにせよ（無症状例）。

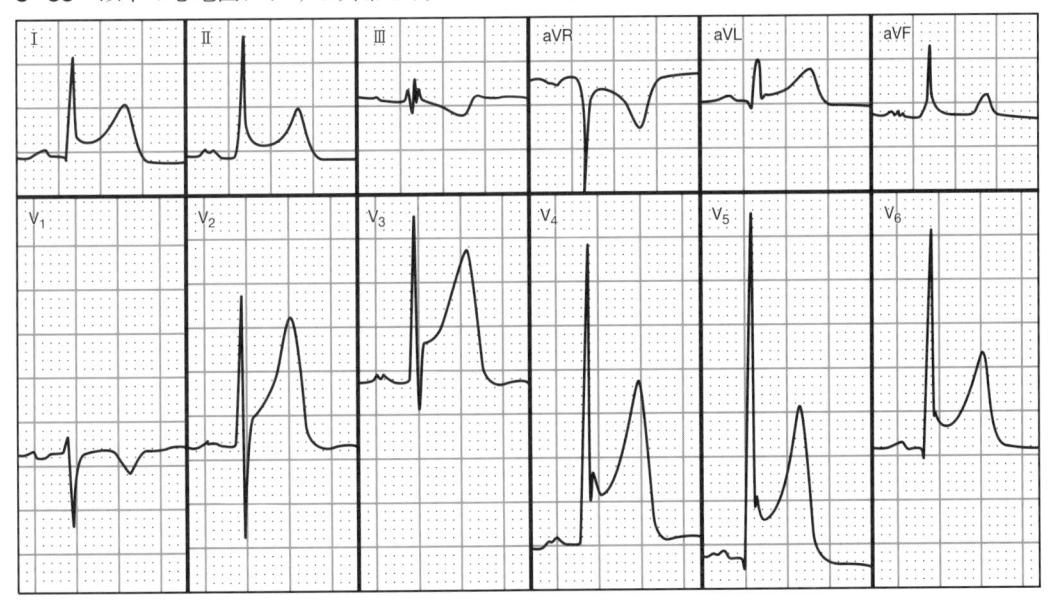

5-36 以下の心電図における異常を明らかにせよ。

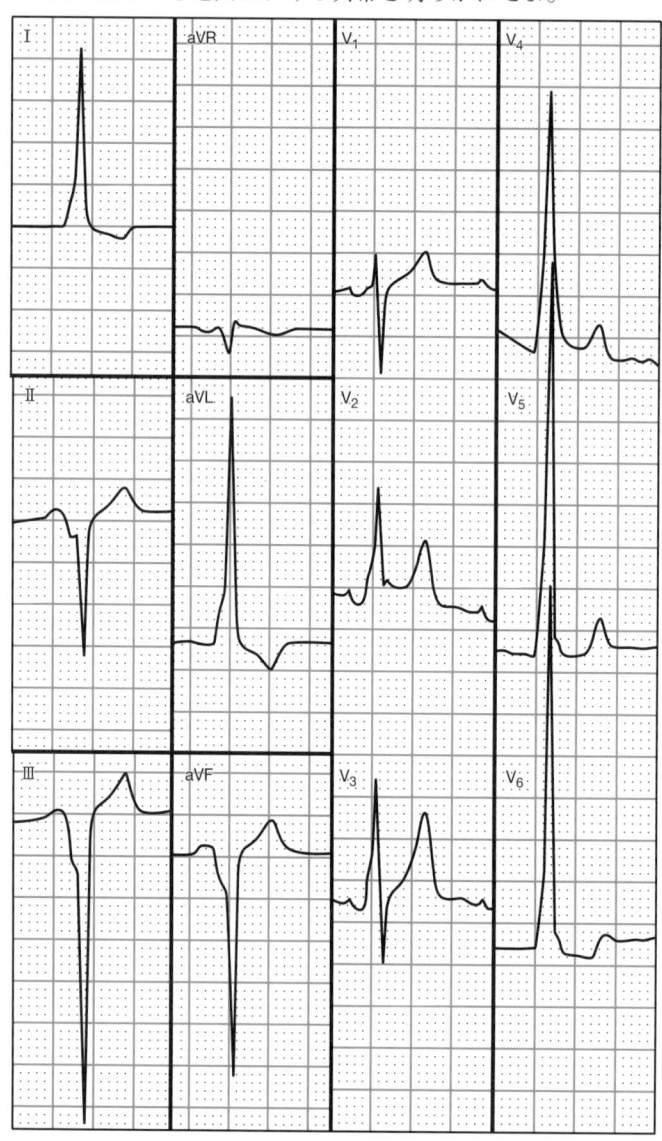

5-37 以下の心電図における異常を明らかにせよ。

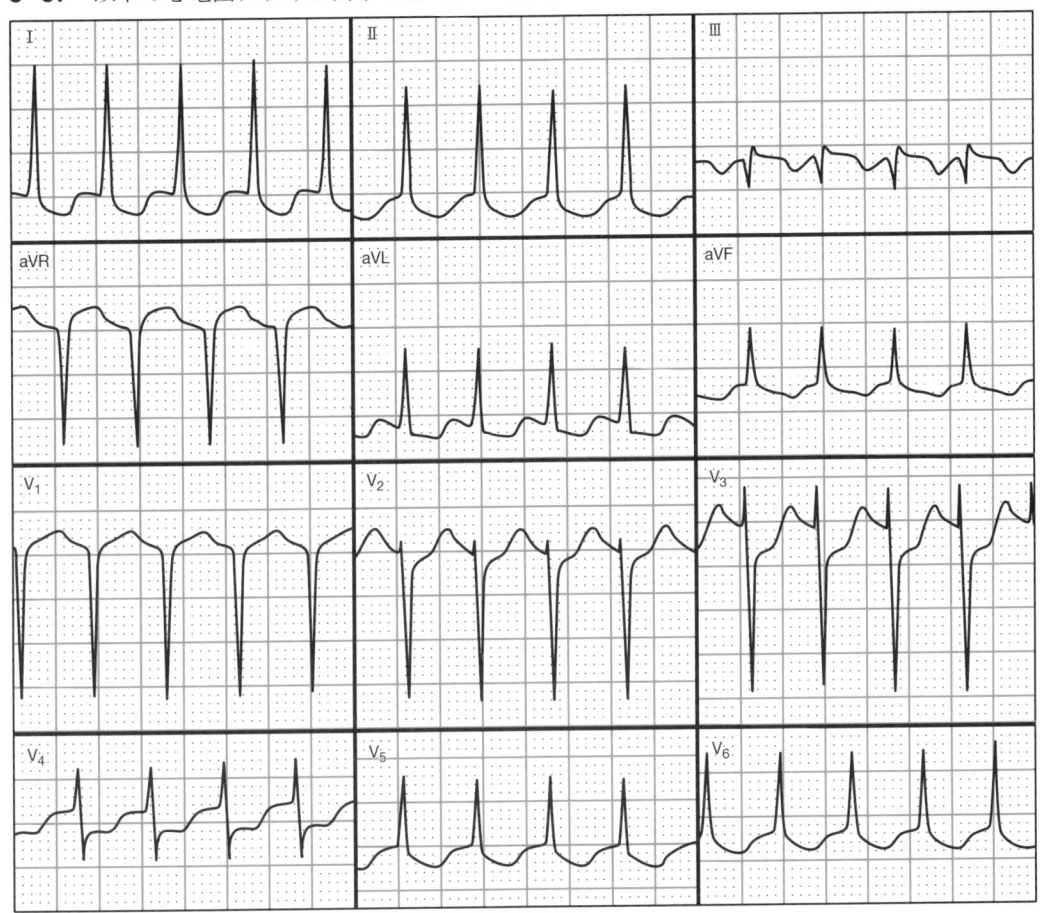

5-38 以下の心電図における異常を明らかにせよ。

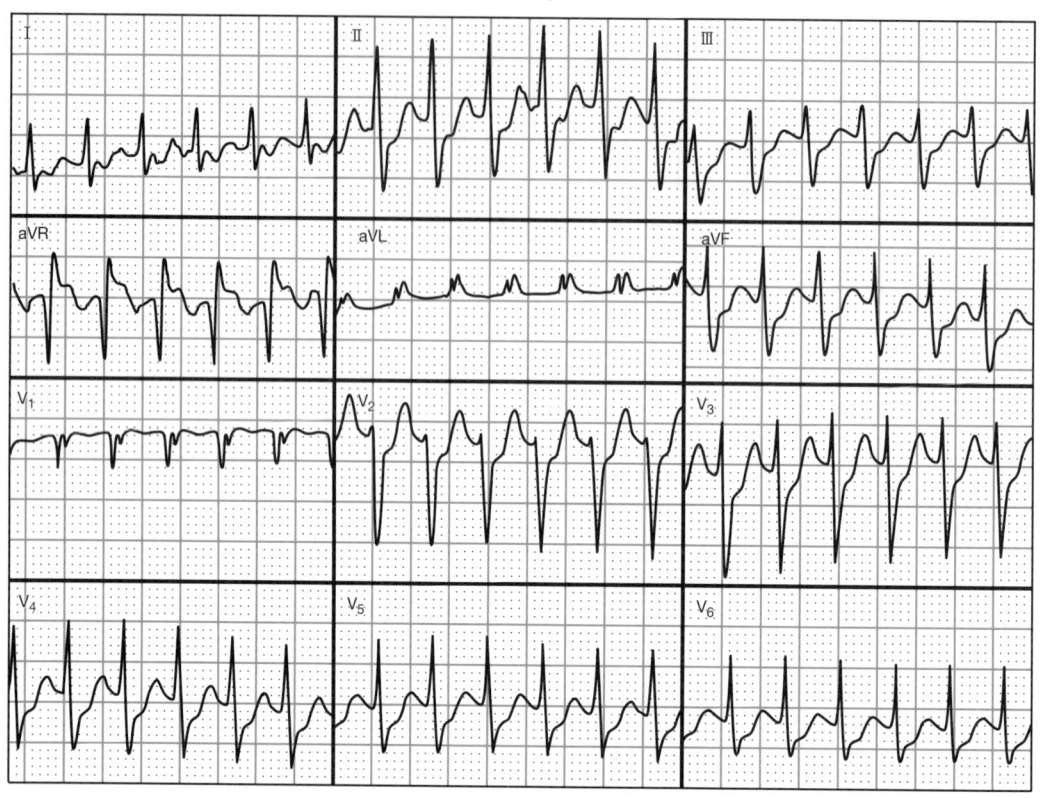

5-39 以下の心電図における異常を明らかにせよ（Ⅰ, Ⅱ, Ⅲ, V_1, V_3 誘導の挿入波形は平時の心電図）。

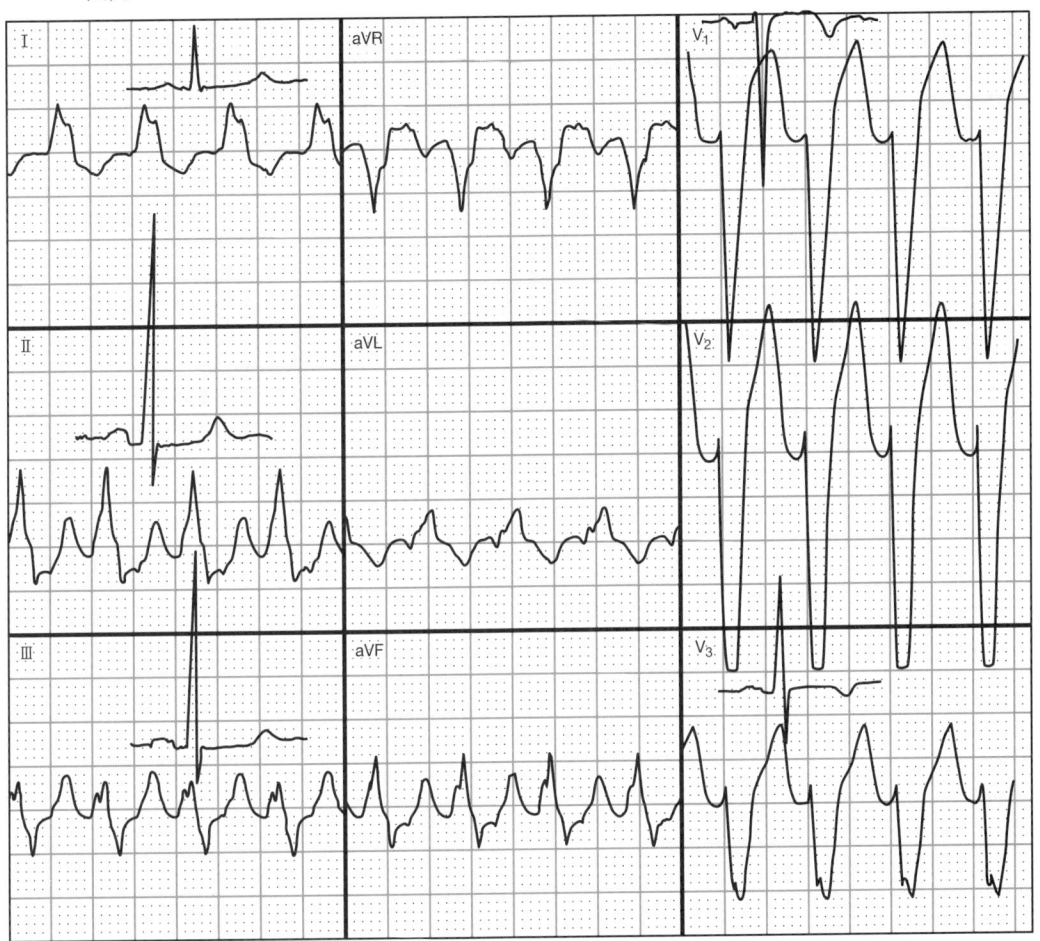

13 接合部不整脈

房室接合部は，房室弁輪（心房床）に接した心房自由壁と心房中隔，房室結節，His 束の貫通領域を包含すると一般的に考えられている。この領域には心筋および期外収縮や調律を生成できる伝導組織が含まれている。

房室接合部で生成される興奮は一般に心房を下方より上方へ，すなわち**逆行性**（retrograde）に脱分極させ，下壁誘導で陰転化した P 波を発生させる。P 波の極性は起源に関する正確な指標にはならないが，陰転化 P 波は一般的には"房室接合部"由来とされる。接合部性の P 波は QRS 波に先行したり一致，追従したりするが，この興奮は通常，心室筋へ正常に伝導するので幅の狭い QRS 波をもたらす。このことから，**心室変行伝導や既存の脚ブロックの明確な証拠がない限り，幅広い QRS 波の頻拍を"接合部性"と呼ぶべきではない**。

接合部期外収縮と接合部調律 premature junctional complexes and junctional rhythm

図 13-1 に接合部期外収縮（premature junctional complex；PJC）と接合部調律（junctional rhythm；JR）の例を示す。ほとんどの例で P 波はみえないことに注目すべきである。接合部頻拍（＞100 回/分）は成人では例外的であり，通常接合部レートは 40 回/分台の範囲にある（図 13-2）。

洞結節の内因性レートはほかのどのペースメーカよりも速いため，心臓の調律維持に貢献している。次に，心房ペースメーカがそれより緩徐な内因性レートとなり，接合部ペースメーカはさらに緩徐で，心室ペースメーカはすべての中で最も緩徐である。そのため調律部位が洞結節から遠位に離れるに従って，興奮生成のレートは一般的に緩徐となる。しかしながら従属的ペースメーカが洞レートと同等かまたはそれより速いレートになることがある。例えば接合部の場合で，レートが 100 回/分未満なら**促進接合部調律**（accelerated junctional rhythm）と呼ぶ。

促進接合部調律は洞調律と併存できる。すなわち洞結節が心房を興奮させて，接合部ペースメーカが同等のレートで心室を興奮させる。対立したペースメーカはほぼ一致したレートのため，一時的に互いに保護し合い，**等頻度房室解離**（isorhythmic atrioventricular dissociation）を引き起こす。このような解離の例は通常短時間であり，一方のペースメーカ起源のレートが他方を超えた時点で，速い方が上（心房）下（心室）両方の心腔を制御する。

洞頻脈と接合部頻拍が極めてまれに共存することがあり，これが**二重頻拍**（double tachycardia）の例である（図 13-3）。

接合部補充調律 junctional escape rhythm

洞興奮が生成されない場合や洞興奮がブロックされた場合，伝導系には心拍の"救助"が可能な潜在的ペースメーカ部位がほかにも多数存在する。これらのペースメーカの中で最も近位部のものは心房にあり，興奮生成レートは比較的速いが，これより遠位部ではレートが緩徐となる。洞調律が中断されるとこれより緩徐な従属的部位で制御でき，**補充**（escape）として知られる現象が生じる（図 13-4）。

補充収縮は洞興奮の緩徐化またはブロックに反応して出現するため，補充収縮は常に洞興奮

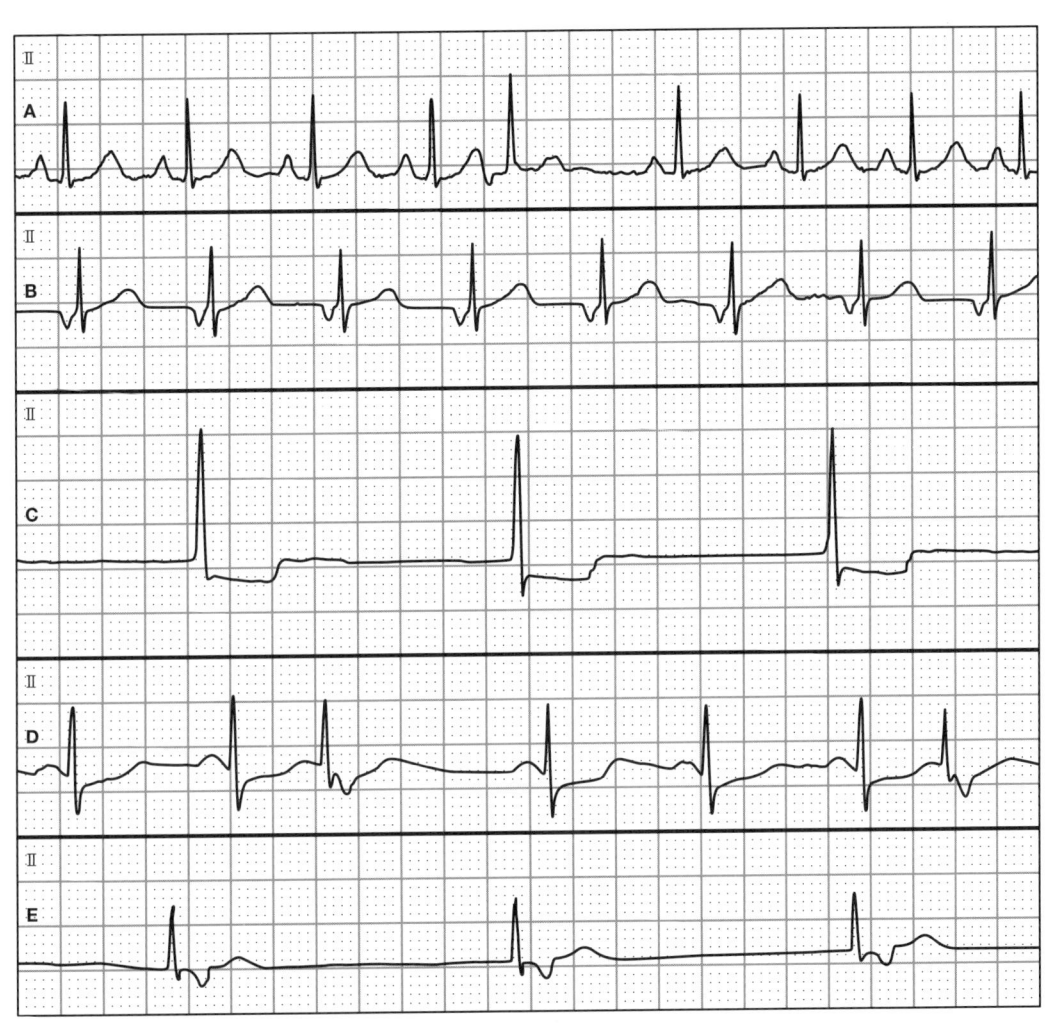

図 13-1　接合部期外収縮（**A，D**），促進接合部調律（**B**），P 波がみえない典型的な接合部調律（**C**），His 束起源と考えられる調律（**E**）

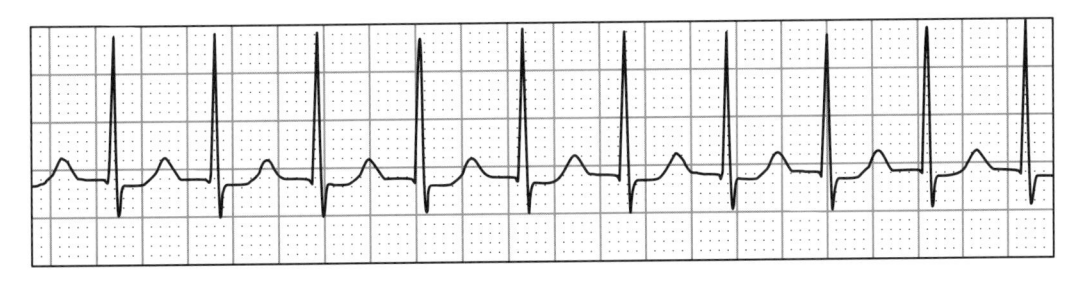

図 13-2　接合部頻拍

に比較して緩徐であり，言い換えれば補充収縮は期外収縮ではあるが**決して早期収縮ではない**。最後に伝導した収縮から補充収縮までの時間を**補充時間**（escape interval）と呼ぶ。多くの場合，補充時間は基本洞レートより長く，これはヒステレシス（hysteresis：ギリシア語で"遅い"の意味，**図 13-5, 6**）という現象で知られている。

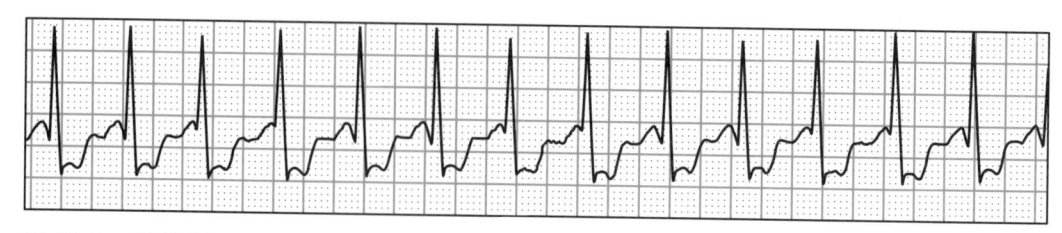

図 13-3　二重頻拍
洞頻脈は接合部頻拍から解離している。

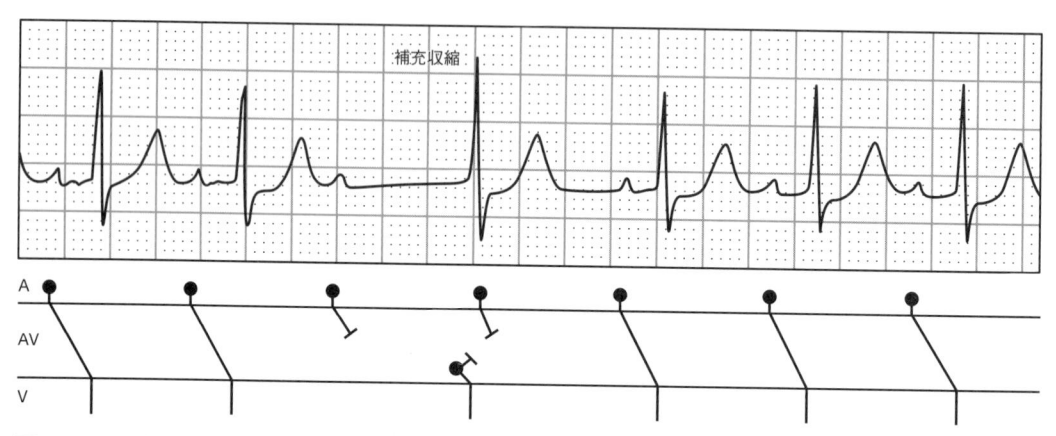

図 13-4　2度房室ブロック時に出現している接合部補充収縮

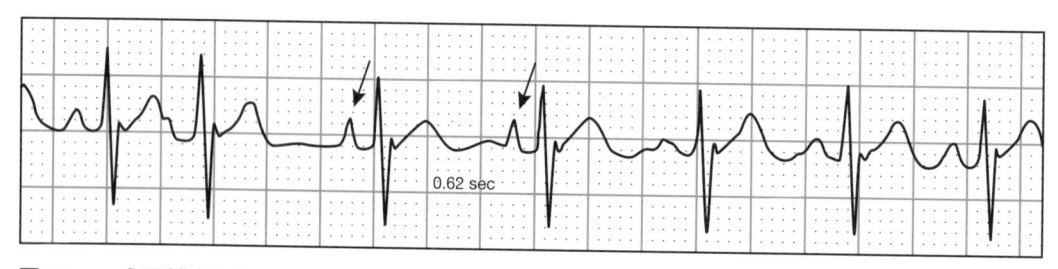

図 13-5　心房補充収縮
心房期外収縮（PAC）で生じたポーズの間に2つの心房補充収縮（矢印）が出現している。PACから最初の心房補充収縮までの時間は洞周期長より長くヒステレシスの例である。

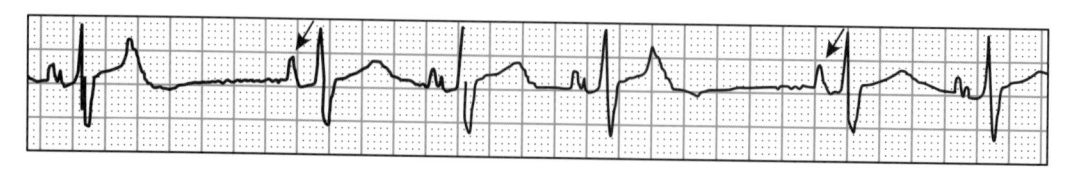

図 13-6　非伝導性心房期外収縮に続く心房補充収縮（矢印）

補充収縮は心房や接合部や心室から発生し、単発でまたは連続して起こる。連続的な補充収縮によって**補充調律**（escape rhythm）が生じる。

補充捕捉性二段脈 escape capture bigeminy

伝導した洞収縮（捕捉収縮）が接合部補充収縮と交互に起こる状態がいくつかあり，**補充捕**

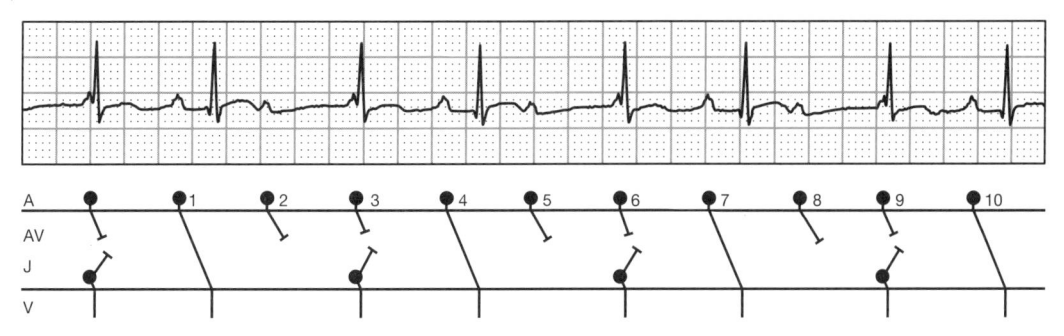

図 13-7　Ⅰ型 2 度房室ブロック時にみられる補充捕捉性二段脈
接合部補充起源からの興奮が 3 つごとの洞興奮（3，6，9）と同時に房室結節に進入して，洞興奮の伝導を抑制している。

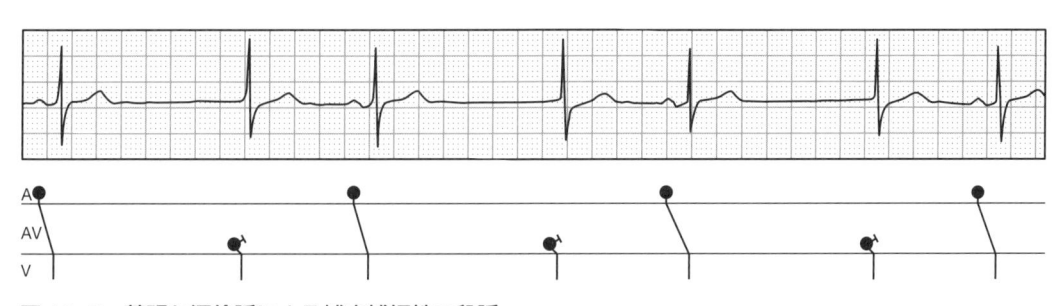

図 13-8　著明な洞徐脈による補充捕捉性二段脈

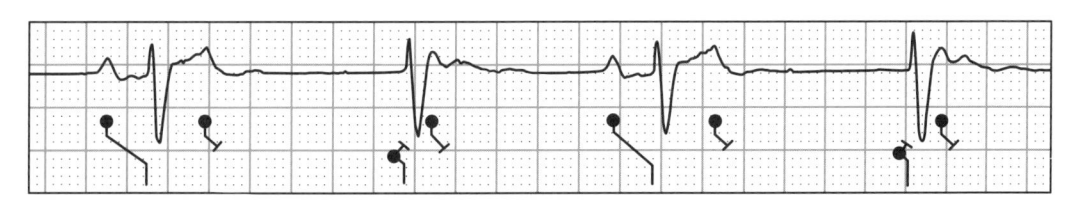

図 13-9　非伝導性 PAC による補充捕捉性二段脈
各補充収縮は後続する洞興奮の伝導を阻害している。

捉性二段脈と総称される調律群を生じる（**図 13-7〜9**）。"捕捉"という用語は，① 洞興奮が心房か心室を捕捉する，または ② **電気的ペースメーカ**が心房か心室を捕捉することを表している。

潜伏性接合部期外収縮
concealed junctional extrasystole

　心房にも心室にも伝導しない接合部期外収縮は伝導路領域を脱分極させるが，心電図上にその存在を示す振れを生じない。しかし期外収縮による興奮は，後続する洞興奮の伝導遅延やブロックを引き起こし，見かけ上，房室ブロックの様相を呈す。このとき**潜伏性接合部期外収縮**を考える。潜伏性接合部期外収縮を疑うべき時は以下のいずれか 1 つが認められる場合である。

(1) 予期せぬ PR 間隔の延長や変動
(2) 同一記録で認められる見かけ上のⅠ型とⅡ型の房室ブロック
(3) QRS 間隔が正常である見かけ上のⅡ型房室ブロック
(4) 記録中に別の場所で認められる接合部期外収縮

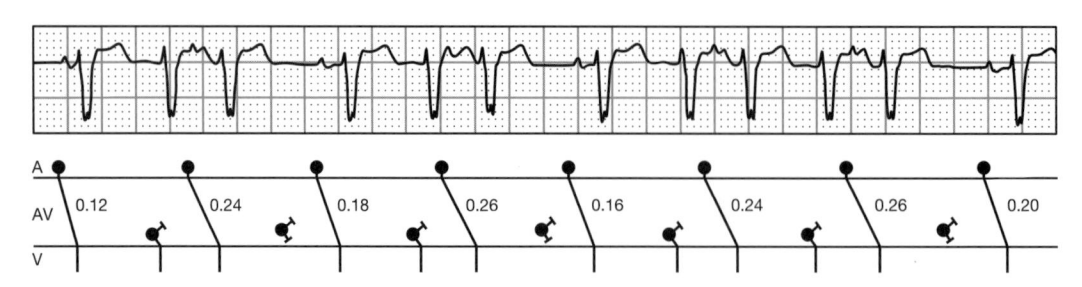

図 13-10　潜伏性期外収縮
単位は sec。

(5) 回帰収縮

これらの診断基準が適用できる心電図を**図13-10**に示した（2, 5, 8, 10番目のQRS波の4個の**明らかな接合部期外収縮がみられる**）。PR間隔の説明ができない変動（0.18, 0.16, 0.20 sec）は，**潜伏性期外収縮**（concealed extrasystole）が3個余計に存在していることを示している（図13-10 ラダーグラム）。

14 心室不整脈

心室不整脈は His 束より遠位の部位から発生する。心室不整脈に関して3つの基本的機序が考えられる。すなわち，①自動能亢進，②リエントリー，③撃発活動（トリガードアクティビティ）である。**自動能亢進**（enhanced automaticity）の場合に関しては，単一または複数の興奮起源が自動的に興奮生成して放電する。リエントリー時には，リエントリーの基準を満たす回路に興奮が進入する。リエントリー回路には，異なった伝導特性をもつ解剖学的に分離した経路があるか，もしくは連続した心筋線維中にある不均一な伝導特性〔異方性（anisotropy）〕によってリエントリーの**機能的な基盤**が作られる。回路が非常に小さい場合は**マイクロリエントリー**と呼ばれ，脚束枝のように大きな構造からなる場合は**マクロリエントリー**と呼ばれている。**早期後脱分極**（early after-depolarization）は活動電位の二相中に起こる自動脱分極であるが，現在では多形性心室頻拍の基質と考えられている。

心室期外収縮
premature ventricular complex

心室期外収縮（PVC）は単発または群発で発生する。典型的には，QRS 波は ①洞収縮に比較して早期であり，②幅が異常に広く（≧120 msec），③形態と軸が異なる。二拍ごとに心室期外収縮がある場合は**心室二段脈**（ventricular bigeminy, **図 14-1**）と診断され，三拍ごとに心室期外収縮がある場合の調律は**心室三段脈**（ventricular trigeminy）として知られている。

伝導した2つの洞収縮の間に起こった心室期外収縮は**間入性**（interpolated）PVC と呼ばれる。2つ以上の形態を示す場合は**多形性**（multiform）PVC と呼ばれ（**図 14-2**），心室の異なる部位から発生すると一般的に考えられている。連続（ペア）して起こる心室期外収縮は**2連発**（couplets）と呼ばれ，数連発の心室期外収縮が起これば**サルボ**（salvo）と呼ばれる（**図 14-3**）。3つ以上の心室期外収縮が連続（推定レート 100 回/分以上）すると**心室頻拍**（ventricular tachycardia ; VT）となる。

心室期外収縮を引き起こす興奮は遠位房室結節組織に潜伏進入するため，後続する洞興奮の伝導を通常，阻止する（**図 14-4**）。したがって，PVC をはさむ間隔は洞周期長2つ分に等しく，いわゆる"代償性休止"をとる。

基本周期（R-R 間隔）が突然変化する時は常に心室期外（異所性）収縮が発生し永続しや

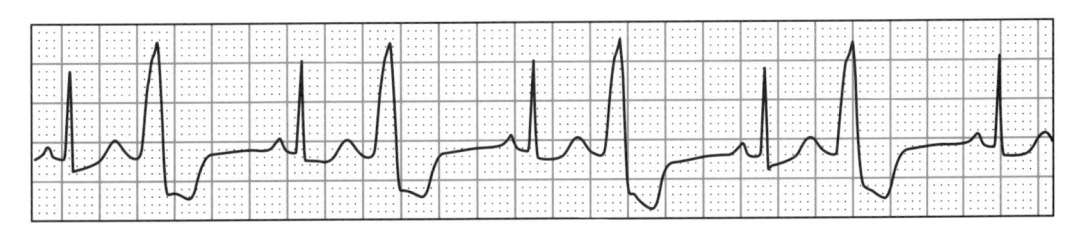

図 14-1 心室二段脈

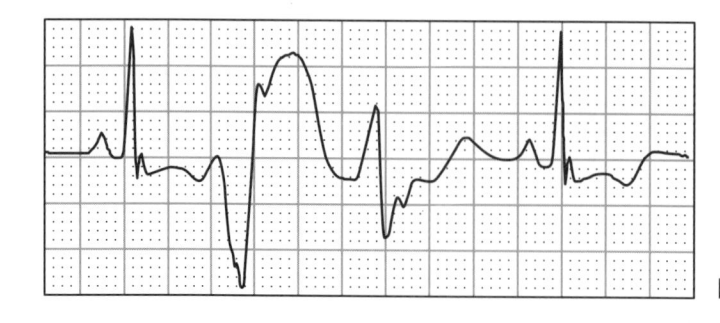

図 14-2　多形性心室波形

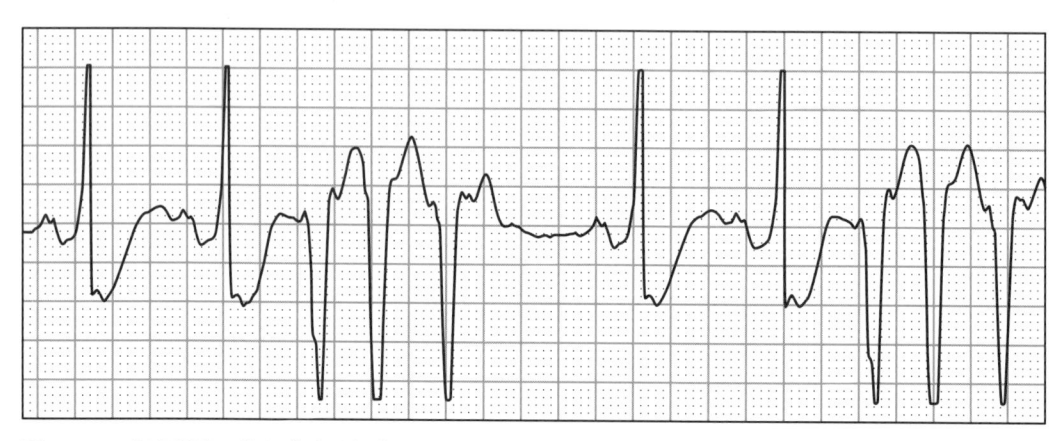

図 14-3　心室収縮のサルボ（3 連発）

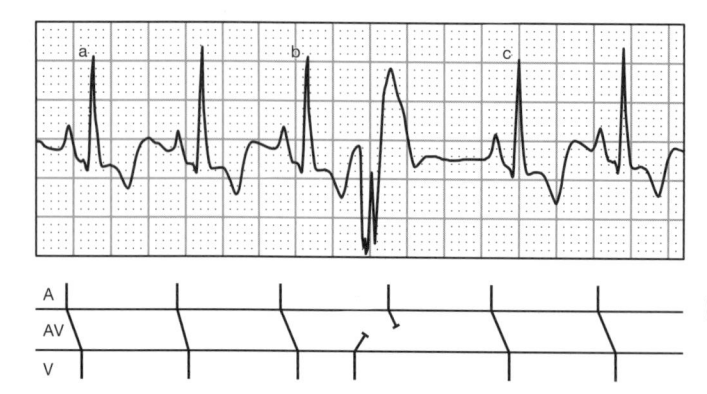

図 14-4　心室期外収縮を挟む間隔は洞周期長 2 つ分に等しい（a-b＝b-c）

すいが，これは二段脈の法則（rule of bigeminy）と名付けられており頻繁にみられる現象である．

単形性心室頻拍
monomorphic ventricular tachycardia

幅広い QRS 波の頻拍（wide-QRS tachycardia）は基本的に 4 群に分けられる．すなわち ① 心室頻拍，② 先行する脚ブロックを伴う上室頻拍，③ 促進（頻拍）依存性変行伝導を伴う上室頻拍，④ 副伝導路を順行伝導する早期興奮症候群，である．

心室頻拍（VT）とは，100 回/分以上のレートで連続した 3 個以上の心室興奮を指す．VT の短い連発を**サルボ**と呼ぶことがある．VT は**持続性**（sustained）と**非持続性**（nonsustained），

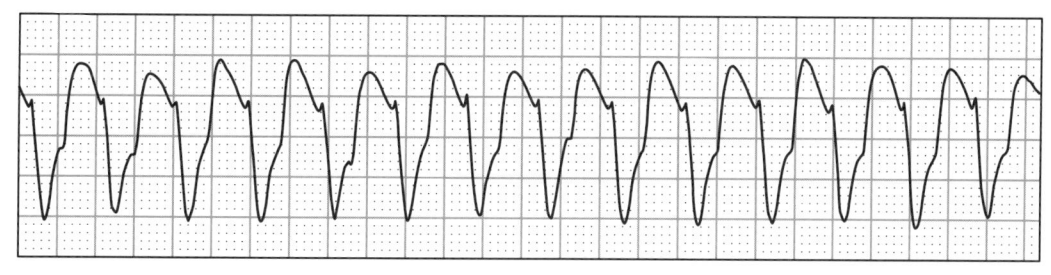

図14-5　単形性心室頻拍

また**単形性**（monomorphic）と**多形性**（polymorphic）に分類される。非持続性 VT の定義は，生理検査室で誘発される場合は持続が 30 sec 未満の VT で血行動態の破綻を伴わないもの，または自然発症する場合は持続が 15 sec 未満の VT である。単形性 VT とは単一の QRS 波形態を示す頻拍を指す（**図 14-5**）。多形性 VT は複数の QRS 波形態を示す。

● **幅広い QRS 波の頻拍の鑑別診断**

幅広い QRS 波の頻拍の鑑別診断は治療や予後を考えれば重要だが，臨床上直接の問題は患者の血行動態である。血行動態に破綻をもたらす頻拍はすべて速やかにカルディオバージョンすべきである。患者の血行動態反応のみに基づいて，VT をほかの幅広い QRS 波の頻拍から鑑別できるという考え方は，最も有害な心電図の作り話の 1 つである。特にレートが 170 回/分未満ならば心室頻拍に耐えられる患者もいる一方，健康でも上室頻拍で突然卒倒する人もいる。

QRS 波の幅（＝間隔）が VT の診断基準として引き合いに出されることがよくある。QRS 間隔が 140 msec 以上であれば VT の可能性が高く，QRS 間隔が 120 msec 未満なら上室性起源が多いという事実はあるが，これらの所見は特異的ではない。一般的法則として VT 中に生じる細胞間の興奮伝導は His-Purkinje 網を介した伝導より遅い。そのため VT の QRS 波は典型的には幅広くスラーする一方，正常伝導系を介した伝導による QRS 波は典型的には幅が狭く鋭い記録となる。

QRS 波の幅は心室の最初に脱分極した部位に直接関連している。脱分極が心室中隔や束枝近傍から発生した場合は，右室と左室の脱分極はほぼ同時に起こり，より正常に近い状態をとるため QRS 波の幅は狭くなる。しかしながら心室自由壁から脱分極が開始する場合には，興奮が伝導の遅い心室筋を介して伝搬しながら脱分極が連続的に起こるため QRS 波は幅広くなる。この論理に従えば，**洞調律時の QRS 波が頻拍時より幅広い場合は，頻拍は心室中隔から発生している可能性が高い**。

中隔に進入する副伝導路も同様にこの基本原則に従う。すなわち中隔への進入部位から正常に近い順序で心室脱分極を引き起こすため，幅の狭い QRS 波を生じる。逆に進入部位が外側自由壁の場合，偏心的な順序で脱分極が生じる結果，早期興奮頻拍中の QRS 波は幅広くなる。

脚ブロック波形を伴う QRS 波は最初から異常に幅広いため，右脚ブロック波形の幅広い波形の頻拍は QRS 波の間隔が 140 msec 以上ならVT の可能性が高く，左脚ブロック波形の幅広い頻拍では QRS 波の間隔が 160 msec 以上ならば VT の可能性が高い。

軸偏位（axis deviation）は VT 診断の補助となり，特に洞調律時の値から 40°以上軸偏位がある場合に有用である。VT に関する文献では，軸偏位を表現するのに異なる用語が用いられていることから，この用語に関する簡単な説明を以下に示す。

VT が心基部またはその近傍から発生する場合には，平均 QRS 軸は下方を向き下壁誘導で陽性の QRS 波となる（**図 14-6**）。したがって，

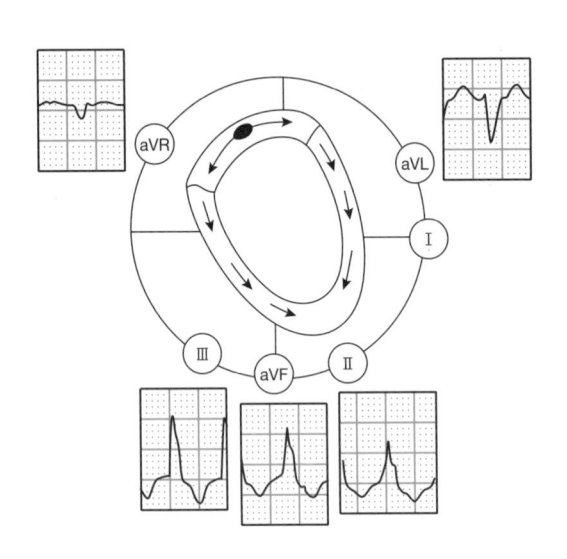

図 14-6 右下方 QRS 軸の心室頻拍
起源は心室円錐の基部である。

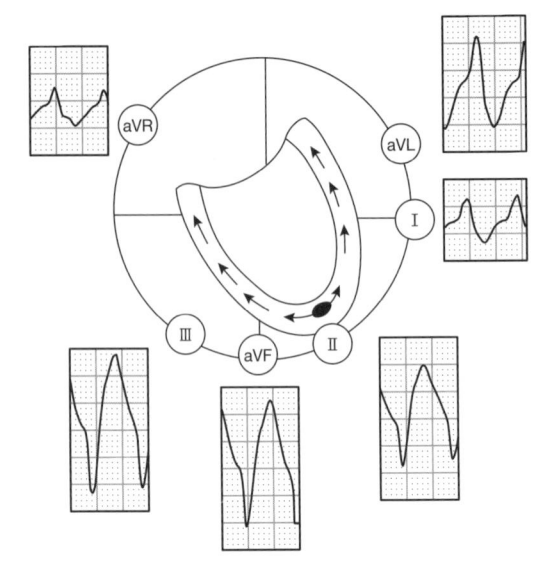

図 14-7 左上方軸の心室頻拍
起源は心室円錐の心尖部である。

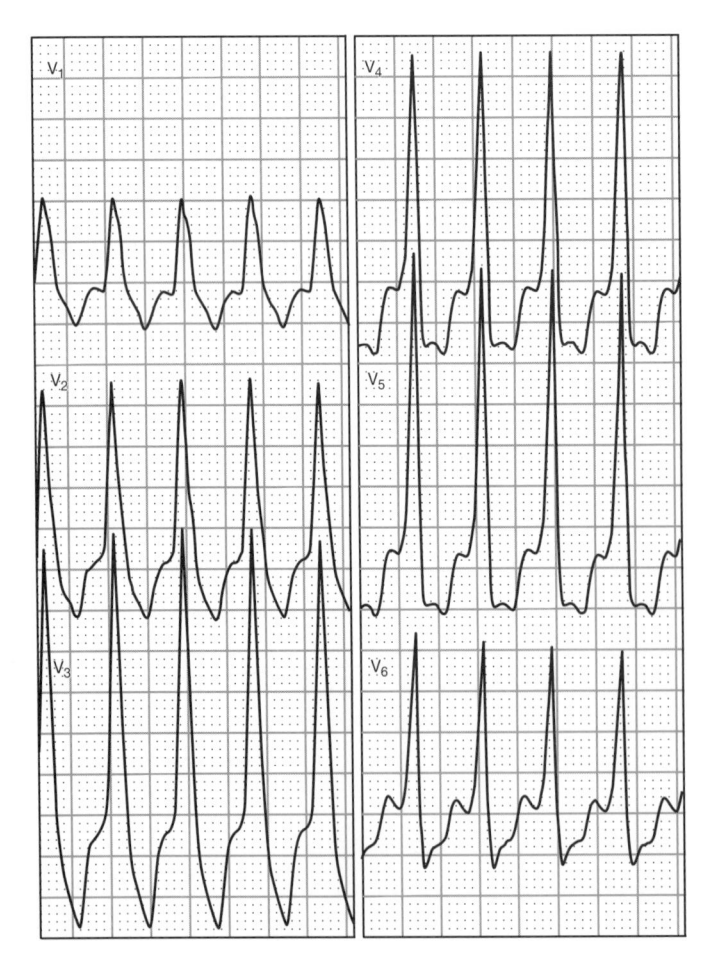

図 14-8 前胸部の陽性一致性（V₁〜V₆ 誘導）
頻拍は心室後壁起源である。

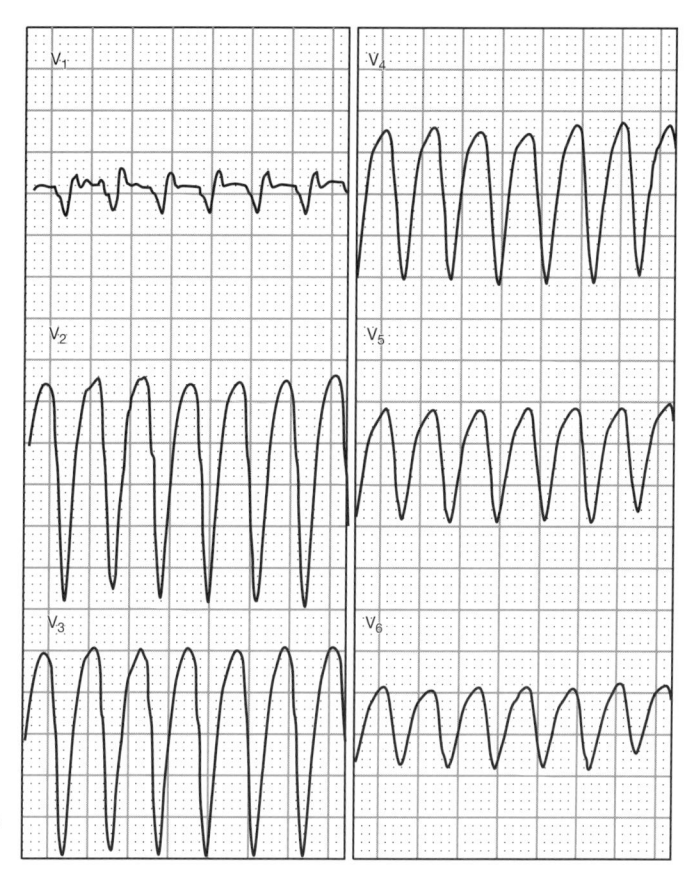

図 14-9　前胸部の陰性一致性（V₁〜V₆誘導）

下壁誘導（Ⅱ，Ⅲ，aVF）で陽性波の VT は**下方軸**（inferior axis）を示すといわれる。

VT が心室の心尖部またはその近傍から発生する場合は，平均 QRS 軸は上方向となり下壁誘導で陰性の QRS 波となる（**図 14-7**）。

VT が左室後壁から発生する場合は，脱分極波は水平面にて前方向で**陽性一致性**（positive concordance）となり，前胸部誘導で一律に陽性の QRS 波となる（**図 14-8**）。陽性一致性は VT を強く示唆するが，左室後壁の副伝導路を順行伝導する逆方向性頻拍の場合にも起こることがある。

陰性一致性（negative concordance）とは，前胸部誘導で一律に陰性の QRS 波となることであり（**図 14-9**），VT が左室心尖部領域から発生していることを強く示唆している。この場合，前胸部誘導の陽極から脱分極が遠ざかるために陰性の QRS 波が記録される。

房室解離（atrioventricular dissociation）の存在は VT の有力な証拠との見解がなされているが（**図 14-10**），率直に述べれば房室解離はただ単に心房起源を除外するに過ぎない。正確な診断上，残念なことに心房のエントレインメント（同調）を伴う心室頻拍がよくみられ，非常に速い VT では心房興奮が遮蔽されて解離を同定することが不可能となる。房室解離は VT が証明されたもののうち，20％に存在している。

心室融合収縮（ventricular fusion beat）は VT を強く示唆する。ちょうどよいタイミングで洞興奮と心室期外興奮が心室の興奮を共有する時に心室融合が発生し，ハイブリッドの QRS 波が生じる（融合収縮，図 14-10F）。しかし，融合収縮は VT 中にはあまりみられない。VT 中に反対側の心室から期外収縮が発生する場合にも QRS 波の形態が変化するため，融合収縮と間違えることがあるので注意すべきである。

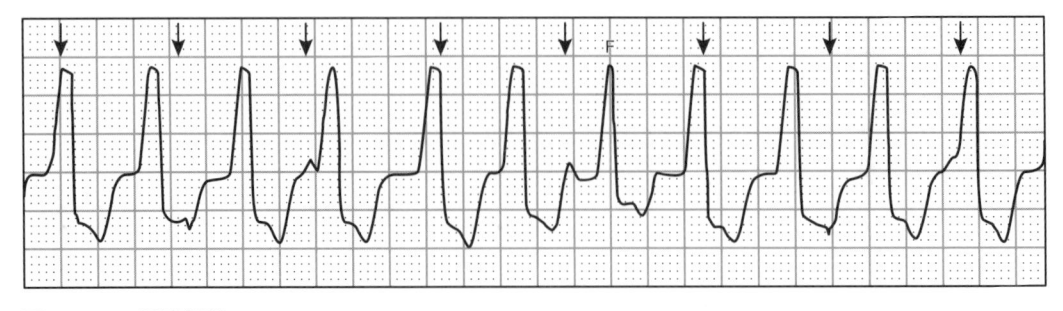

図 14-10　房室解離
解離している洞性P波（矢印）が一部捕捉され，融合収縮（F）を形成している．

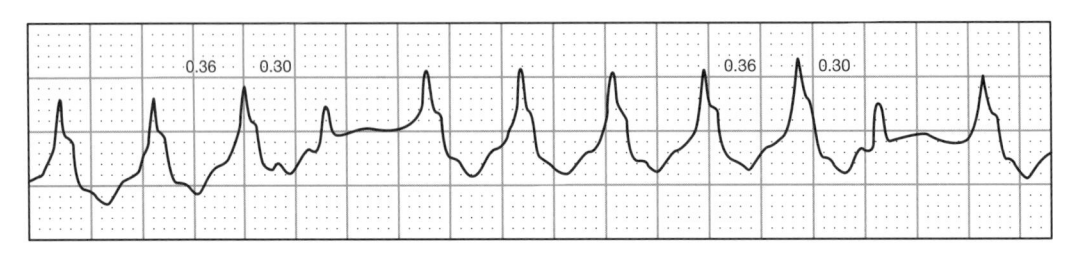

図 14-11　洞捕捉収縮
洞収縮が間歇的に心室捕捉しておりR-R間隔が0.36 secから0.30 secへ短縮しQRS波が正常化している．

　VT中にみられる洞捕捉収縮（sinus capture beat）を図14-11に示す．洞興奮が間歇的に心室を捕捉する結果，QRS波形が正常化して頻拍のR-R間隔が短縮する．部分的捕捉では融合収縮が生じる．捕捉収縮が起こるためにはVT中に洞調律が持続している必要があり，房室解離が完全でない必要があるために，捕捉収縮はまれである．
　幅広いQRS波の頻拍中のQRS波の形態が，上室頻拍とVTの鑑別のために引き合いに出されることが多い．
　従来からVTはV_1誘導におけるQRS波形に基づいて大きく2つに分類されている．V_1誘導で陽性優位のQRS波は**右脚ブロック波形**を示すとされ，左室起源の頻拍と考えられる．一方，V_1誘導で陰性優位のQRS波は**左脚ブロック波形**を示し右室起源の頻拍を表すと考えられる．その後の研究で，この理論は限定的ではあるが支持されるようになった．右脚ブロック波形を伴うVTは，ほとんど常に左室起源であるが，左脚ブロック波形を伴うVTは右室起源または中隔起源であることを示唆している．前額面の軸と前胸部誘導のR波増高に基づいたVT起源同定のためのアルゴリズムを図14-12に示す．また，各種の右脚ブロック波形とその相互関連性を図14-13に示す．右脚ブロック波形を伴いV_1誘導での単相性または二相性QRS波はVTを示唆する．
　左脚ブロック波形の心室期外収縮を図14-14に示す．特にV_1誘導でのr波が注目を引くが，真の左脚ブロック型と考えるよりも幅広い．ここで示される4つの左脚ブロック波形，Kindwallの基準（Kindwall criteria）は，VT鑑別の基準として高い予測的確度を有することが示されており，① V_1かV_2誘導で初期R波が30 msecを超える，② V_6誘導でのQ波が存在，③ V_1かV_2誘導でQRS波開始点からS波最下点までの時間が60 msecを超える，④ V_1かV_2誘導でのS波下行脚にノッチ，がその基準である．
　Brugadaのアリゴリズム（Brugada algorithm）は4段階からなるVTの診断法で，一

波形	LBBB 波形なら 中隔		RBBB 波形なら 自由壁	
軸	上方軸なら， 中隔下部	下方軸なら， 中隔上部	上方軸なら， 下方自由壁	下方軸なら， 上方自由壁
R 波	増高すれば， 下壁・心基部 中隔	ないまたは遅ければ， 下壁・心尖部 中隔	逆または遅ければ， 下壁・側壁 自由壁	突然消失すれば， 前壁・心尖部 自由壁

図 14-12　VT 起源の位置決定アルゴリズム

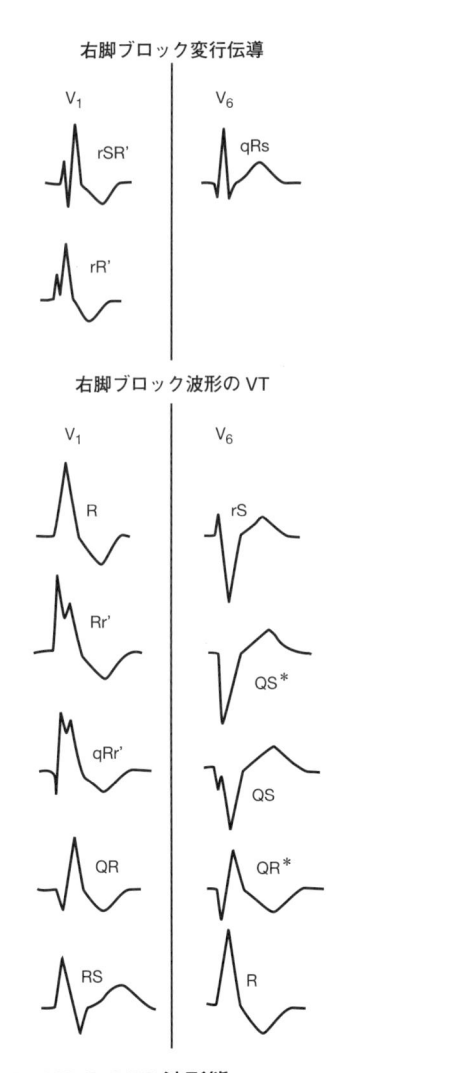

図 14-13　VT の QRS 波形態
＊印の付いた波形は V₆ 誘導で左脚ブロック波形の典型的 VT である。

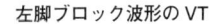

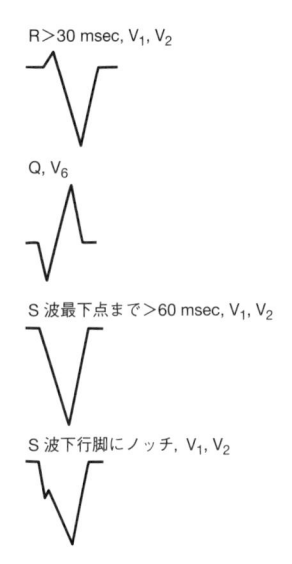

図 14-14　Kindwall 基準の模式図

RS 波がない場合は自動的に VT と診断される。RS 波がみられる場合に **RS 間隔が 100 msec を超えれば**，調律が VT であることを示唆する（**図 14-16**）。RS 間隔が 100 msec 以下の場合は，**房室解離**の証拠の有無を探す。房室解離が存在すれば，調律は VT である。房室解離がみられなければ，通常の V₁ と V₆ 誘導における波形の基準（前述）を適用する。

　心室興奮における Q 波の存在を**図 14-17** に示す。心室が非同期的に興奮するために，正常の興奮伝導（①）ではみられなかった Q 波が顕性化する。診断的に意味があるためには，Q 波に強い陽性成分（QR）を伴う必要がある（②）。VT 中の Q 波の存在は，不整脈機序の可能性と

部分が前胸部誘導における QRS 波形態に基づいている（**図 14-15**）。どの前胸部誘導にも

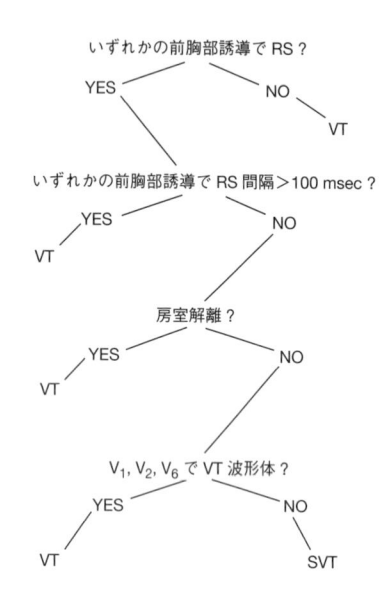

図 14-15　Brugada のアルゴリズム

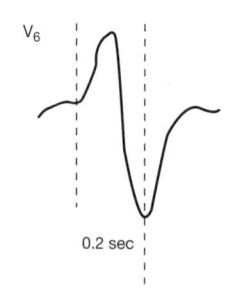

図 14-16　RS 間隔は QRS 波の開始点から S 波の最下点までを測定する

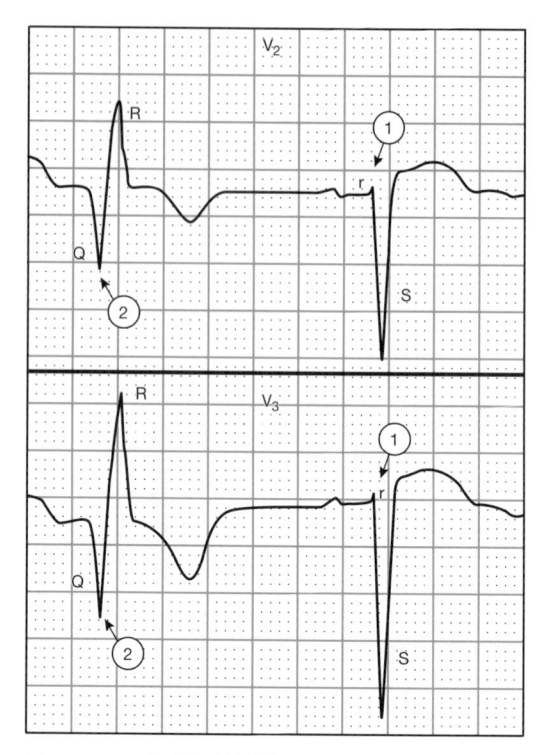

図 14-17　心室期外収縮により可視化された梗塞の既往

して既存の梗塞による瘢痕内または瘢痕周囲のリエントリーを表している。心筋梗塞の既往がある幅広い QRS 波の頻拍は VT の可能性が高い。

不整脈原性右室異形成症
arrhythmogenic right ventricular dysplasia

　不整脈原性右室異形成症（ARVD）は右室自由壁心筋が広範に脂肪組織で置換され，時には筋層が完全に消失（Uhl 奇形）する特徴をもつ心筋症である。この症候群の頻度には性差があり，男性が女性の約 3 倍である。典型的な症状発現は，若年から中年の男性で動悸，失神，心

不全，左脚ブロック波形の心室頻拍がある。心臓突然死を起こすこともある。頻拍時の QRS 軸は通常 +60～+140°の範囲であるが，頻拍発作のたびに変動することがある。普段の心電図ではしばしば右側（前）胸部誘導（V_1～V_3）で T 波の陰転化を伴い，QRS 間隔の延長（>110 msec）を認める。V_1～V_3 誘導の QRS 波の後にみられる小さい興奮後波である**イプシロン（ε）波**が約 30％の患者で認められる。加算平均心電図では右側胸部誘導の QRS 時間が 180～290 msec，興奮後波が 360 msec に及ぶ。

右室流出路頻拍
right ventricular outflow tract tachycardia

　右室流出路（RVOT）起源の心室頻拍は女性によくみられ，通常は非持続性で心臓突然死の合併はまれである。この頻拍は典型的には左脚ブロック波形で下方（正常から右方）軸を示す（**図 14-18**）。運動により誘発されることが多

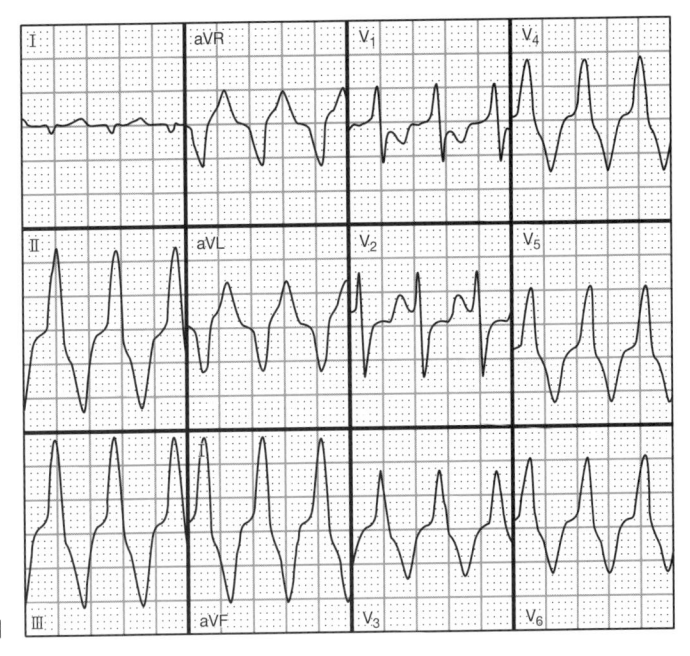

図 14-18　右室流出路頻拍

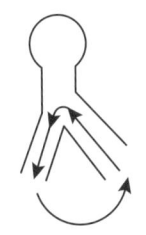

図 14-19　順行伝導が右脚を介する脚枝間リエントリー

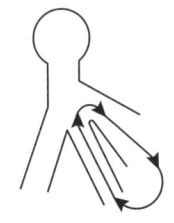

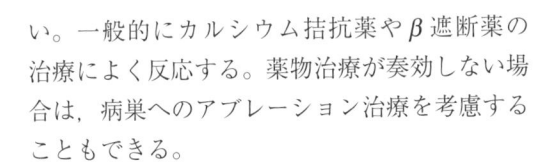

図 14-20　順行伝導が左脚後枝を介する束枝リエントリー

い。一般的にカルシウム拮抗薬やβ遮断薬の治療によく反応する。薬物治療が奏効しない場合は，病巣へのアブレーション治療を考慮することもできる。

脚枝間リエントリー性心室頻拍と束枝心室頻拍
bundle branch reentry and fascicular ventricular tachycardia

　脚枝はリエントリーの解剖学的基質として働くことがある。この場合，順行伝導は通常，右脚を介して起こる（図14-19）。脱分極は右心室から開始するため，心電図では左脚ブロック波形を示す。回路が逆の場合には順行伝導は左脚を介して起こり，VTは右脚ブロック波形を示す。器質的心疾患をもたない患者におけるVTは通常特発性心室頻拍（idiopathic ventricular tachycardia）として分類される。

　左脚の束枝もVTのリエントリー回路として機能することがある。ほとんどの場合（＞90％）順行伝導は左脚後枝を介して起こる（図14-20）。

　心室の脱分極は左心室から開始するため，VTは右脚ブロック波形を示し，左脚前枝が逆行伝導に用いられることから上方軸が記録される（図14-21）。回路が逆の場合には右脚ブロック波形で左脚後枝ブロック波形（下方軸）のVTが観察される。瘢痕組織起源のVTとは異なり，リエントリー回路の一部に伝導組織を活用するVTでは，幅が狭くより先鋭なQRS波

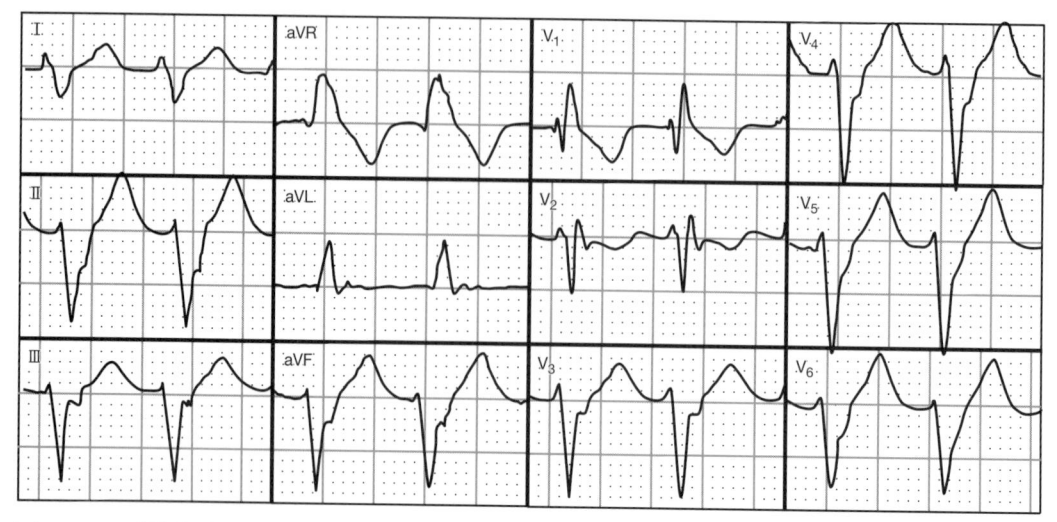

図 14-21　順行伝導が左脚後枝を介する束枝頻拍

を生じやすい（図 14-21 の aVL 誘導に注目）。

束枝頻拍は男性に多い。器質的心疾患の存在はまれなため，普段の心電図は正常のことが多い。典型的には運動や感情的苦痛で誘発される動悸，めまい，および失神が主訴である。

二方向性心室頻拍
bidirectional ventricular tachycardia

二方向性心室頻拍はまれな VT の型であり，典型的には前胸部誘導で右脚ブロック波形を示し，肢誘導で交互に右軸偏位と左軸偏位が現れる（図 14-22）。この不整脈は特にジギタリス中毒に関連しているが，まれな病態として QT 延長と周期性四肢麻痺が特徴の Andersen-Tawil 症候群の症例や，VT による失神が感情的ストレスや運動で誘発される**カテコラミン感受性多形性心室頻拍**（catecholaminergic polymorphic ventricular tachycardia；CPVT）の症例でも報告されている。カテコラミン感受性 VT は水泳競技者における溺死の原因として疑われる。発症は幼児期や小児期で，安静時の心電図は一般的に正常である。男性で少し頻度が高い。この不整脈は β 遮断薬に反応する。

多形性心室頻拍
polymorphic ventricular tachycardia

多形性心室頻拍はフランス語の名称であるトルサード・ド・ポアント（torsade de pointes；TdP）で広く知られており，波形が変化し独特の"捻れる"形態が生じる QRS ベクトルをとる特徴がある（図 14-23）。多形性 VT は以下の 3 つの点に基づく分類が知られている。すなわち，① QT 間隔が正常か延長しているか，② 頻拍開始が**休止（ポーズ）依存性か非依存性**か，③ 頻拍開始がストレス関連性か非関連性かに基づいて分類される。

厳密に言えば，TdP は QT 延長が特徴である多形性 VT の症例に限定するべきである。また多形性 VT は虚血や梗塞，低カリウム血症，低マグネシウム血症の患者でもみられることがある。このような症例では，徐脈と R-R 間隔（心拍数）の突然の変化が VT 開始の引き金になることが多い。抗不整脈薬や抗菌薬を含む少なくとも 50 種類以上の薬剤に多形性 VT を誘発する可能性があることが示唆されている。多形性 VT のさまざまな基質については 15 章で述べる。

14 心室不整脈　171

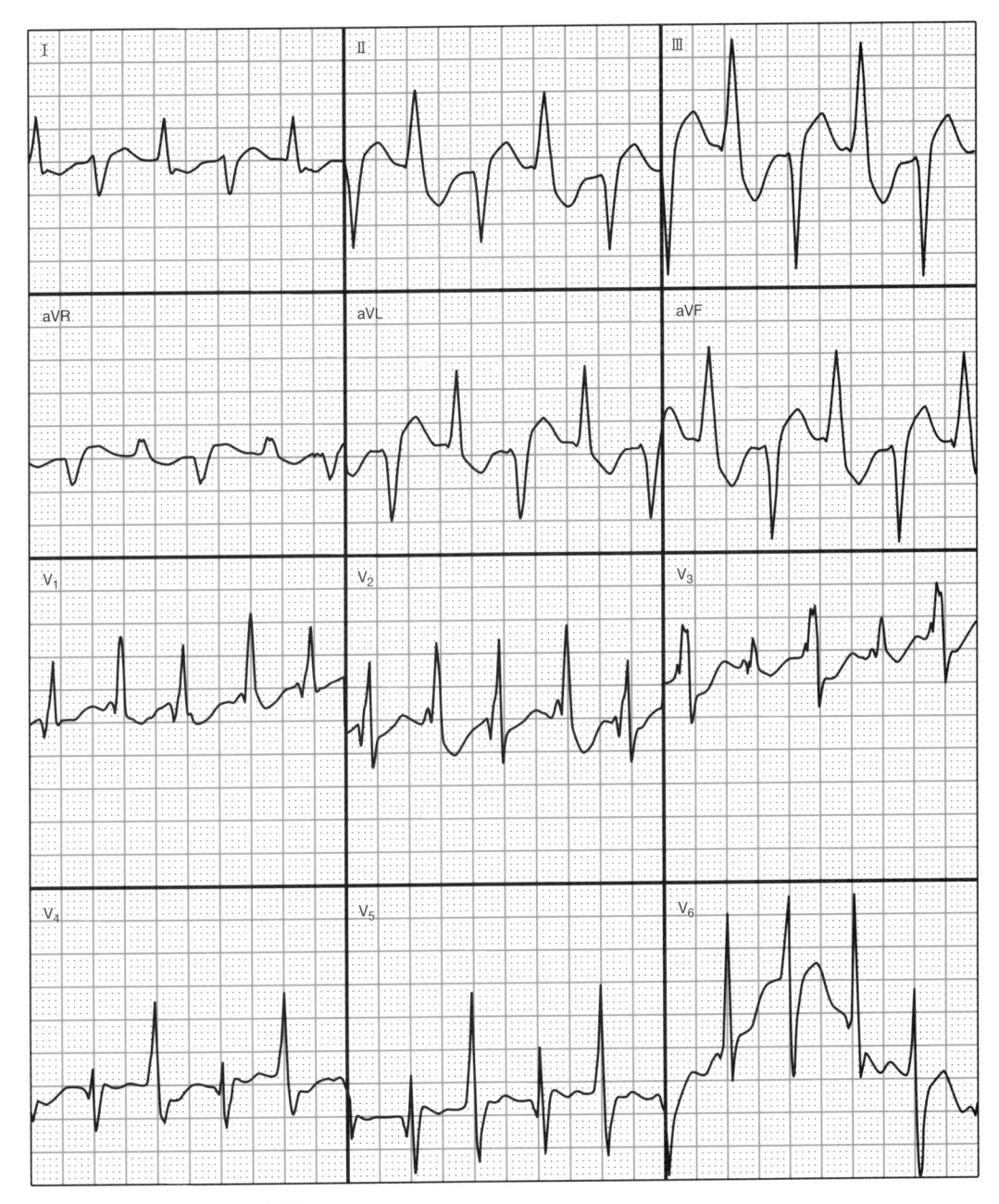

図 14-22　二方向性心室頻拍

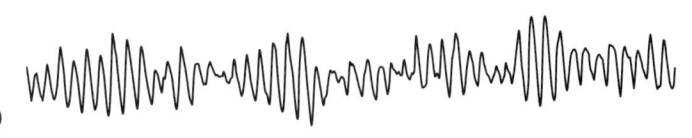

図 14-23　多形性心室頻拍（TdP）

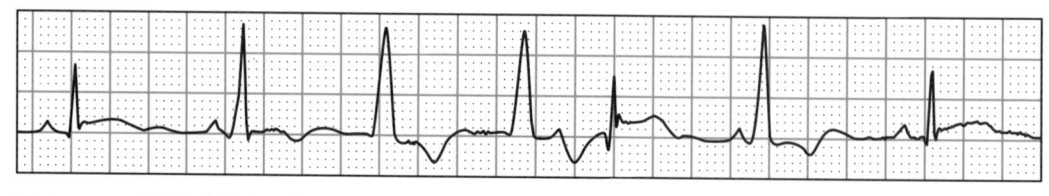

図 14-24 促進心室固有調律
2番目の QRS 波は融合収縮で，5番目の QRS 波は洞捕捉収縮である。

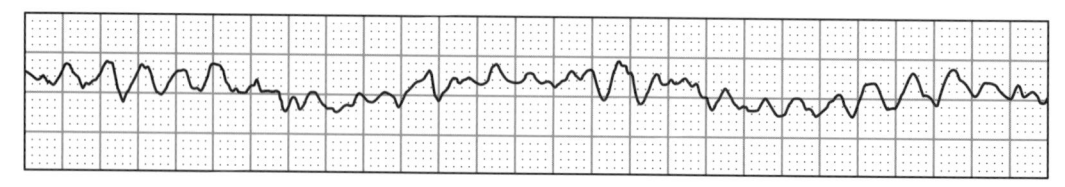

図 14-25 心室細動

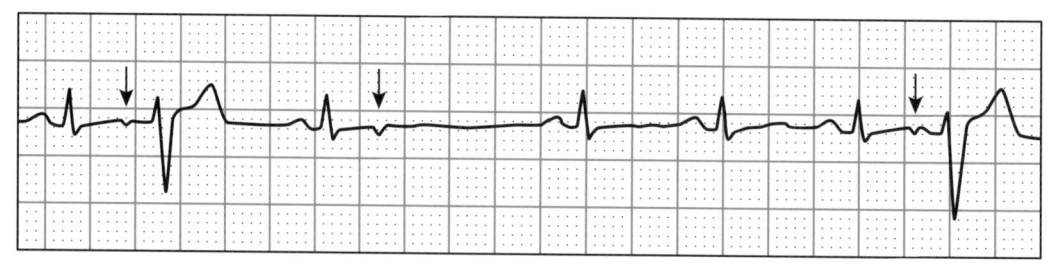

図 14-26 一見 PVC に見える PAC
矢印は PAC を示す。

促進心室固有調律
accelerated idioventricular rhythm

　促進心室固有調律（AIVR）は通常 45〜100 回/分の範囲のレートで自動能起源から発生し，ほとんど常に洞ペースメーカが緩徐となるために生じる。房室解離が一般的にみられるが，概して短時間である。心室興奮が逆行性に伝導して心房に進入することもある。緩徐なレートのために心室興奮と洞興奮との融合が通常認められる（図 14-24）。この調律はほぼ常に一過性で，典型的には洞調律の時期と交互に現れる。房室解離時に"心房収縮"の消失が生じても，AIVR での血行動態変化に治療が有効なことはまれのため，一般に AIVR を抑制する必要性はない。

心室細動 ventricular fibrillation

　心室細動（VF）は低振幅の波打つ基線で，明確な P-QRS-T 波を伴わない（図 14-25）。除細動のみが有効な治療であり，たとえ心肺蘇生が適切に実施されても除細動成功率は経時的に激減するため，（早期）除細動に勝る治療法はない。VF は治療されないとすぐに心室静止，すなわち心室活動の全面的欠如に至る。

診断のピットホール diagnostic pitfalls

　最も簡単な診断の手がかりが見落とされることがよくある。図 14-26 における調律は"PVC"と読影されるが，よく見ると洞調律に PAC（矢印）があり，変行伝導している。PAC が伝導しないために休止（ポーズ）がみ

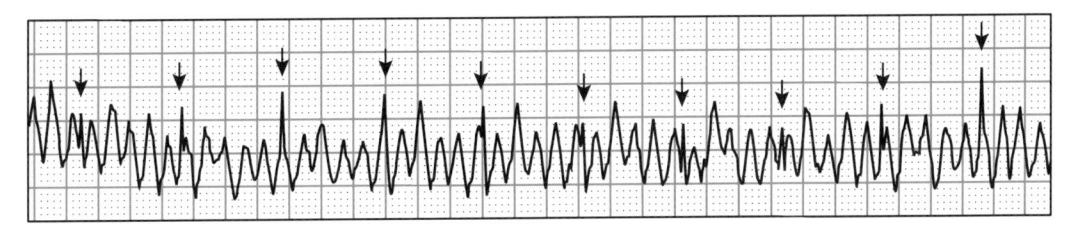

図 14-27　一見心室細動に見えるアーチファクト
患者の本来の R 波を標示する（矢印）。

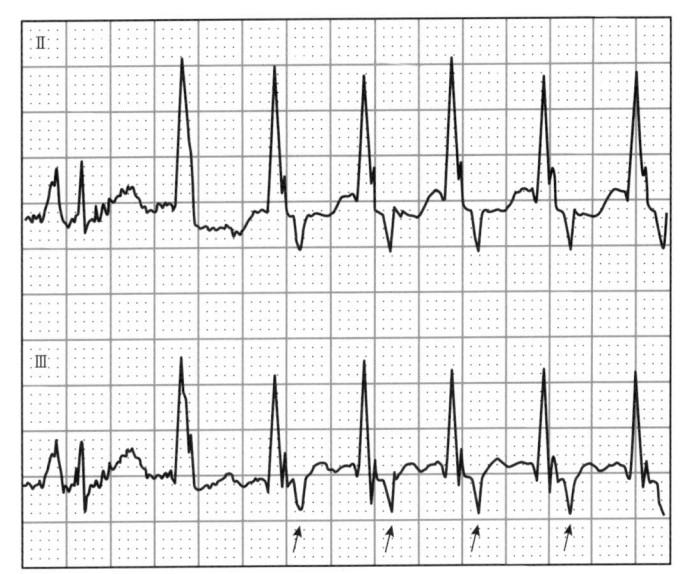

図 14-28　室房伝導（1：1）
矢印は陰転化 P 波。

られることすらある。

規則的な反復運動によるアーチファクトは"歯磨き頻拍（toothbrush tachycardia）"と呼ばれることがあり，時々 VT と間違える幅広い規則的な振れを生じることがある。**図 14-27** に示した心電図は失神の既往がある患者から得られた長い記録の一部で，一見すると VF と読影できる。しかし，じっくり見ると記録は明らかにアーチファクトで，本来の R 波は矢印で示されている。

室房伝導　ventriculoatrial conduction

室房伝導とは心室から心房への逆行伝導を指す。11 章のエコービート（**回帰収縮**）と房室回帰性頻拍の解説の中ですでに簡単に言及されているが，心房はリエントリー回路の必須部位である。また室房伝導は VT でもよくみられる。

図 14-28 で示された短い記録はⅡ，Ⅲ誘導から得られたものであるが，1：1 の室房伝導が 2 番目の心室 QRS 波の後から開始していることがわかる。この症例では深い陰転化 P 波が各 QRS 波の後に続き，心室調律により心房が同調させられていることを示唆している。**図 14-29** で示した症例では，VT 中に心室興奮が心房に 2：1 比で伝導している。

次の症例（**図 14-30**）では，VT 中に 3：2 伝導比のⅠ型（Wenckebach）2 度室房ブロックが認められる。これらの提示症例からわかることは，発生起源に関わらず速いペースメーカ（歩調取り）のものが全体的に心臓の調律を制御しやすい。そのため接合部頻拍や心室頻拍の時には，複雑な型の室房伝導がよくみられる。

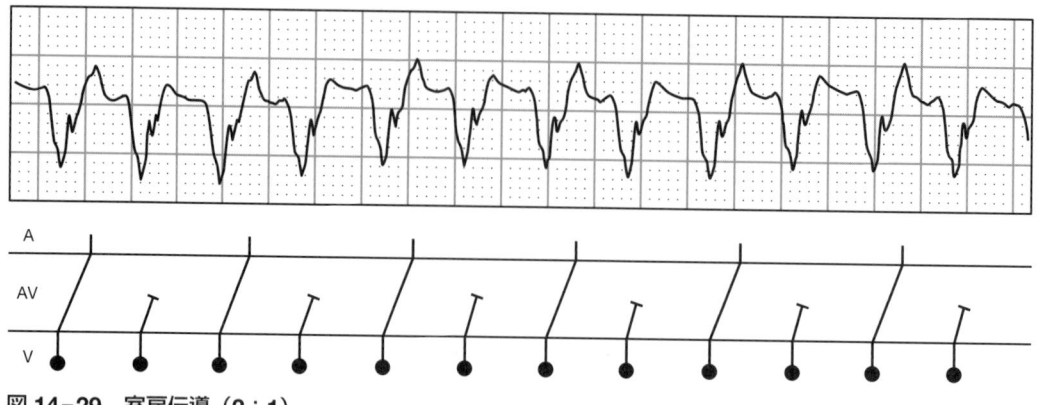

図 14-29 室房伝導（2：1）

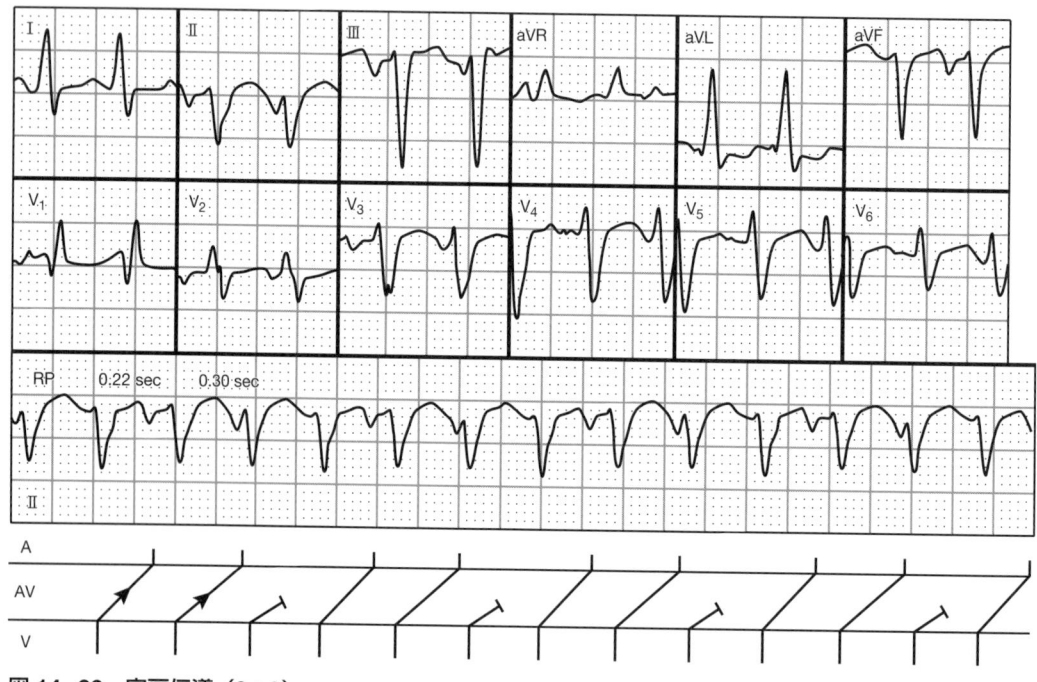

図 14-30 室房伝導（3：2）

副収縮　parasystole

　正常状態で心臓のペースメーカ部位はほかのペースメーカから保護されることはない。そのため，内因性に最速のペースメーカである洞房結節で生成された興奮は，これより緩徐なすべての従属的（二次性）ペースメーカが自発的脱分極する前に到達して受動的に脱分極させる。緩徐な従属的ペースメーカは，洞興奮による受動的脱分極を受けて連続的に再設定（リセット）されるために，最速レートで自発的興奮生成する洞結節が心臓調律を独占的に制御し続ける。

　伝導系の病的領域では，洞興奮による受動的興奮から保護されたまま自発的に脱分極（興奮生成）する能力が維持されることがある。この場合，洞興奮が異所性中枢に"進入"し興奮させてリセットすることができないため，異所性中枢は**進入ブロック**（entrance block）を示すといわれる状態となる。このような状況下では保護された異所性ペースメーカが洞ペースメー

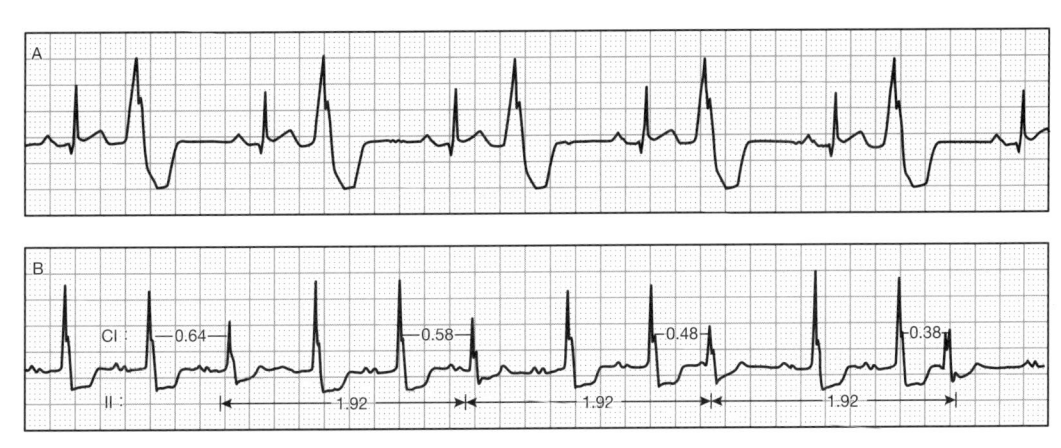

図 14-31 心室期外収縮と心室副収縮の相違
A：心室二段脈，B：心室副収縮，単位は sec。CI：連結期，II：期外間隔

力と共存し，心臓調律を制御するのに拮抗する．保護された異所性ペースメーカに伴う現象を**副収縮**（parasystole）と呼ぶ．副収縮ペースメーカは心房，接合部，心室にある．

副収縮の診断基準として，①さまざまな連結期，②一定または共通の分母をもつ期外間隔，および③融合収縮がある．**連結期**（coupling interval）とは洞興奮と後続する異所性興奮間の時間である．**期外間隔**（interectopic interval）とは連続した異所性興奮間の時間で，間入した洞興奮を含んでいる．

図 14-31は通常の心室期外収縮と心室副収縮の相違を示している．上段の記録（A）では心室二段脈がみられる．洞興奮と後続する心室興奮間の連結期は常に等しく，また連結期は一定である．下段の心室副収縮調律（B）の場合には，連結期は異なる（各々 0.64，0.58，0.48，0.38 sec）が，期外間隔は常に一定（1.92 sec）である．副収縮調律において連結期が異なるのは，副収縮調律が洞調律から独立（解離）しておりその固有レートで興奮している事実を反映している．

図 14-32は心室副収縮の別の例を示している．期外間隔の基本周期（周期長：1.40〜1.42 sec）とその倍数を参考までに示した．この副収縮中枢（起源）は洞興奮と心房期外興奮や心室期外興奮から保護されている．心室不応期中に起きる副収縮興奮は心室を脱分極できないために，副収縮興奮波間にポーズを生じて副収縮基本周期のちょうど倍数となる．数か所で洞興奮と副収縮興奮が心室脱分極を共有し融合収縮（F）を生じている．

心房副収縮の例を**図 14-33**に示す．明らかな副収縮は矢印で示し，捕捉できない副収縮興奮は白丸で示してある．この例では副収縮調律がある度合いの**進出ブロック**（後述）を伴っている．つまり心房不応期を十分過ぎてから起こった副収縮興奮にも捕捉できないものがいくつかあり，これは副収縮中枢から興奮が進出できなかったことを意味している．

副収縮調律は一過性であったり持続的であったりする．数年隔ててとった記録で一貫して副収縮興奮が認められることもある．心室副収縮は良性のことが多く，副収縮に心室細動（VF）が合併することは極めてまれである．副収縮中枢に共存する進出ブロックが頻回にあり，また洞調律が競合するために，副収縮中枢の速い興奮が心室頻拍を示すことはまれである．副収縮基本周期の倍数だけしかみられない症例が時々ある．この場合には観察される基本周期の最小共通周期（公約数）となる真の基本周期を計算しなくてはならない．

進出ブロック exit block

自発的興奮生成，すなわち自動能は心臓組織

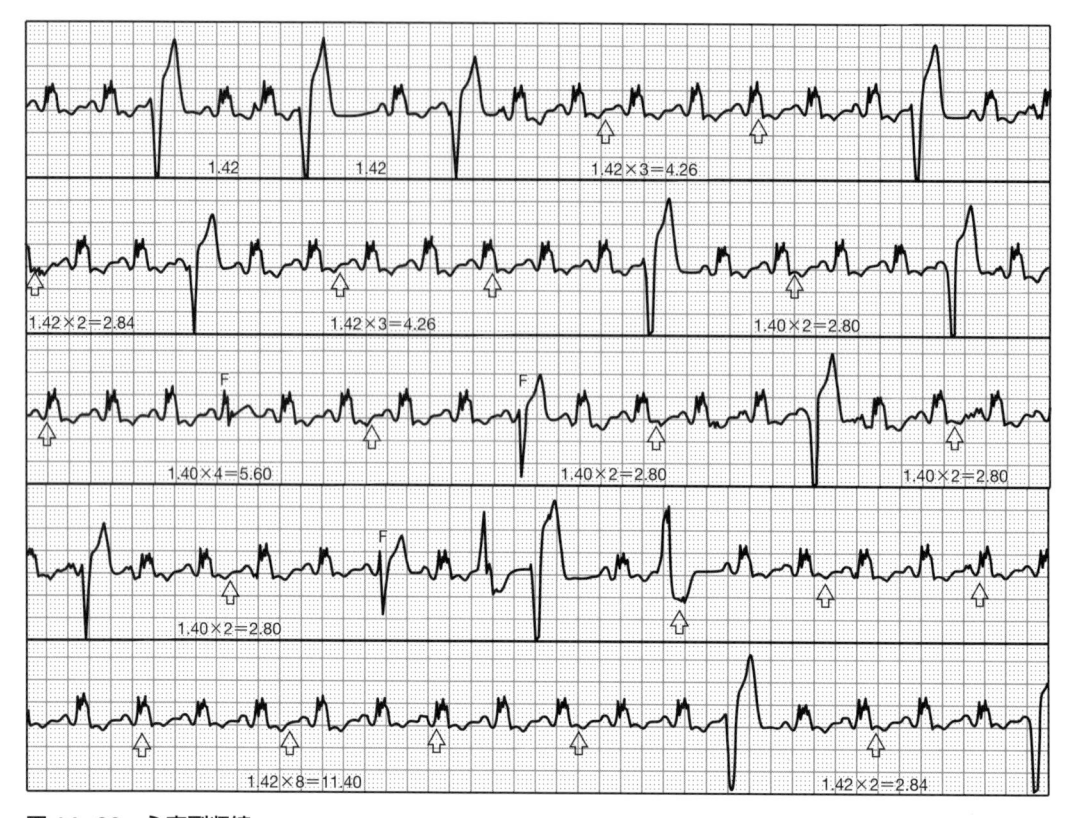

図 14-32 心室副収縮
心室不応期に起こる副収縮興奮は心室を脱分極できない（矢印）。単位は sec。F：融合収縮

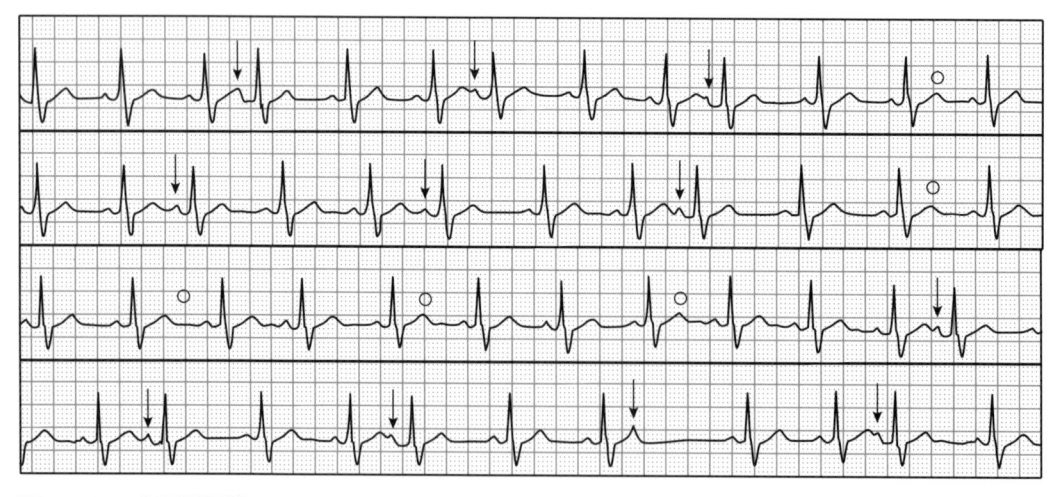

図 14-33 心房副収縮
明らかな副収縮を矢印，捕捉できない副収縮興奮を白丸（○）で示す。

の内因的性質である。興奮はいったん生成されると心房筋や心室筋に連続的に伝搬して脱分極させ，心電図で何らかの振れを生じることとなる。特殊刺激伝導系内では興奮伝導されずに房室ブロック，束枝ブロック，脚ブロックをきたすことがある。また興奮中枢（起源）と連続す

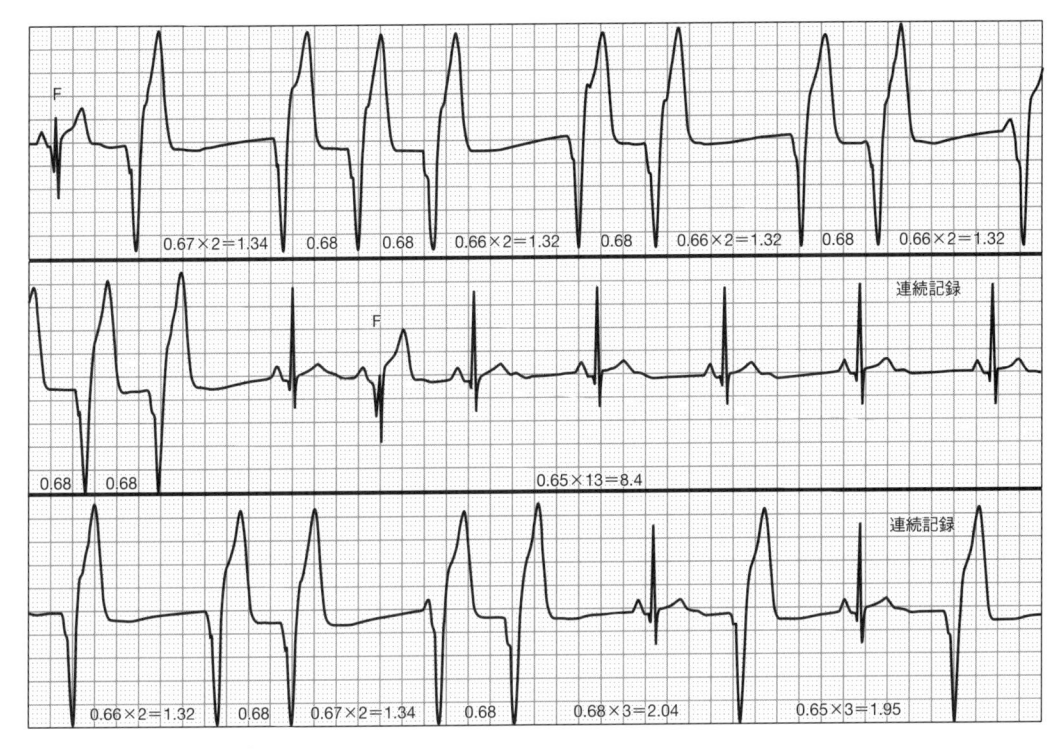

図14-34 心室進出ブロック
単位は sec。F：融合収縮

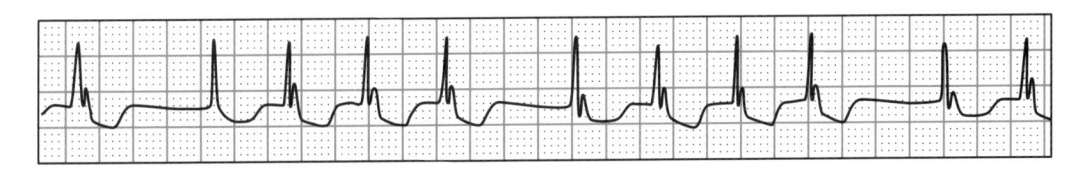

図14-35 接合部進出ブロック（5：4）

る心筋間で伝搬されずに**進出ブロック**として知られている状態をきたすことがある。進出ブロックが起こる場所としては，洞房結節と連続する心房筋の間（洞房ブロック），電気的ペースメーカのペーシング末端と連続する心筋の間，内在する異所性ペースメーカと連続する心筋組織の間が知られている。進出ブロックは突然発生し，事前に伝導遅延が検知されることもなく，またその後に伝導遅延が増悪すること（Wenckebach 周期）もない。

　予期する時相に心房波や心室波が出現しないことは進出ブロックの**必須条件**である。心室異所性中枢からの進出ブロックの例を**図14-34**に示す。この促進心室調律の R–R 間隔は 0.65～0.68 sec の範囲（88～92 回/分）である。期外間隔は 8.4 sec のものも含めこの基本周期の倍数である。長い休止（ポーズ）の間は洞調律が再開して制御し，またその間に融合収縮（**F**）が出現している。洞興奮が心室異所性中枢を受動的に興奮させずリセットしていない事実からして，異所性中枢は副収縮であることがわかる。

　図14-35は 125 回/分の接合部頻拍の例で，QRS 波が群れ（グループ）で出現し休止（ポーズ）で分けられている。① 基本周期(R–R 間隔)が短縮化する傾向があり，② ポーズは先行するどの 2 つの基本周期の和よりも短いことか

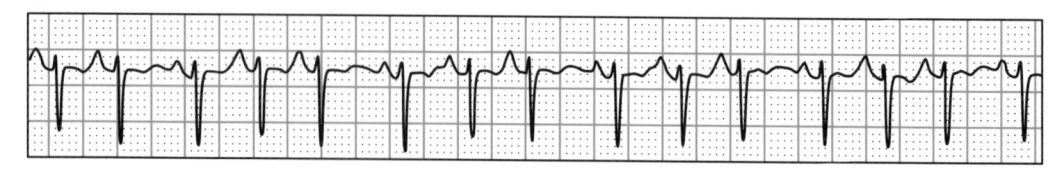

図 14-36　心房進出ブロック（4：3）

ら，接合部起源より遠位での5：4伝導比のWenckebach型の進出ブロックであると考えられる。

図 14-36では，心房頻拍のP波は一貫して繰り返す三連続の群れ（グループ）で現れている。群性の興奮，P-P間隔が短縮化する傾向，先行する2つのP-P間隔の和より短いポーズの存在から，心房異所性中枢からの4：3 Wenckebach型の進出ブロックであることが示唆される。

15 チャネル病

CHAPTER 15　The channelopathies

　チャネル病（channelopathies）はイオンチャネル蛋白をコード（翻訳）している遺伝子変異により引き起こされるさまざまな疾患の総称である。現在わかっているものに，筋緊張性疾患，囊胞性線維症，不整脈や突然死の原因となるさまざまな心臓症候群がある。多くの遺伝子欠損の発現はあるが，チャネル病は1つの基本的機序により多形性心室頻拍の基質となる。すなわち心室筋の電気的異質性により，再分極が貫壁性に不均一になる機序である。

Brugada 症候群　Brugada syndrome

　1992年に最初に同定されたBrugada症候群は，ナトリウムチャネル異常の原因となる3番染色体の短腕上にあるSCN5A遺伝子欠損が原因であった。遺伝様式は常染色体優性遺伝である。典型的な患者は多形性心室頻拍（VT）による失神発作を起こした後で診察に訪れる。心臓は器質的に正常である。約60％の患者で家族歴に心臓突然死がある。新たな遺伝子変異が起こったと考えられても，家族の一人にBrugada症候群の診断がつけば，ほかの家族もスクリーニングすべきである。

　以前から**予期せぬ夜間突然死症候群**（sudden unexpected nocturnal death syndrome；SUNDS）として知られていたBrugada症候群は世界中で発生しているが，特に東南アジア人（フィリピン人，日本人，タイ人，カンボジア人）でよくみられる。罹患人種の中では突然死の原因として一般的であり，男性が圧倒的に多いことがわかっている。タイ人ではこの病気はほぼ男性に限って起こる。

　普段の心電図はV$_1$〜V$_3$誘導で**Brugada サイ**

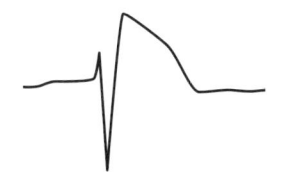

図 15-1　Brugada 症候群（coved 型）
V$_2$誘導でJ点上昇とST部分のコーブがみられる。

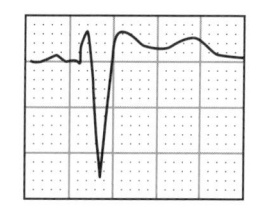

図 15-2　Brugada 症候群（saddleback 型）
V$_2$誘導でJ点上昇とST部分のsaddleback型変形がみられる。

ン（Brugada 型心電図），すなわち2 mm以上のJ点上昇とST部分の"coved型"を示し（**図15-1**），QRS波は右脚ブロック波形となる。もう1つ，亜型の波形として，V$_1$〜V$_3$誘導での"saddleback型"変化を伴うST上昇がある（**図15-2**）。また，saddleback型変化でJ点上昇やST上昇を伴わないものもある。約10％の患者で発作性心房細動がみられ，約半数例でPR延長を示す。QT延長はこの症候群の特徴ではない。これらの患者では一般にVTは**運動により誘発されない**。

　残念なことにBrugadaサインの出現は一定（常時）ではない。すなわちこの症候群は**潜在的，間欠的または永続的**である。またナトリウムチャネル機能不全が温度依存性である患者もおり，この患者では多形性VTが発熱時に発生

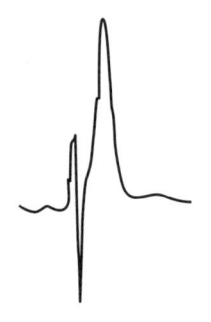

図 15-3　QT 短縮症候群
QT 間隔は短く，T 波は高く圧縮傾向にある。

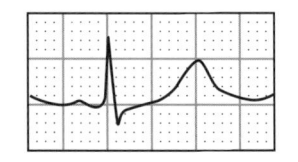

図 15-4　LQT1
基部が広い T 波と QT 延長がみられる。

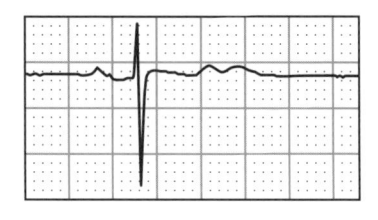

図 15-5　LQT2
二峰性の T 波と QT 延長がみられる。

しやすい。多くの例で心拍数が遅くなるため夜間睡眠中に VT が発生する。潜在的または間歇的に心電図変化を発現する患者では，プロカインアミドやフレカイニド，アジマリン投与により典型的な ST 変化が誘発されることがよくある。この症候群は多くの薬剤，血清カリウムの高値または低値，高カルシウム血症で増悪することがある。また後天性の病型を示す患者も存在し，ナトリウムチャネルの薬理的修飾が原因と推察されている。

たとえ潜在的または間歇的に心電図変化を起こす Brugada 症候群の患者でも，VT による心臓突然死（SCD）の可能性は高い。治療選択肢は植込み型除細動器（ICD）である。

QT 短縮症候群　short QT syndrome

QT 短縮症候群（SQTS）は 2000 年に初めて報告され，3 つの異なる遺伝子（*KCNH2, NCNQ1, KCNJ2*）の変異に関連するとされている。SQTS の患者では補正 QT 間隔が 300 msec 未満を示す（**図 15-3**）。重症度はさまざまである。心房細動や若年時に多い突然死の家族歴が一般的である。現在のところ ICD が唯一決定的な治療法である。

遺伝性 QT 延長症候群
genetically caused long QT syndrome

現在までに QT 延長症候群（long QT syndrome；LQT）の遺伝的原因が 8 つ報告されている。LQT の罹病率は約 7,000 人に 1 人と考えられ，現在若年者の SCD の重要な原因とされている。再発性失神を起こす患者や SCD からの蘇生者（生還者）は高リスクである。しかしながら自然停止する多形性 VT 発作の患者の多くは無症候性であり，自分の不整脈に気づいていない。また著明な QT 延長のない患者ですら失神や心停止を起こすことがある。

QT 延長症候群 1（LQT1）は最も一般的なタイプで，報告例のうち約 50％を占めている。これは染色体 11 番上の *KCNQ1* 遺伝子変異により，細胞膜を介したカリウム輸送の制御異常を生じている。2 つの発現型が知られている。すなわち難聴を伴わない Romano-Ward 症候群と，難聴を伴う Jervell and Lange-Nielsen 症候群である。

LQT1 の患者は特に運動中（ランニングや水泳）や感情的高揚状態（恐怖や怒り）といった交感神経刺激に反応して，トルサード・ド・ポアント（TdP）型頻拍を呈することがよくある。期外収縮により基本周期（R-R 間隔）が突然変化するため TdP を誘発することもある。LQT1 では T 波の基部が広い（**図 15-4**）傾向があり，QT 間隔は 440 msec 以上に延長する。しかしながら，症候性 QT 延長症候群（LQT）患者の 15％までもが，少なくとも間歇的にではあるが QT 間隔が正常を示す点は注目すべき

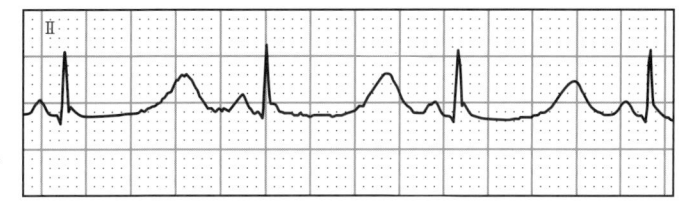

図 15-6　LQT3
Ⅱ誘導で遅れて現れるT波とQT延長がみられる。

図 15-7　QT延長症候群におけるT波交互脈

であるし，正常亜型として心筋虚血時や特に低カリウム血症といった電解質異常に反応してQT間隔が延長することがある点も注目すべきである。LQT1患者では交感神経刺激が多形性VTの誘因となるため，β遮断薬がVT抑制に有効であることが証明されている。

QT延長症候群2（LQT2）は2番目に多い亜型で，症例の約40％を占めている。これは染色体7番上にある*KCNH2*遺伝子変異によるもので，カリウム輸送の制御異常を生じる。LQT2患者はQT間隔延長に加えて二峰性でノッチしたT波を示し（**図15-5**），交感神経刺激に反応してTdP型頻拍を起こす。

QT延長症候群3（LQT3）は染色体3番上にある*SCN5A*遺伝子変異によるまれな亜型である。その特徴は遅れて現れるT波とQT延長（**図15-6**）であり，Brugada症候群の原因と同じナトリウムチャネルの変異を認める。しかしLQT3は"機能獲得"による異常であり，Brugada症候群は"機能欠損"による異常である。徐脈は遺伝子異常の作用を増強するので，LQT3患者では多形性VTが睡眠中発生しやすいことがわかる。これらの患者にはβ遮断薬は禁忌である。心拍数が増加するとQT間隔は短縮することがある。

QT延長症候群4（LQT4）は染色体4番上の*ANK2*遺伝子変異によるもので，特徴的なT波異常との関連性はない。

QT延長症候群5（LQT5）は染色体21番上の*KCNE1*遺伝子変異によるもので，基部の広いT波を生じる。

QT延長症候群6（LQT6）は染色体21番上の*KCNE2*遺伝子変異によるもので，二峰性T波を生じる。

QT延長症候群7（LQT7）は*KCNJ2*遺伝子変異によるもので，心筋と骨格筋に興奮性の異常があるAndersen-Tawil症候群（ATS）の原因となる。心電図上はノッチまたは二峰性をとるT波とQT延長を，また特徴的な身体的形態異常や周期性四肢麻痺を認める。これらの患者はTdPのみならず二方向性VTを発症するが，普段不整脈の自覚はない。症候性の患者にはICD植込みが有効である。

QT延長症候群8（LQT8）は*CACNA1C*遺伝子変異に関連しており，Timothy症候群の状態で発症する非常にまれな異常で，悪性心室不整脈，房室ブロック，免疫不全，心臓と顔と手の奇形（合指）と自閉症が特徴的である。多形性VTまたは感染症による死亡が一般的で，幼児期に発症することが多い。

QT延長症候群にはT波の波形変化に加え，心室不整脈を起こしやすくする徴候の発現がいくつか知られている。その中にはT波の極性が一拍ごとに変化する**T波交互脈**（**図15-7**）があり，電気的不安定性の明らかな発現と考えられている。

R-R間隔が突然変化する状態はいずれも多形性VTの引き金になりうる（**図15-8**）。つまり，期外収縮後のポーズや徐脈，房室ブロックは悪性因子であることがよく知られている。基本周期が突然変化すると心室再分極の不均一性がさらに増強し，これが多形性VTの重要な

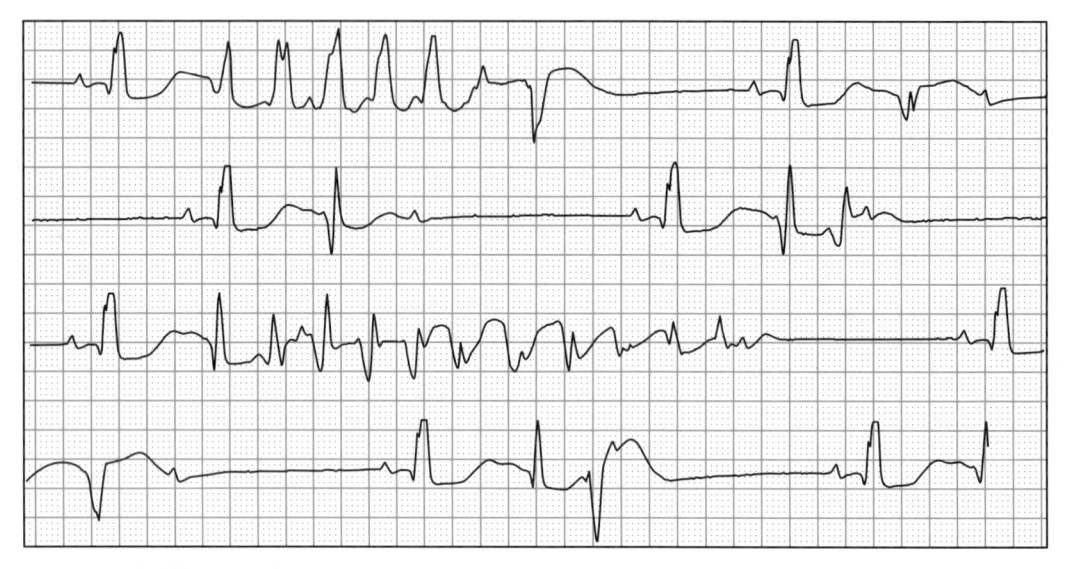

図 15-8　多形性 VT のバースト
QT 間隔延長と周期長の突然の変化で多形性 VT のバースト（連射）が発生している（V_1 誘導）。

前提条件となる。

　QT 延長症候群の患者は再分極を延長させる薬剤を投与されると VT の増悪を特に誘発しやすい。これらの患者に処方する時は，特に注意する習慣をつけるべきである（次項「後天性 QT 延長症候群」を参照）。

後天性 QT 延長症候群
acquired long QT syndrome

　薬剤関連性の QT 延長が**後天性 QT 延長症候群**のほとんどの例を占めている。コカインのような違法物質のみならず，60 以上の薬剤が TdP 型頻拍の原因となることが知られているかまたは疑われている。直接 QT 間隔を延長しない薬剤でも，ほかの薬剤の血中濃度を間接的に上昇させ副作用として関与することがある。

　大きく 3 つの種類の薬剤が原因のほとんどを占めている。

- 抗不整脈薬：アミオダロン，ジソピラミド，ドフェチリド，イブチリド，プロカインアミド，キニジン，ソタロールなど。
- 向精神薬：アミトリプチリン，クロルプロマジン，ハロペリドール，メソリダジン，チオリダジン，ピモジドなど。
- 抗菌薬：クロロキン，クラリスロマイシン，エリスロマイシン，ハロファントリン，ペンタミジン，スパルフロキサシンなど。
（訳注：未承認薬・販売中止の薬剤もそのまま記載した）

　これらのカテゴリーは一般的指針として提示されており，決して包括的ではない。胃腸機能調整薬，気管支拡張薬や筋弛緩薬，またほかの薬剤で細胞膜に作用するものは QT 延長を起こすことがある。

　電解質異常，特に低カリウム血症と低マグネシウム血症は 2 番目に重要な QT 延長の原因である。女性，腎不全，利尿薬使用などほかの要因も QT 延長に関与することがある。

　硫酸マグネシウムの静注が多形性 VT の治療選択肢である。原因薬剤を同定して中止することは必須である。

カテコラミン感受性多形性心室頻拍
catecholaminergic polymorphic ventricular tachycardia

　カテコラミン感受性多形性心室頻拍（CPVT）は，それ以外は正常な心臓をもつ小児や若年者の失神や心臓突然死の重要な原因であり，その

原因として染色体1番上にある4つの遺伝子変異が同定されている。すなわち心臓リアノジン受容体遺伝子（*RyR2*），アンキリン-B変異，カルスタビン2，*CASQ2*である。これらはすべて筋小胞体にあるカルシウムイオン交換に関与している。

典型的には普段の心電図は正常である。運動や感情的ストレスで心拍数が増加すると心室期外収縮の頻度が増加，複雑化して多形性VTや二方向性VTが誘発される。運動中は心室不整脈に先行して心房細動が起こることがある。

CPVTはイソプロテレノール静注で誘発できる。揮発性麻酔薬やスキサメトニウム（サクシニルコリン）を使用すると骨格筋*RyR1*変異の保因者で悪性高熱症を生じることがあるが，*RyR2*変異の保因者やCPVT患者では悪性高熱症は報告されていない。β遮断薬でCPVTを本質的に抑制することができ，プロプラノロール静注が頻拍の急性期治療に用いられる。β遮断薬とICDを組み合わせると，心臓突然死を最大限に予防できる。

16 電気的ペーシング

個別の機能的パラメータによらず，電気的心臓ペースメーカは次の3つの要素から基本的には構成されている．すなわち，① 電源，② ペースメーカの機能的パラメータを決める電気回路，③ ペースメーカと心臓組織を接続するリードである．ペースメーカには体内式または体外式と，一時的または恒久的な装置があり，除細動や過駆動（オーバードライブ）ペーシングのような抗頻拍機能が付いたものもある．

リードは，① 共軸の金属ワイヤー，② リードワイヤーをペースメーカに接続する連結ピン，③ 内因性（自己）の心臓電気興奮を感知し，かつ心臓組織に人工的に発生させた刺激を伝える1つ以上の遠位電極から構成されている．**単極リード**（unipolar lead）は，ペーシングワイヤー末端が単一端の電極で構成され，ペースメーカの金属製ケース（缶）が回路を成立させる役割を担う．単極性ペースメーカから発生するペースメーカアーチファクト（スパイク）は典型的には大きい．**双極リード**（bipolar lead）は，先端電極とリード先端付近にあり隣接する輪状電極とからできている．先端電極は次項で述べる感知とペーシングのために用いられ，輪状電極は電気回路を成立させるために存在する．双極性ペースメーカから発生するペースメーカアーチファクトは一般に小さく，正常ゲインのモニタ装置でみるのは困難なことすらある．

経静脈的に設置されたリードのことを**心内膜リード**（endocardial lead）という．通常，リードは右心室の心尖部に設置し，心房リードは右心耳に設置する．胸部X線と心電図上の特徴的な左脚ブロック波形出現により設置を確認する．

基本機能パラメータ
basic functional parameters

すべてのペースメーカには2つの基本的な機能的パラメータ，すなわち**感知**（sensing）と**ペーシング**（pacing）がある．

感知または**感度**（sensitivity）とは患者の内因性（自己の）興奮を検知できるペースメーカの能力のことである．内因性興奮を検知するとペースメーカの刺激生成は抑えられ，この反応は**抑制**（inhibition）として知られている．抑制することによってペースメーカが心臓の内因性興奮と拮抗するのを防止している．ペースメーカが検知できる心房波または心室波の最小振幅を**感知閾値**（sensing threshold）と呼ぶ．感度はmVで測定する．

植込み型ペースメーカの感度は電気的に調整（再プログラム）することができる．体外式ペースメーカには，患者の心拍に合わせてペースメーカの感度を調整できるダイアルが付いている．感度4mVとは，4mV以上の自己波ならペースメーカが検知することを意味している．**感度を増加させるとは電圧の設定を減少させな**ければならないことを意味している．言い換えれば，3mVに感度を設定するとペースメーカはより小さい波を検知するようになり，感度は高くなる．20mVの感度では，波形を検知するには20mV以上でなくてはならない．ほとんどの患者で内因性の心臓興奮がこの値（20mV）よりかなり低いために，ペースメーカは患者自身の興奮を感知せずに患者の内因性興奮を無視して**非同期**（asynchronously）に刺激を出す．推奨される感度は，P波に対しては

1 mV で R 波に対しては 2〜4 mV である。ペースメーカリードは電位を特定の有利な点で感知する。そのため電位ベクトルが変化した場合にその波形がリードの零位面内で発生すると，検知するには小さすぎてしまうことがある。

内因性の心臓興奮がない時に，ペースメーカが1分間に生成する刺激数（純ペーシング）が基本ペーシングレート，つまり拍/分(BPM)である。刺激から刺激までの時間を msec で測定し，60,000 を基本レートで割れば算出できる。例えば基本レートが 80 回/分の場合には，刺激-刺激間隔は 750 msec となる。基本レートは体外式ペースメーカならダイアルを回して調整し，恒久的植込み型ペースメーカなら電気的にプログラムする。**出力**（output）とはペースメーカが刺激生成する1回あたりのエネルギー量のことをいい，mA の単位で測定する。心房または心室がペースメーカ刺激で脱分極（捕捉）するまで出力を上げる。持続的に捕捉するのに必要な最小電流量が**ペーシング閾値**（pacing threshold）である。ペーシング閾値が低いほどペースメーカ電池の寿命は長くなる。内因性興奮波が感知されない時にペースメーカが刺激を出すモードを**デマンドモード**(demand mode) という。

● **一般的なペースメーカコード（符号）**

ペースメーカ機能を表すのには，5文字コードが一般に広く用いられている。コードのⅠ番目の文字はペーシングする心腔，Ⅱ番目は感知する心腔，Ⅲ番目は感知した興奮に対する反応を表している。Ⅳ番目の文字はプログラム可能な機能，Ⅴ番目は抗不整脈機能を表している。コードを以下にまとめる。

Ⅰ	Ⅱ	Ⅲ	Ⅳ	Ⅴ
A	A	T	P	P
V	V	I	M	S
D	D	D	C	D
O	O	O	O	O

このシステムにおいて A は**心房**，V は**心室**，

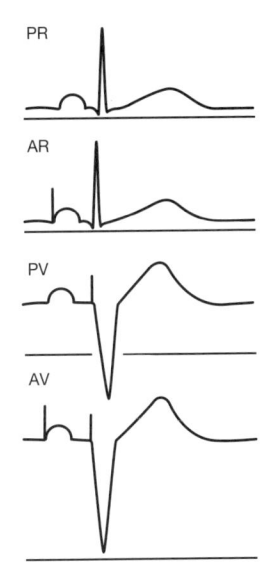

図 16-1 DDD ペーシングにおける 4 つの状態

D は**両方**（心房と心室の両方またはトリガーと抑制の両方），T は**トリガーペーシング**，I は**ペーシング抑制**，O は**無**，Ⅳ番目の P はプログラム可能なレート・出力，M は**多機能プログラム化**（レート・出力・感度），C は**交信機能**，Ⅴ番目の P は抗不整脈機能としての**ペーシング**，S はもう1つの抗不整脈機能である**ショック**を表している。

したがって AAI と分類されるペースメーカは，心房をペーシングし，心房を感知し，自己のP波が感知されればペースメーカの刺激が抑制される。VAT は，心房興奮を感知してこれに反応して心室ペーシングを行うペースメーカである。VVI ペースメーカは心室を感知し心室をペーシングするが，自己のQRS波が感知されれば刺激が抑制される。DDD ペースメーカのプログラムでは心房と心室の両方をペーシングし，心房と心室の両方を感知し，自己P波または自己QRS波でペーシングが抑制され，かつこれらがない時にはペーシングをトリガーする。

DDD ペースメーカには，装置（デバイス）の精巧性に関連しいくつか複雑な点がある。DDD ペースメーカの機能には**図 16-1** に示される 4 つの状態がある。DDD の用語では P は

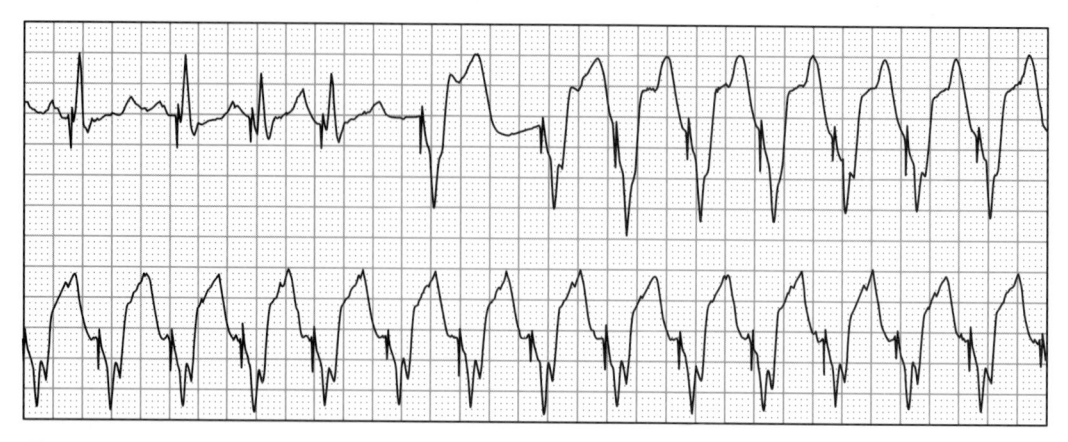

図16-2 ペースメーカ起因頻拍
ペースメーカはそれぞれの逆行性P波を感知して心室ペーシング刺激をトリガーしている。

内因性心房興奮（自己P波）を，Rは内因性心室興奮（自己QRS波）をそれぞれ表し，Aはペーシングによる心房興奮を，Vはペーシングによる心室興奮をそれぞれ表す。例えば，AR状態はペーシングによる心房興奮が伝導して自己QRS波が生成されることを，またAV状態はペーシングによる心房興奮後に適切な時間をおいてペーシングによる心室興奮が起こることをそれぞれ示しているが，後者の状態では心房興奮は心室に伝導できなかったことを意味している。

●ペースメーカ間隔

　ペースメーカの単純な基本原理を覚えておくことは，ペースメーカ間隔を明確に理解するのに役立つ。ペースメーカは心臓伝導系を模倣するようにデザインされており，ペースメーカには伝導系のように不応期（refractory periods），すなわちペースメーカの感知機構が無反応になる時間がある。正常に機能している伝導系のように内因性興奮はペースメーカをリセットするが，これは抑制として知られている反応である。

　正常に機能しているペースメーカでも，自分自身の出力を感知してしまうことがある。そのような異常感知はクロストーク（交差干渉）として知られている。DDDペースメーカでは，ペーシングによる心房興奮で開始する短い心室不応期であるブランキング時間（blanking period）を設けることでクロストークが起こらないようにしている。電気経路となる心室チャネルのこのブランキングによって，心房刺激が心室ペーシング時間をリセットしないようにしている。

　心房不応期（atrial refractory period；ARP）は，PR間隔に該当するペースメーカの房室間隔（atrioventricular interval；AVI）と心室後心房不応期（PVARP）の2つの成分からなっている。AVIの間に心房収縮による心室充満が得られるため，心拍出量が最適になるよう注意深くプログラムすべきである。

　心室後心房不応期（postventricular atrial refractory period；PVARP）は，心房チャネルが心室興奮の逆行伝導を感知することを防いでいる。PVARPは心室刺激の放電から開始し，その間隔はプログラム可能である。二腔ペースメーカでは逆行性P波を感知することがあり，これに反応してペーシングによるQRS波をトリガーする。心室ペーシング刺激が逆行性に再度心房へ伝導した場合，もう1つのペーシングによるQRS波もトリガーされこれが反復してしまうため，ペースメーカ起因（エンドレスループ）頻拍を生じることがある（図16-2）。PVARPの間隔をプログラムしてこの種の

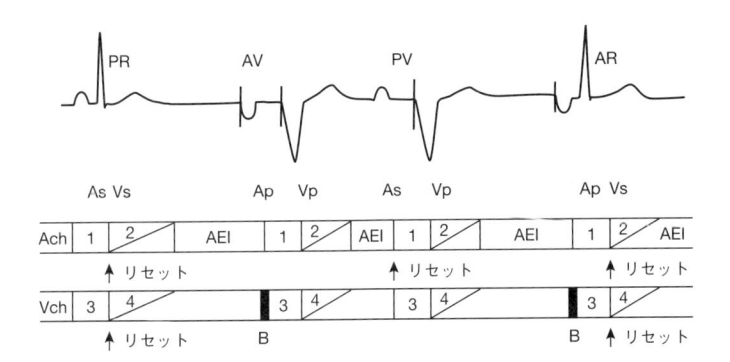

図16-3 DDDペースメーカ間隔

下限レートの限界は AVI+AEI。AEI は内因性（自己）心房波（P）でリセットされる。ARP は内因性（自己）心室波（R）でリセットされる。AVI は内因性（自己）心室波（R）でリセットされる。
Ach：心房チャネル，AEI：心房補充間隔，Ap：心房ペーシング，As：心房感知，B：ブランキング時間，Vch：心室チャネル，Vp：心室ペーシング，Vs：心室感知，1：心房不応期（ARP），2：心室後心房不応期（PVARP），3：房室間隔（AVI），4：心室不応期（VRP）

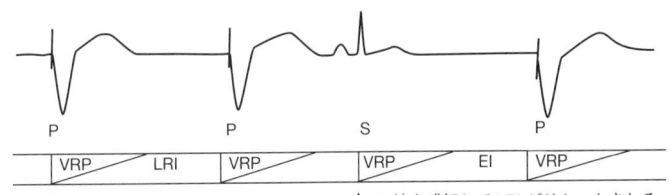

図16-4 VVIペースメーカ間隔

EI：補充間隔，LRI：下限レート時間，P：ペーシング，S：感知，VRP：心室不応期

フィードバックが起こらないようにする。またPVARPは心房チャネルが非常に早期の心房期外収縮に反応できないようになっている。

DDDペーシングで使用されている刺激の間隔が**図16-3**に概略的に図示されている。

心室不応期（VRP）は心室チャネルがT波を感知することを予防することでT波による抑制（リセット）を防いでいる（**図16-4**）。短い心室不応期である**ブランキング時間**（図16-3B）は，DDDペーシングの心房ペーシング刺激（スパイク）と同時に発生する。これにより心房ペーシング刺激から心室チャネルが遮蔽され，心房チャネルの出力が心室を抑制（クロストーク）するのを防いでいる。

また，非常に速い心房レートに心室チャネルが反応しないようにするため，ほとんどのペースメーカには**上限レート保護回路**（upper rate protection circuit）も備わっている。速い心房興奮が感知された場合には，心房頻拍性不整脈に心室がエントレインメントされないように，ペースメーカが2：1ペーシング比またはWenckebach様式の反応に復旧させる。心室チャネルが心房興奮に追従できる最速レートが**最大トラッキングレート**である。

自己心房興奮や自己心室興奮は各々のチャネルを正常にリセットするので，ペースメーカ刺激は抑制される。自己興奮によりペースメーカが抑制されるので，ペースメーカは自己興奮と自己調律に拮抗しない。自己興奮を感知すると**補充間隔**（escape interval）が開始する。**ヒステレシス**（履歴現象）がプログラムされている場合は，補充間隔が正常のペースメーカ周期長を超えることがある。基本ペーシング周期より長い補充間隔にすると自己調律が再開できるよ

うに作用し，ペースメーカ電池の寿命が長くなる．

心房補充間隔（atrial escape interval, AEI）は心室興奮（自己またはペーシング）により開始する．心房補充間隔が終了するまでに心房興奮も心室興奮も感知されない場合には，ペースメーカは心房刺激を出す．AEI は最低レート時間から AVI を差し引いて算出する．

DDD ペースメーカでは，いずれかのチャネルで興奮が感知されると両方（心房と心室）のチャネルの不応期を開始できる．心房チャネルは自己心房興奮の有無に応じて抑制またはトリガーの**両モード**で作動する．

身体活動の増加に反応してより速いレートで刺激するようにペースメーカをプログラムすることができるが，これは**心拍適合ペーシング**（rate-adaptive pacing）として知られている特性である．このペースメーカは身体動作や呼吸数やほかの身体活動のパラメータを検知する．

●ペースメーカ機能不全

ペースメーカには，3種類の基本的な機能不全の状態がある．すなわち，感知不全（アンダーセンシング），過剰感知（オーバーセンシング），捕捉不全である．

感知不全（undersensing）は不応期以外に起きた正常な心臓電気活動を感知できない時に発生する．その結果として不適切刺激による過剰ペーシングが生じる．感知不全の原因として，① 感度が低すぎる，② リード位置移動，③ 感度が適切でも内因性信号が低すぎるために感知できない，④ 抗不整脈薬，⑤ 刺激発生装置の機能不全が挙げられる．

信号が低振幅となる原因には，ペースメーカリードと心筋間の接触点の梗塞や線維化，また脚ブロックや期外中枢起源の信号によるものがある．ペースメーカリードが期外興奮の零位面内に位置するために低振幅信号となり興奮が感知できないことがある．また内因性信号で低いスリューレートを示すものもある．**スリューレート**（slew rate）とは1sec 当たりの電位変化のことをいい，高電位で幅の狭い QRS 波のほうが低電位で幅広い QRS 波よりもスリューレートが高い．スリューレートが低い低電位・幅広の波形は検知できないことがある．

感知不全の問題に対する可能な解決策としては，① 刺激生成装置の感度を上げる，② リードの位置を変更する，③ 双極性の感知とペーシングを単極性の感知とペーシングに変更する，④ 代謝異常や血中薬物濃度を是正することである．アシドーシスや低酸素症や高カリウム血症や高血糖はペーシング閾値と感知閾値の両方を変化させることがある．

機能的感知不全（functional undersensing）は内因性興奮が不応期間内に生じた場合に発生する．PVARP 内に生じた早期の心房期外収縮は感知されない．DDD ペースメーカの中には心房頻拍性不整脈時には別モードに自動的に**変換**するものがある．モード変換することでこの頻拍が洞調律に回復するまでの間は，ペースメーカが心房興奮を探知（トラッキング）しないようにする．

過剰感知（oversensing）は P 波や QRS 波以外の信号を感知した時に発生する．その結果，不適切な抑制が生じてペーシング不全を起こす．原因として，① T 波や骨格筋電位のような生理的電位を感知，② 電磁干渉，③ 静電気，④ 刺激発生装置自体からの後電位，および ⑤ リード破損が挙げられる．刺激発生装置の上に磁石を置いて感知機構の作用をなくすと，**マグネットレート**（magnet rate）と呼ばれる事前に決められた固定レートでペースメーカが非同期に刺激するようになり，過剰感知の原因を発見するのに役立つことがある．

過剰感知の問題に対する解決策として，① ペースメーカを一時的に非同期ペーシングに切り替える，② 刺激発生装置の不応期を延長させる，③ 感度を下げる，④ 刺激パルス幅を短くすることが挙げられる．リード破損が過剰感知の原因の場合には，磁石を当てることによりペースメーカ刺激を調節できることを利用する．磁石を当てた時に捕捉しない場合にはリー

ド破損の存在がはっきりする。

捕捉不全（failure to capture）とは，ペースメーカ刺激が脱分極を引き起こさないことを指す。この原因としては，①リード位置移動，②ペーシング閾値上昇，③リードと心筋間の接触面の心筋壊死や線維化，④抗不整脈薬，⑤リード破損，⑥不十分な刺激幅・電流・電位といった不適切なプログラム化，および⑦電池消耗が挙げられる。

捕捉不全に対する可能な解決策としては，①ペースメーカの出力を上げる，②ペーシングリードの位置を変更する，③代謝異常や血中薬物濃度を是正することが挙げられる。患者が皮下に植込まれたペースメーカを強くなでたり触ったりするとペースメーカ不全が発生することがある（ペースメーカ悪戯者症候群：pacemaker twiddler's syndrome）。

● ペースメーカ関連合併症

右心室からのペーシングでは脱分極が右から左へ連続移動するため，左脚ブロックの前胸部パターンが生じる。右室心尖部からのペーシングでは平均 QRS 軸が上方向へ移動する。右室流出路からのペーシングでは QRS 軸が正常化し，側壁誘導（I, aVL）で QR 波が出現し下壁誘導で優位な R 波が出現する。

右室ペーシング時の右脚ブロック波形は異常である。この所見が生じる原因として，①冠静脈洞からの偶発的ペーシング，②中隔穿孔により右室から左室へリードが移動，③鎖骨下静脈でなく鎖骨下動脈へ偶発的にカニューレが挿入され左室の心内膜下をペーシング，④卵円孔開存や心房中隔欠損をペーシングリードが通過して左室の心内膜下をペーシングすることが挙げられる。

経静脈的ペースメーカ植込みでは多くの合併症が発生することがあり，気胸，空気塞栓，偶発的動脈穿刺，動静脈瘻，胸管損傷，皮下気腫，腕神経叢損傷，感染，血腫形成，血栓症，タンポナーデを伴う心穿孔が挙げられる。植込み後には皮膚を介してポケットびらんが発生するこ

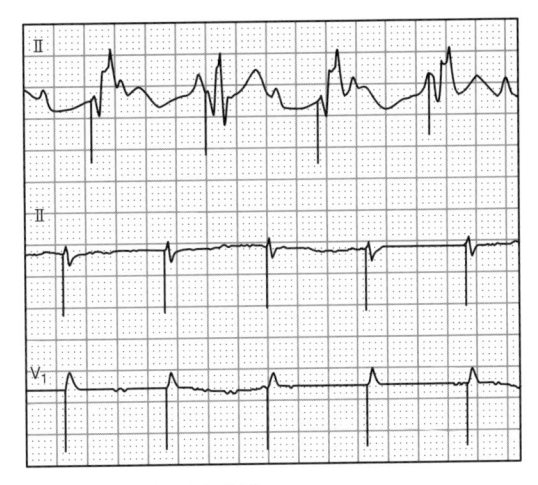

図16-5 電気減衰曲線
3度房室ブロックでの心室ペースメーカ（上段）。患者の死亡後ペースメーカ刺激（スパイク）が持続して振れを形成している（中，下段）。これらはQRS波ではない！

とがある。

電気減衰曲線（electronic decay curve）はペーシング刺激の後にみられる小さな波形の振れである（図16-5）。これは捕捉不全の場合や心静止の時によく認められる。電気減衰曲線とQRS波は直ちに区別しなくてはならない。ペーシングに反応していると間違われることがある減衰曲線の後ろにはT波がない。

植込み型除細動器
implantable cardioverter-defibrillator

植込み型除細動器（ICD）はペースメーカと共に用いられる抗不整脈デバイスである。典型的には前胸部の皮下に植込まれる。すべてのICDシステムには高頻度駆動（オーバードライブ）抗頻拍ペーシング（ATP）と徐脈に対する心室ペーシングが組み込まれている（図16-6）。

ICD植込みに関する一般的な適応は以下の通りである。
(1) 駆出率35%未満
(2) 可逆的原因によらない心室細動か心室頻拍による心停止
(3) 器質的心疾患を伴う持続性心室頻拍

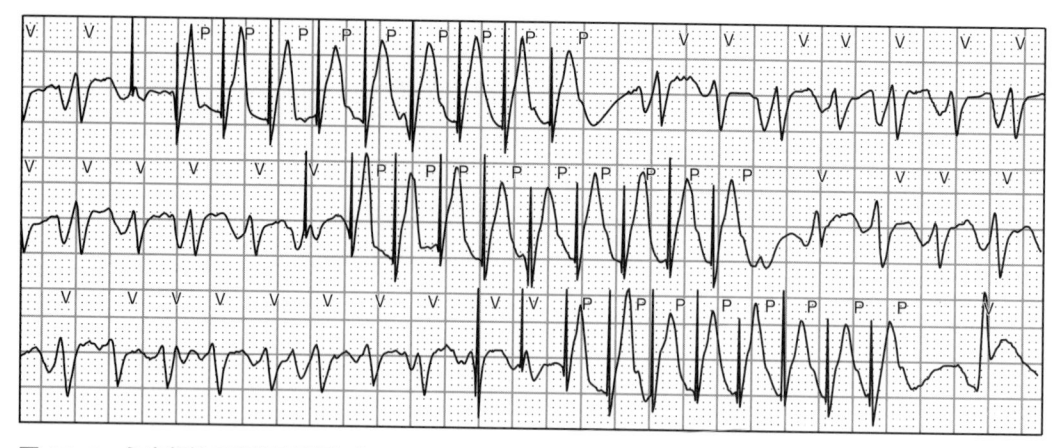

図16-6 心室頻拍の高頻度駆動（オーバードライブ）ペーシング
頻拍が抑えられるまでオーバードライブペーシングのバーストが3回加えられている。
V：心室頻拍による心室興奮波，P：ペーシングによる心室興奮波

(4) 失神または血行動態上重篤な心室頻拍が電気生理検査にて誘発される
(5) 冠動脈疾患，心筋梗塞既往，駆出率40％未満，心室細動や心室頻拍が誘発可能な患者における非持続性心室頻拍
(6) 高リスクの頻脈性不整脈（QT延長症候群，肥大型心筋症）でその家族歴や遺伝性リスク

ICDは心拍数が設定上限を超えた時にショック放電するようにプログラムされているか，または患者の頻拍より速いレートで心室ペーシング刺激をする。ペーシング刺激間隔が一定の場合は**バーストペーシング**と呼ばれる方法で，ペーシング間隔が短縮していく場合は**ランプペーシング**と呼ばれる。ペーシング間隔は一定であるが，順次ペーシングで段階的に短縮していく場合は**スキャンペーシング**と呼ばれる。

ICD植込み患者に体外式除細動を施行する場合は，体外パドルを刺激発生装置から少なくとも4インチ（約10 cm）離せば安全である。パドル位置は前後に置くことが好ましい。カルディオバージョン後や除細動後にはペースメーカに応答命令信号を送るべきである。電気メス（アブレーション）を使用する際には，事前にICDの機能を停止させる。患者がペースメーカ依存性の場合には，デバイスを非同期モードに切り替えておくとよい。術後にデバイスに応答命令信号を送り再プログラムすべきである。

ICD植込み患者では，MRI検査は相対的禁忌である。フレカイニドとプロパフェノンはペーシング閾値と感知閾値を増加させ，除細動閾値（DFT）を増加させることがある。アミオダロンもDFTを増加させる。高カリウム血症，アシドーシス，アルカローシス，低酸素症，高炭酸ガス血症，高血糖のような代謝異常は閾値を変化させることがある。

複数回のICD作動の原因としては，① 頻発する頻拍や細動（電気的ストーム），② 不適切な低出力（エネルギー）ショックによる治療失敗や除細動閾値の上昇，③ リード破損やリード位置移動，④ 上室不整脈，特に心房細動の検知，⑤ P波やT波のような遠隔事象（イベント）の過常感知や電磁干渉が挙げられる。

セルフアセスメント Part 6

6-1 以下の心電図における異常を明らかにせよ。

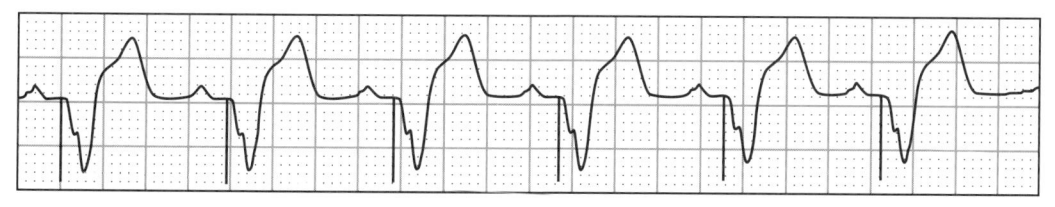

6-2 以下の心電図における異常を明らかにせよ。

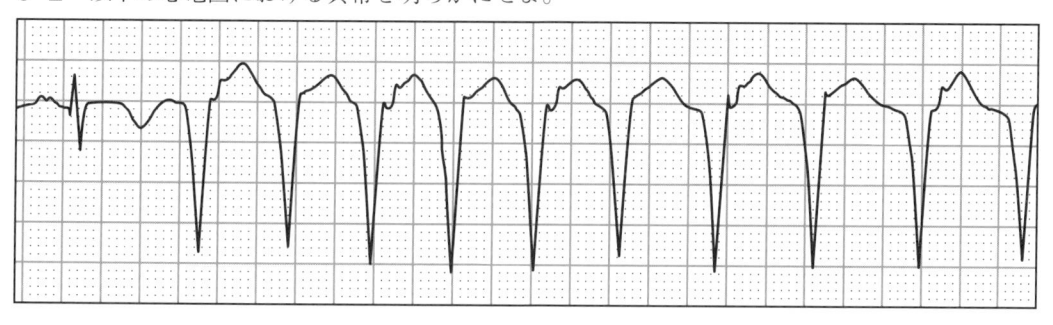

6-3 以下の心電図で，矢印で示した振れは何か表しているか。また機序は何か。

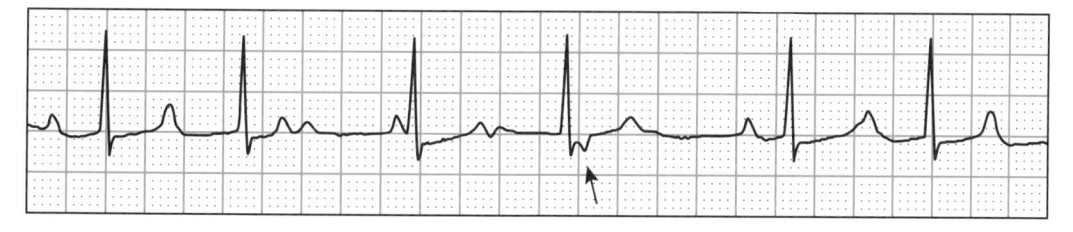

6-4 以下の心電図における異常を明らかにせよ。

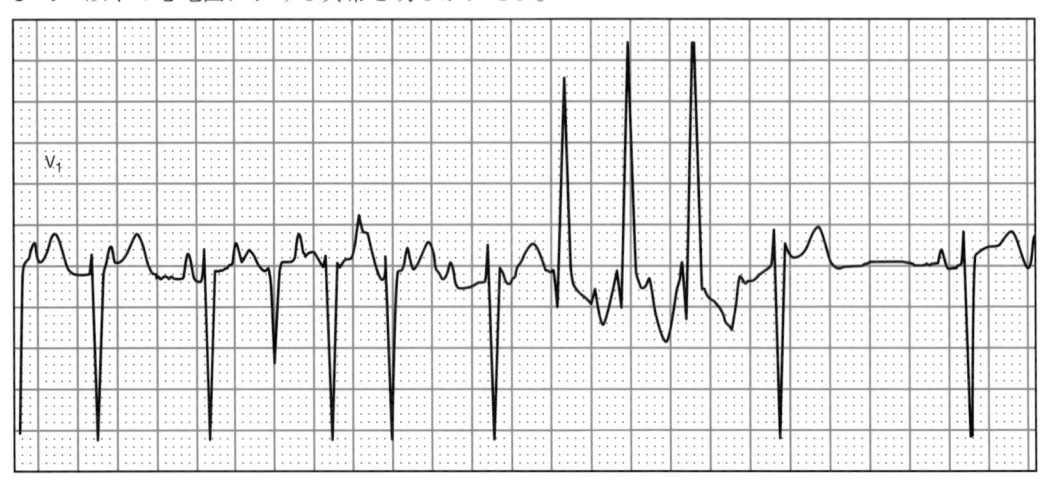

6-5 挿入した心電図は患者の洞調律を示す。頻拍の機序は何か？

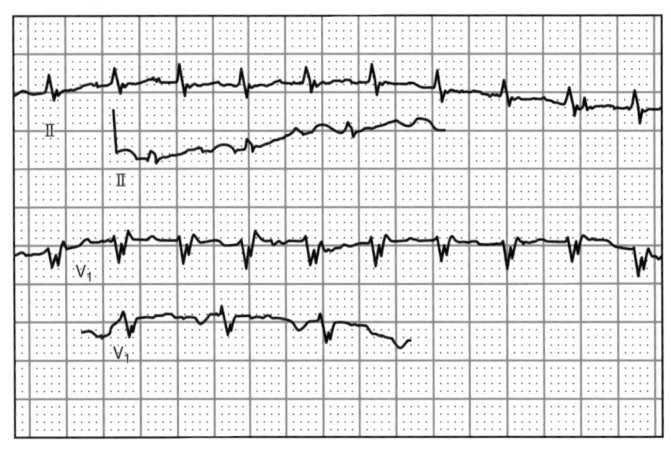

6-6 以下の心電図における異常を明らかにせよ。

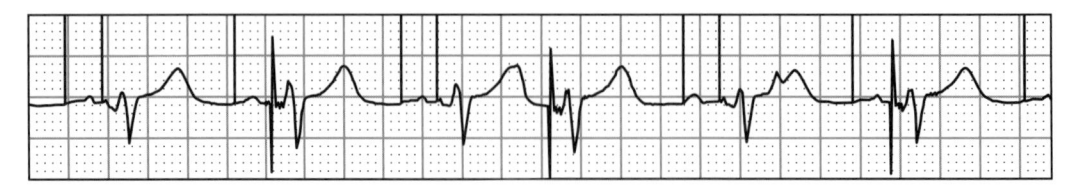

6-7 以下の心電図における異常を明らかにせよ。

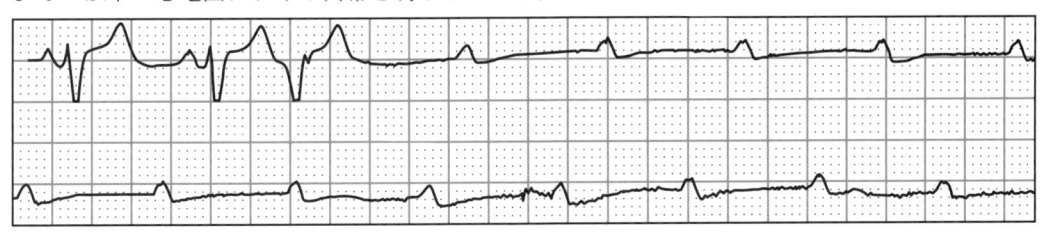

6-8 以下の心電図における異常を明らかにせよ。

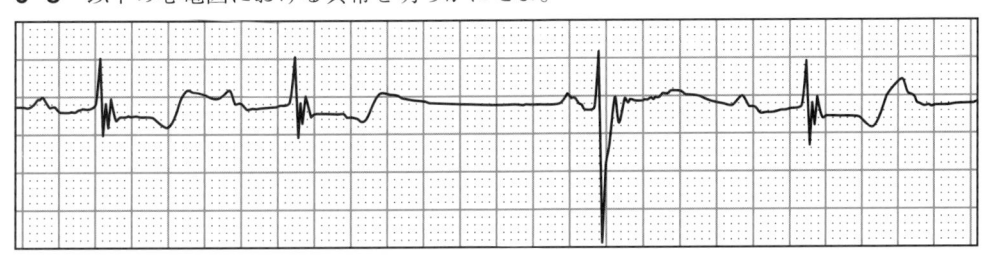

6-9 左脚後枝を順行伝導に用いる心室頻拍で認められるものは_____。
  a. 上方軸の左脚ブロック波形
  b. 下方軸の右脚ブロック波形
  c. 上方軸の右脚ブロック波形

6-10 Brugada症候群の患者で多形性心室頻拍を最も誘因する可能性があるのは_____。
  a. 睡眠中 b. 運動中 c. 大きな音

6-11 ペースメーカの感度を上げるには，_____設定を_____させなくてはならない。
  a. mV，減少 b. mA，増加 c. mV，増加

6-12 右室流出路（RVOT）心室頻拍は典型的には_____が認められる。
  a. 下方軸の右脚ブロック波形
  b. 下方軸の左脚ブロック波形
  c. 上方軸の左脚ブロック波形

6-13 カテコラミン感受性多形性心室頻拍は_____で誘発され_____による死亡が明らかにされている。
  a. 大きな音，驚嘆反応
  b. 運動，溺水
  c. 睡眠，無呼吸

6-14 "VAT"はペースメーカが_____することである。
   a. 心房を感知し心房興奮に反応して心室をペーシング
   b. 心室を感知し内因性興奮が感知されない場合，心室ペーシングで反応
   c. 心室頻拍を高頻度駆動（オーバードライブ）

6-15 以下の心電図における異常を明らかにせよ。

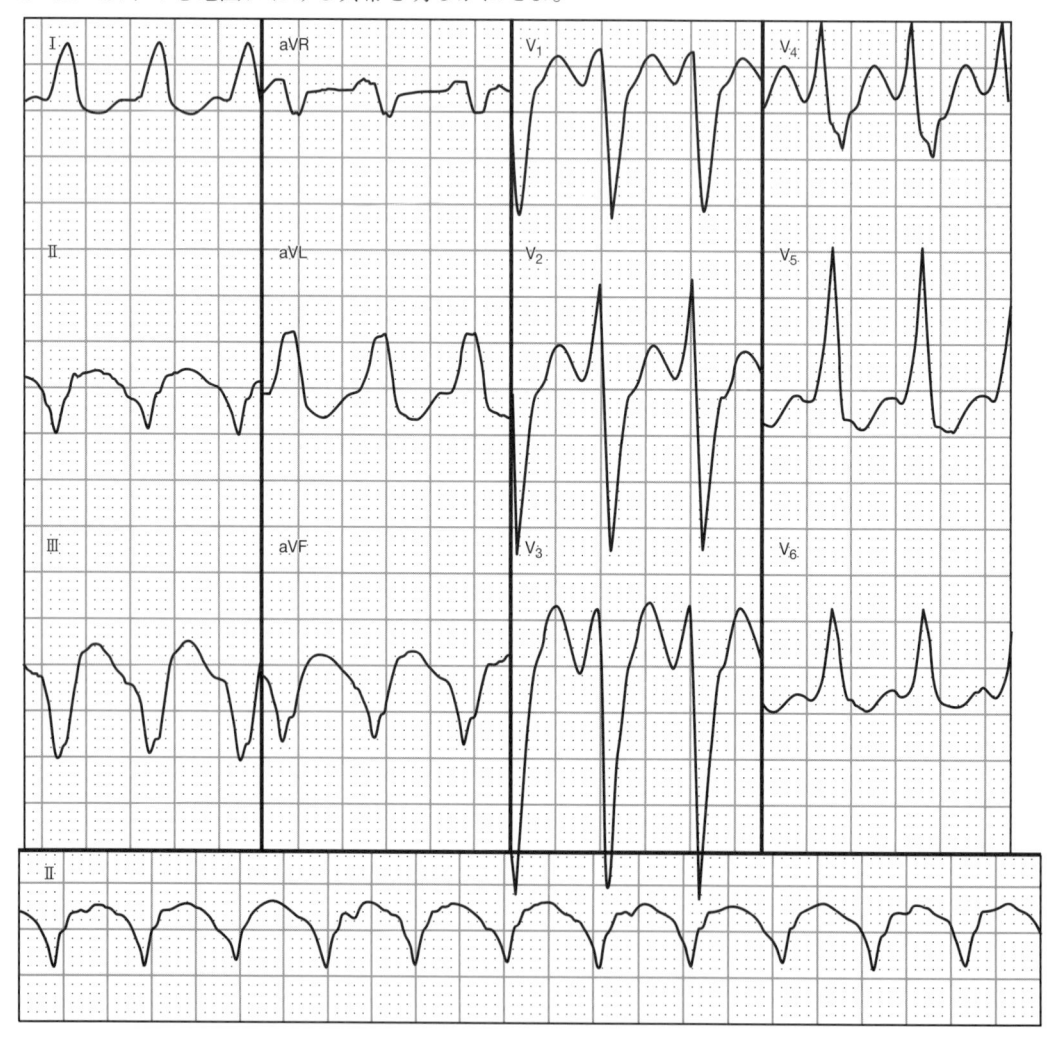

6-16 以下の心電図における異常を明らかにせよ（挿入波形は平時の心電図）。

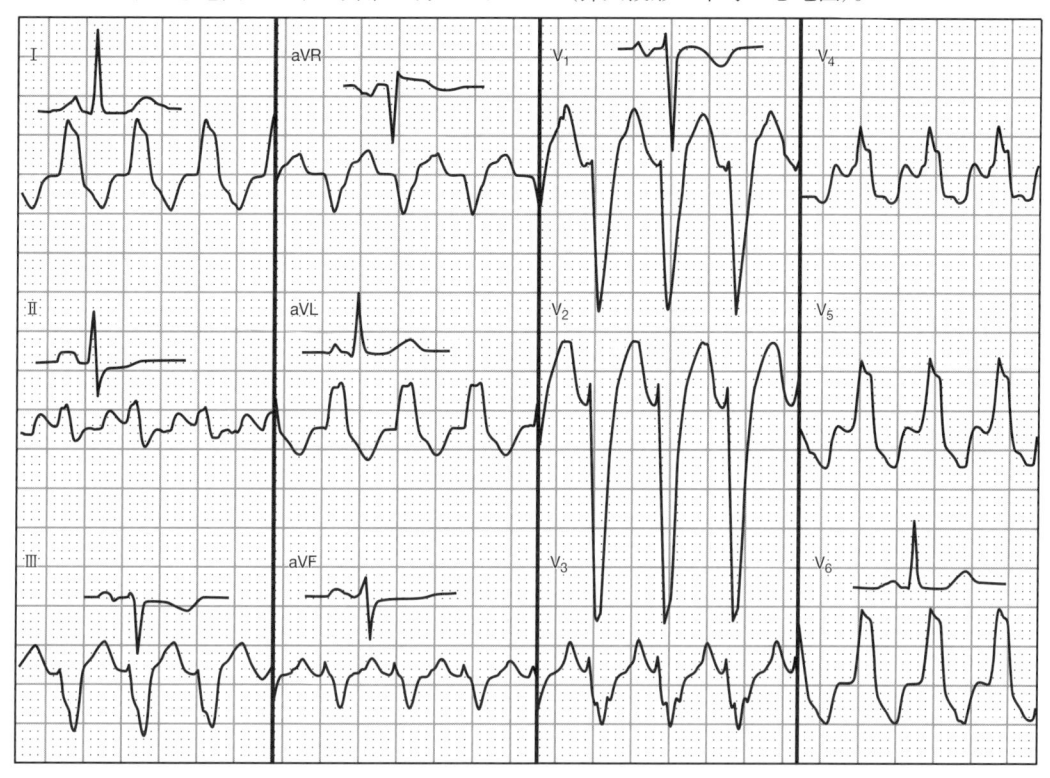

6-17 以下の心電図における異常を明らかにせよ。

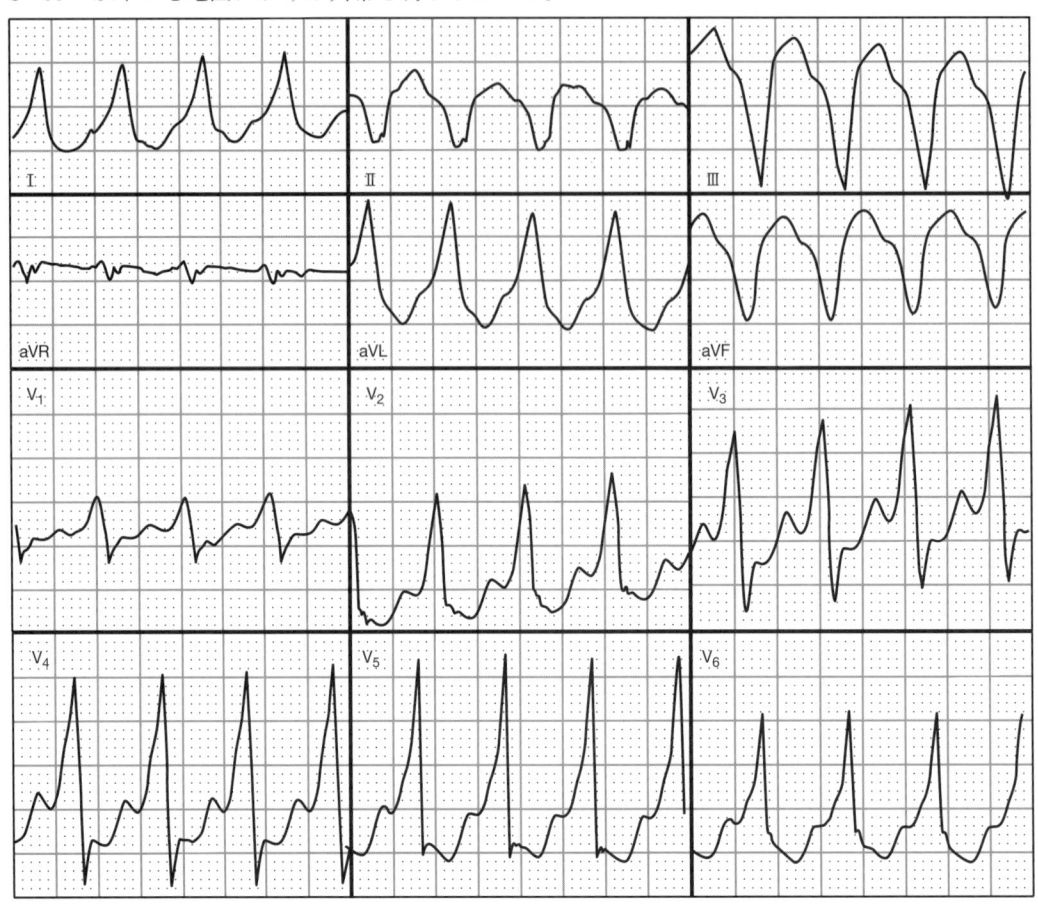

6-18 反復する多形性心室頻拍を起こす42歳女性が救急部を受診した。以下の心電図はそのときのⅡ誘導である。この患者の不整脈に対して選択する薬剤は _____ 。
   a. プロカインアミド
   b. アミオダロン
   c. 硫酸マグネシウム

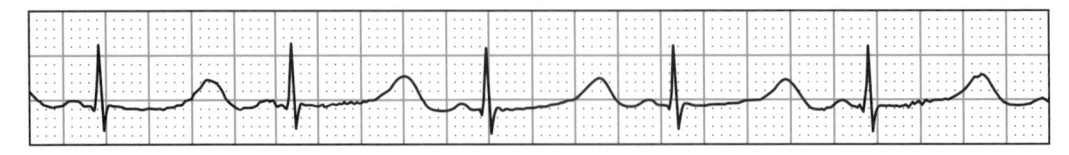

6-19 以下の心電図における異常を明らかにせよ。

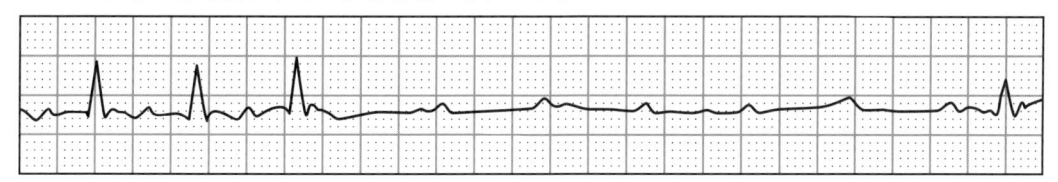

6-20 以下の心電図における異常を明らかにせよ。

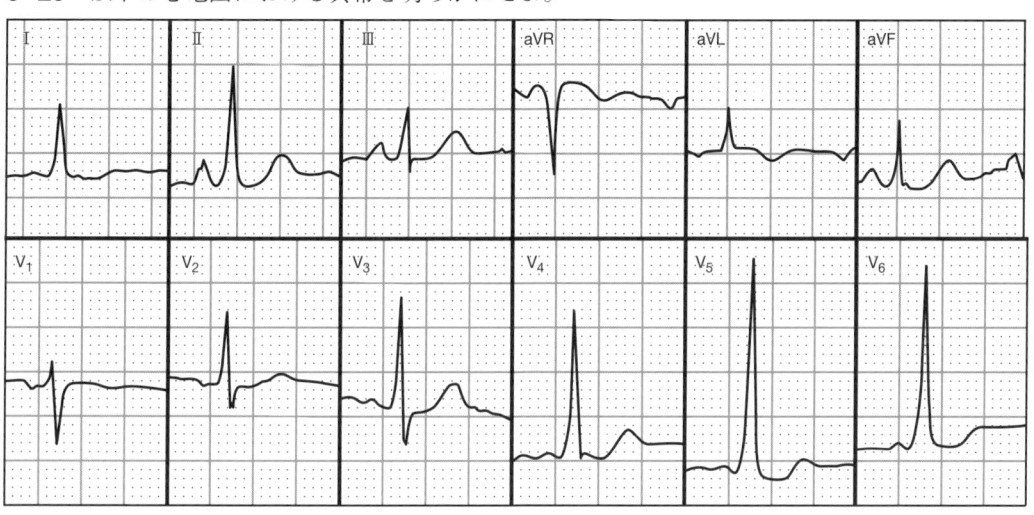

6-21 以下の心電図における異常を明らかにせよ。

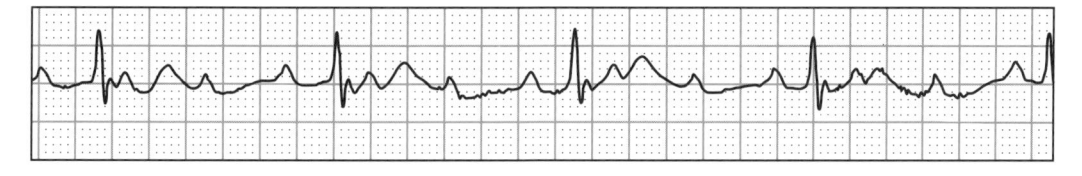

6-22 以下の心電図における異常を明らかにせよ（Ⅰ, Ⅱ, V₂, V₆誘導の挿入波形は平時の心電図）。

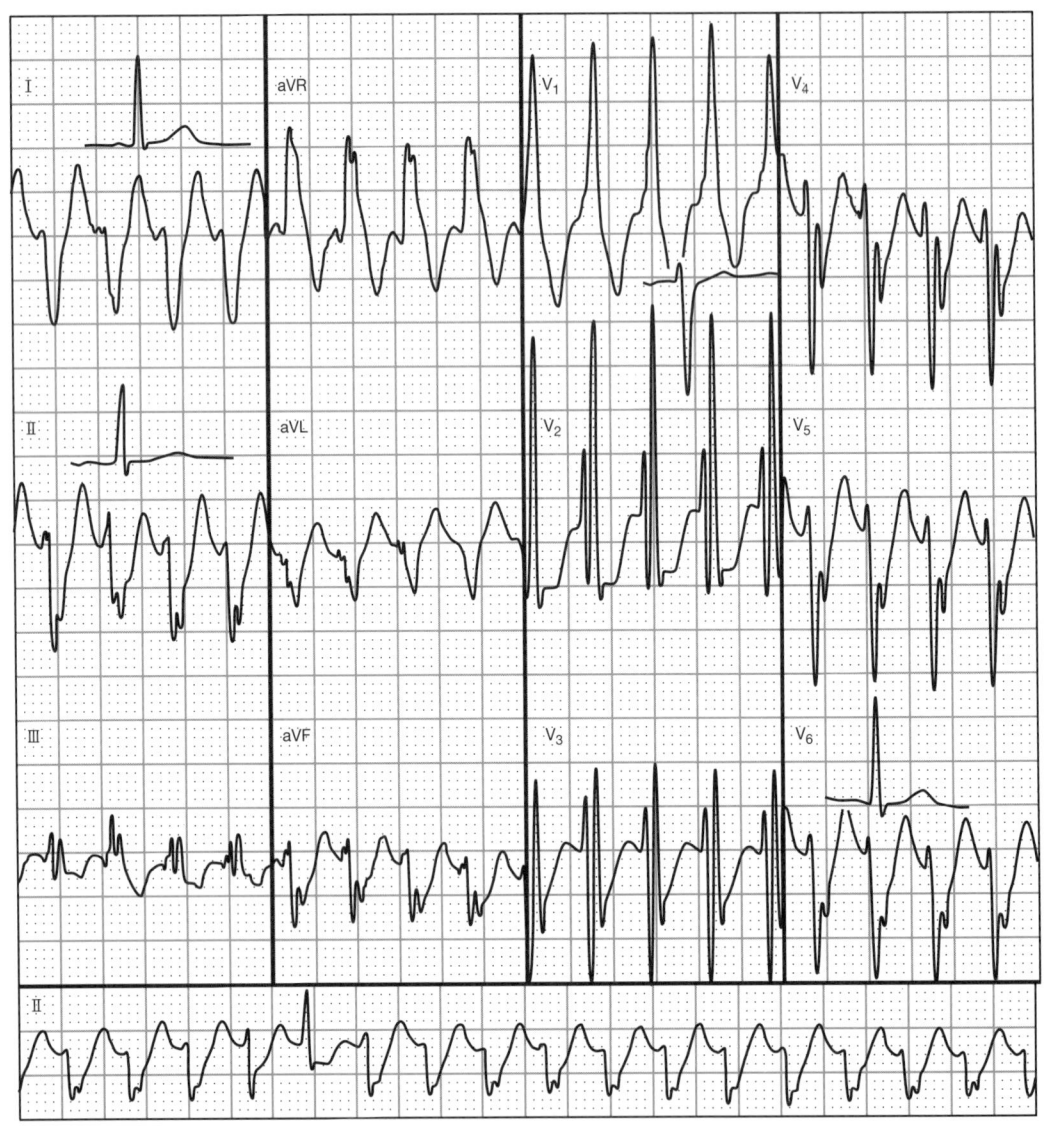

6-23 以下の心電図における異常を明らかにせよ。

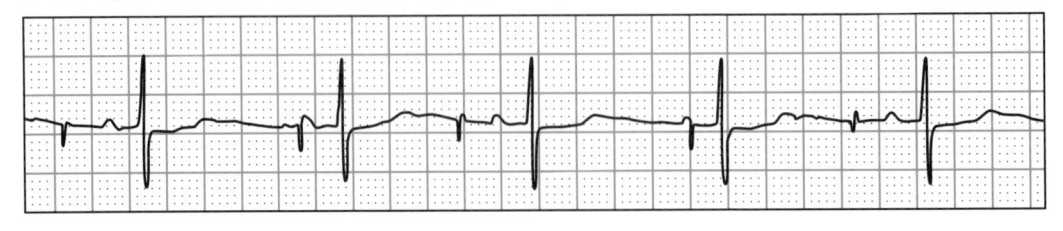

6-24 以下の心電図における異常を明らかにせよ。

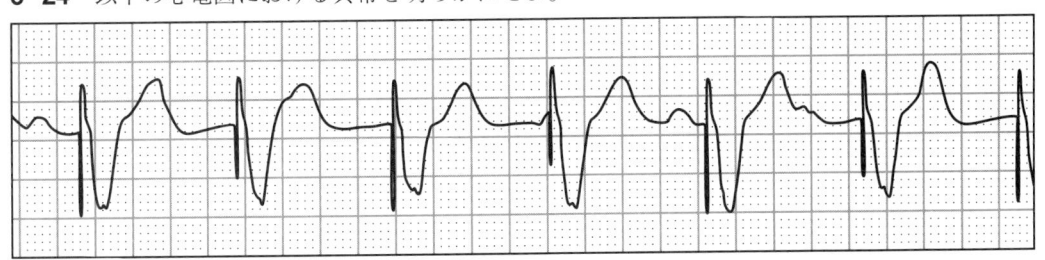

6-25 以下の心電図における異常を明らかにせよ。

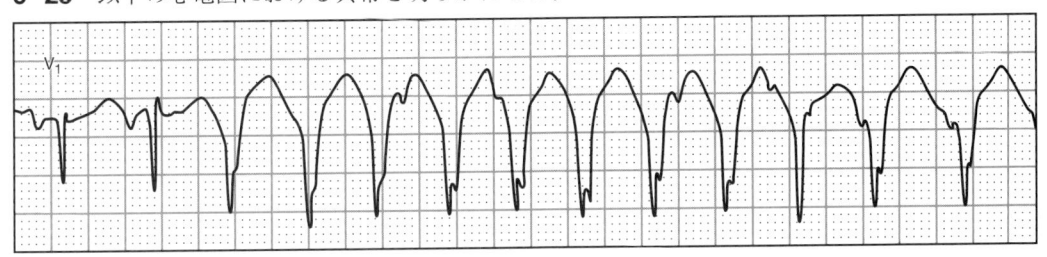

6-26 以下の心電図における異常を明らかにせよ。

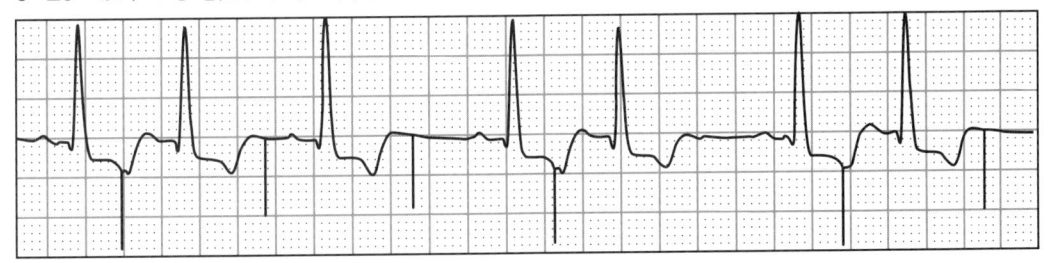

6-27 以下にRP＞PR（Ⅱ誘導）の上室頻拍を示す。この不整脈を引き起こす可能性がある機序はいくつ挙げられるか？

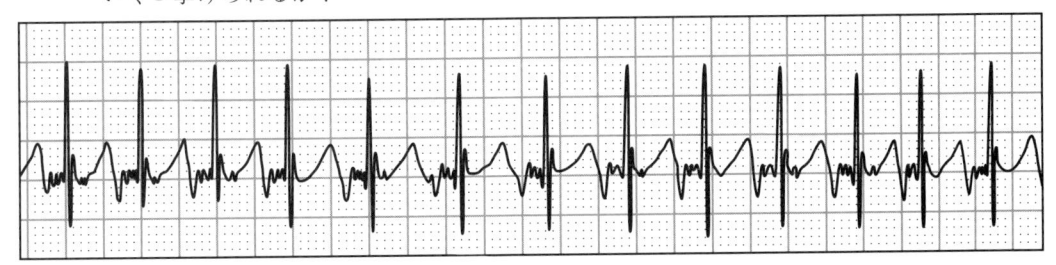

6-28 さまざまな連結期と期外間隔が共通分母の倍数で融合収縮があるのは_____の徴候である。
  a. 潜伏性接合部期外収縮
  b. 副収縮調律
  c. 進出ブロック

6-29 右脚ブロック波形，V_1〜V_3誘導で2mm以上のJ点上昇とST部分のコーブ（coving）は_____の特徴である。
  a. Wellens徴候　**b.** Osborn波　**c.** Brugada症候群

6-30 同一記録にⅠ型とⅡ型の2度ブロックがみられ，PR間隔が無作為に変化する場合の診断は_____である。
  a. 潜伏性接合部期外収縮
  b. 副収縮接合部調律
  c. 潜在性房室リエントリー

6-31 左脚ブロック波形の幅広いQRS波の頻拍を示す記録をみた。心室頻拍を示唆していない所見はどれか。
  a. QRS波の開始からS波の最下点までの時間が20 msecである。
  b. S波の下行脚にノッチがある。
  c. 初期R波の間隔が30 msec以上である。

6-32 以下の心電図における異常を明らかにせよ。

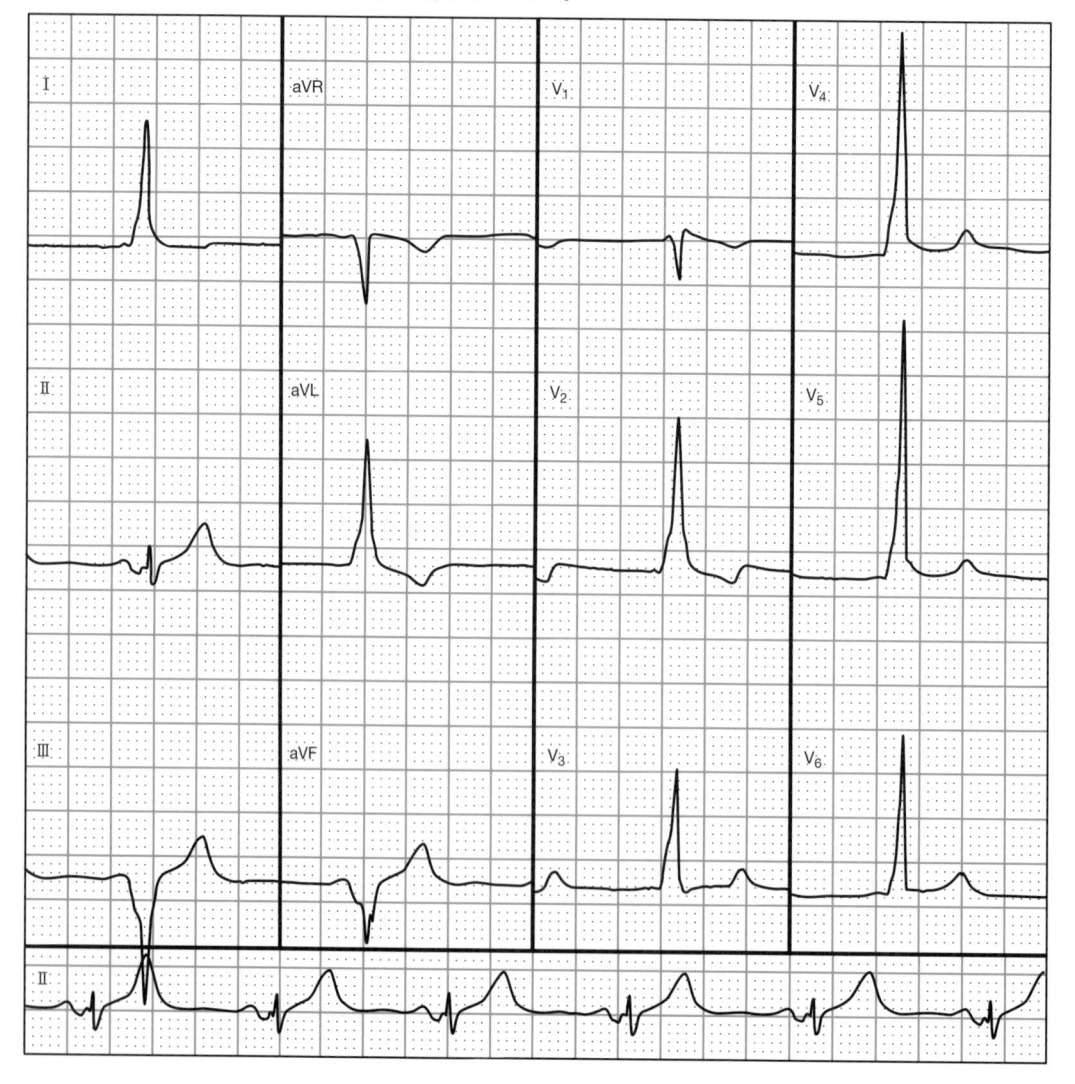

6-33 以下の心電図における異常を明らかにせよ。

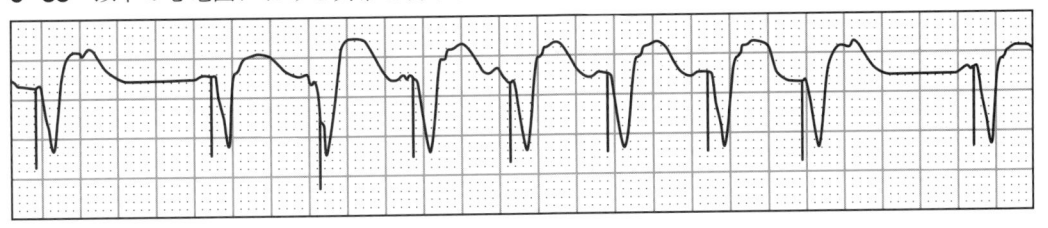

6-34 以下の心電図における異常を明らかにせよ。

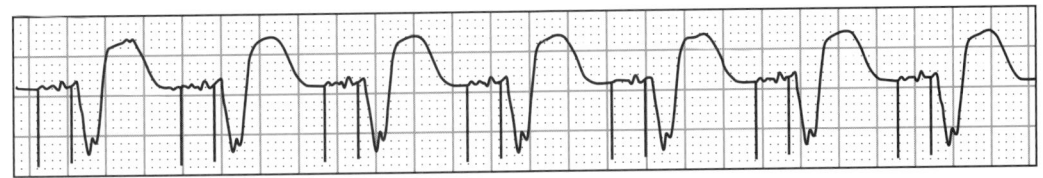

6-35 以下の心電図における異常を明らかにせよ（下壁誘導の挿入波形は平時の心電図）。

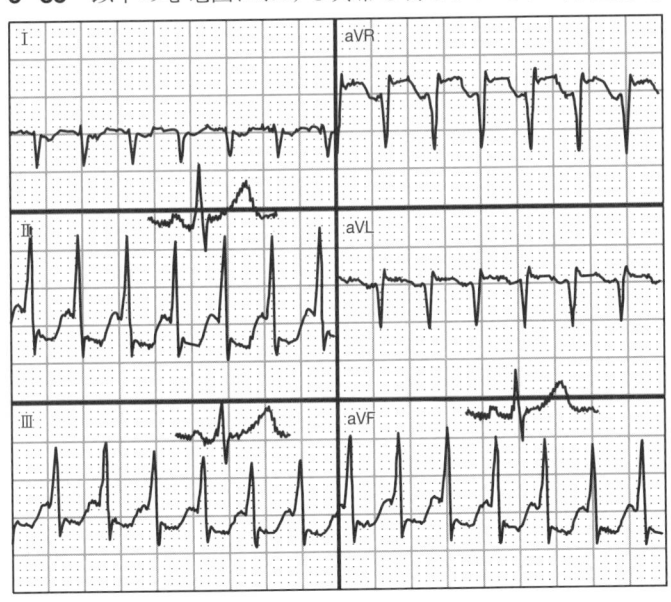

6-36 以下の心電図における異常を明らかにせよ。

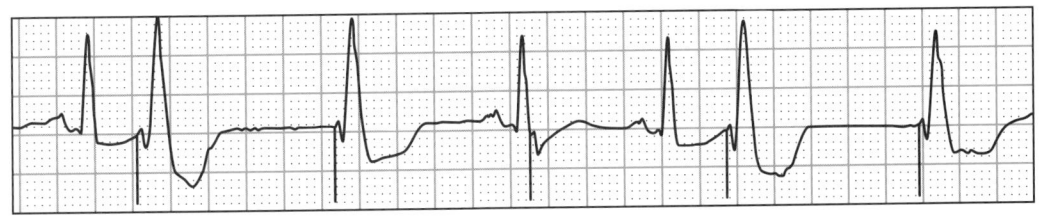

6-37 以下の心電図における異常を明らかにせよ（下壁誘導の挿入波形は平時の心電図）。

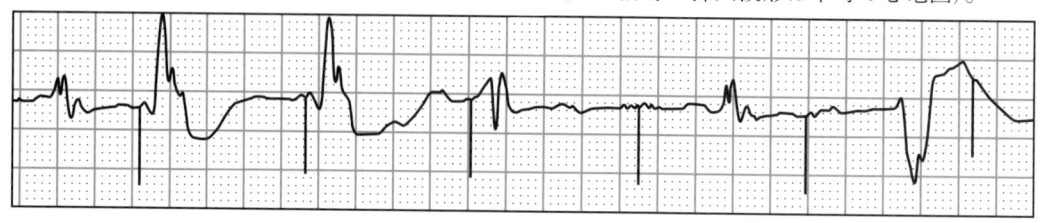

6-38 以下の心電図における異常を明らかにせよ。

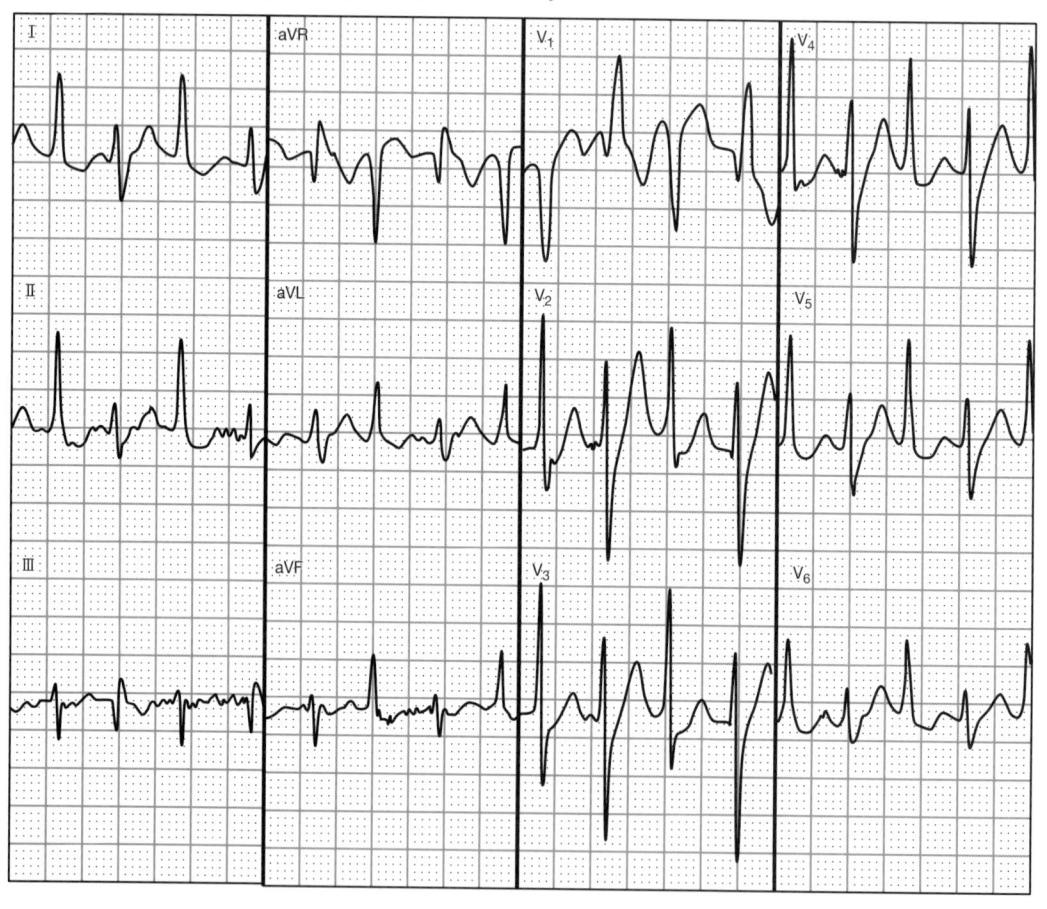

6-39 以下の心電図における異常を明らかにせよ。

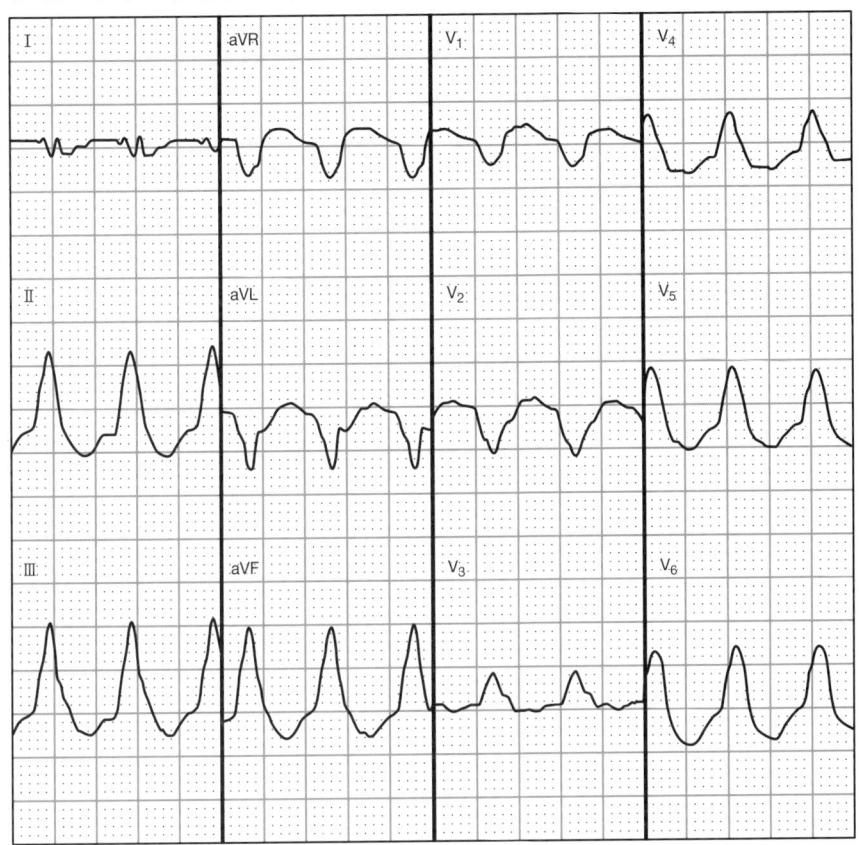

6-40 3日前に前壁中隔梗塞を起こした74歳男性が，3度房室ブロックになり緊急で経静脈ペーシングを実施した。今朝の定期検査での心電図は70回/分の心室ペーシング調律で，V_1誘導にて右脚ブロック波形を示した。以下の状態の中で可能性が**最も低い**ものはどれか。

 a．ペーシング電極が右心室にある。
 b．ペーシング電極を冠静脈洞に入れた。
 c．ペーシング電極が中隔を侵食して左心室に入った。

6-41 以下の心電図における異常を明らかにせよ（下壁誘導の挿入波形は平時の心電図）。

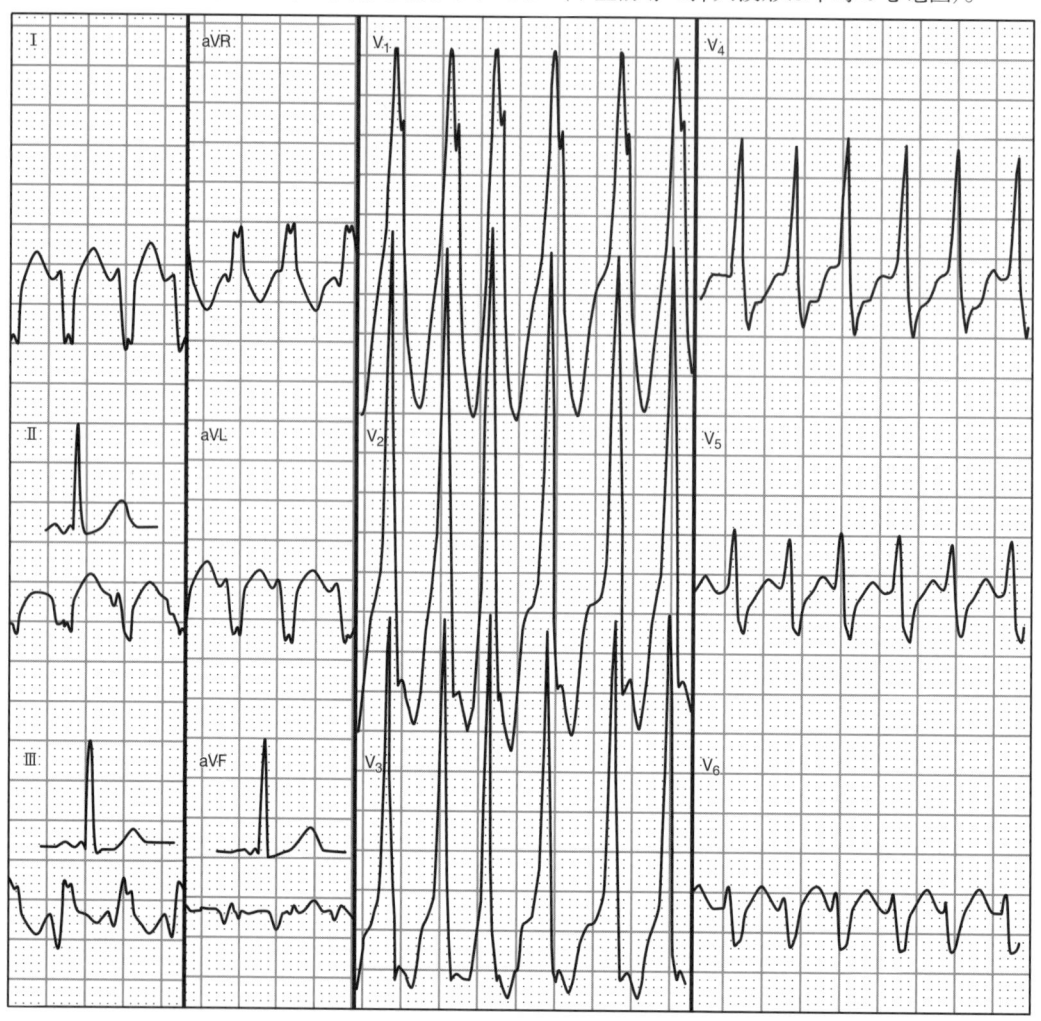

6-42 以下に心電図で使用されているペースメーカを明らかにせよ。

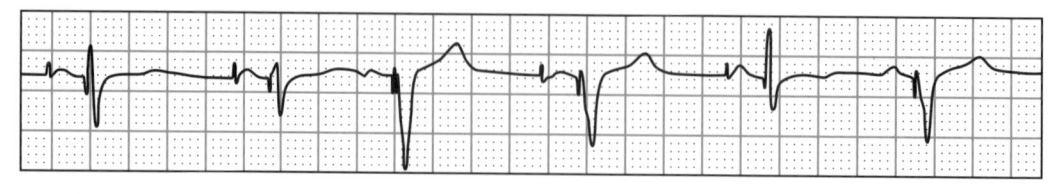

6-43 心筋症とうっ血性心不全のある32歳の女性が受診した。患者の心電図の一部を示す。最も可能性がある診断は何か。

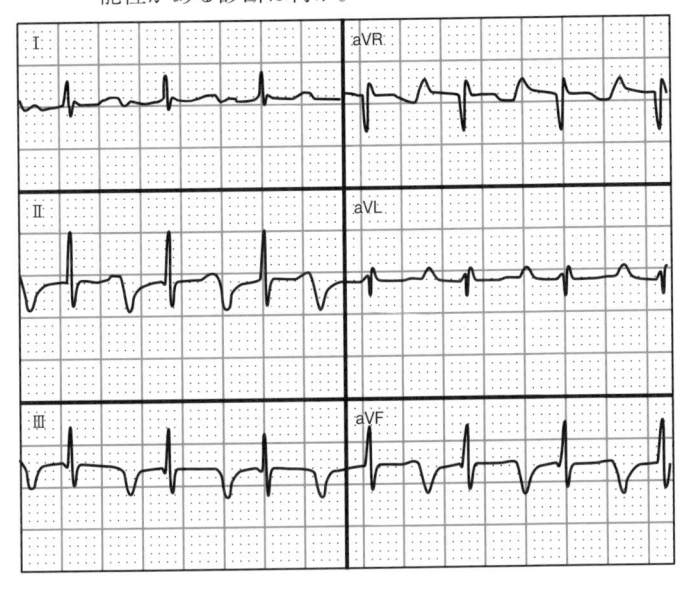

6-44 以下の心電図における異常を明らかにせよ。

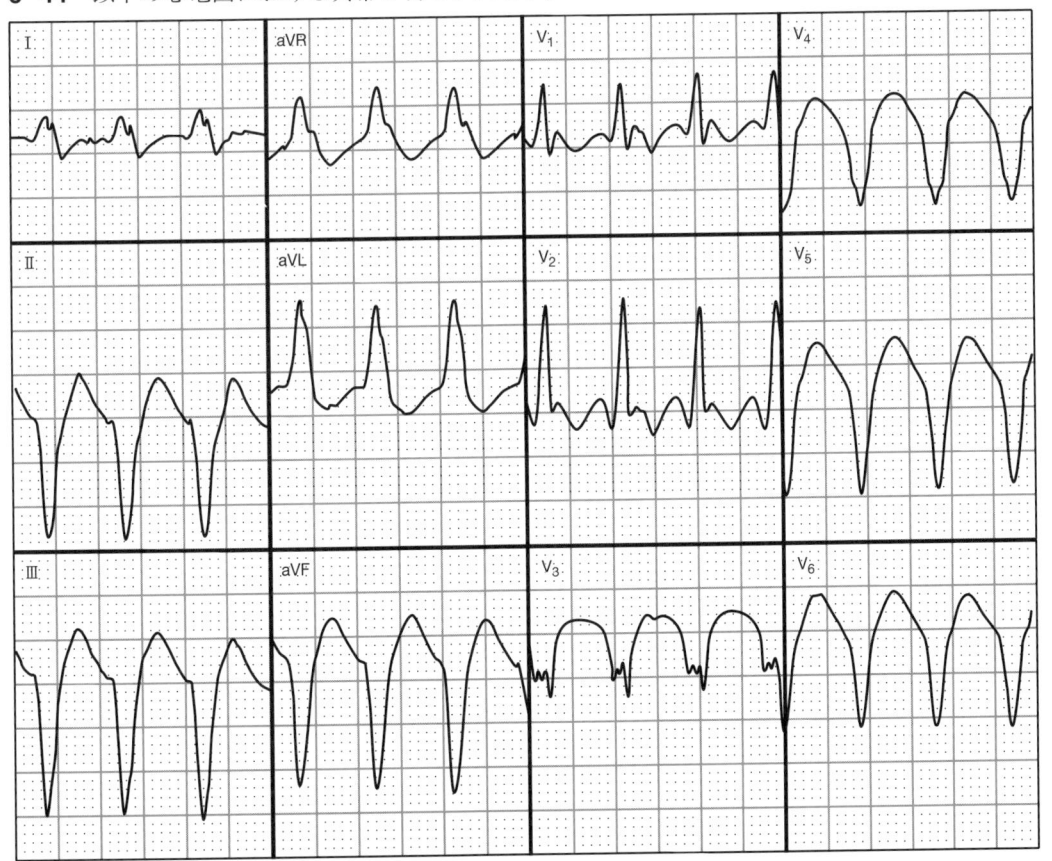

6-45 以下の心電図における異常を明らかにせよ。

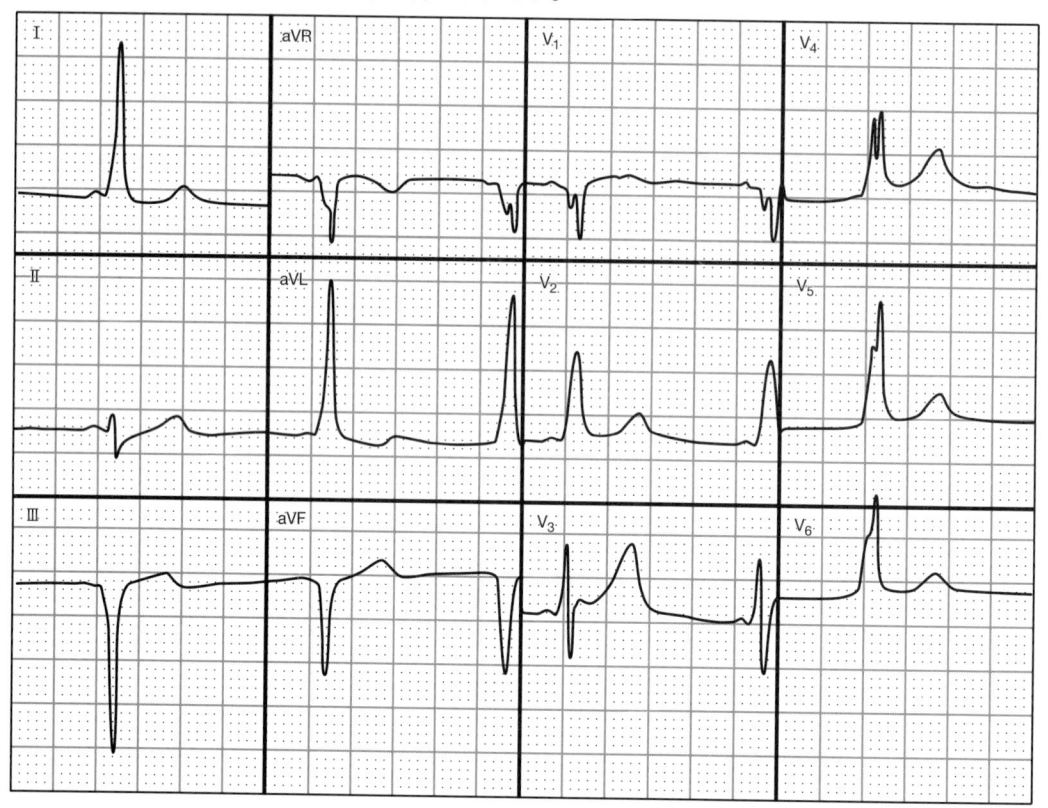

6-46 以下の心電図における異常を明らかにせよ（挿入波形は平時の心電図）。

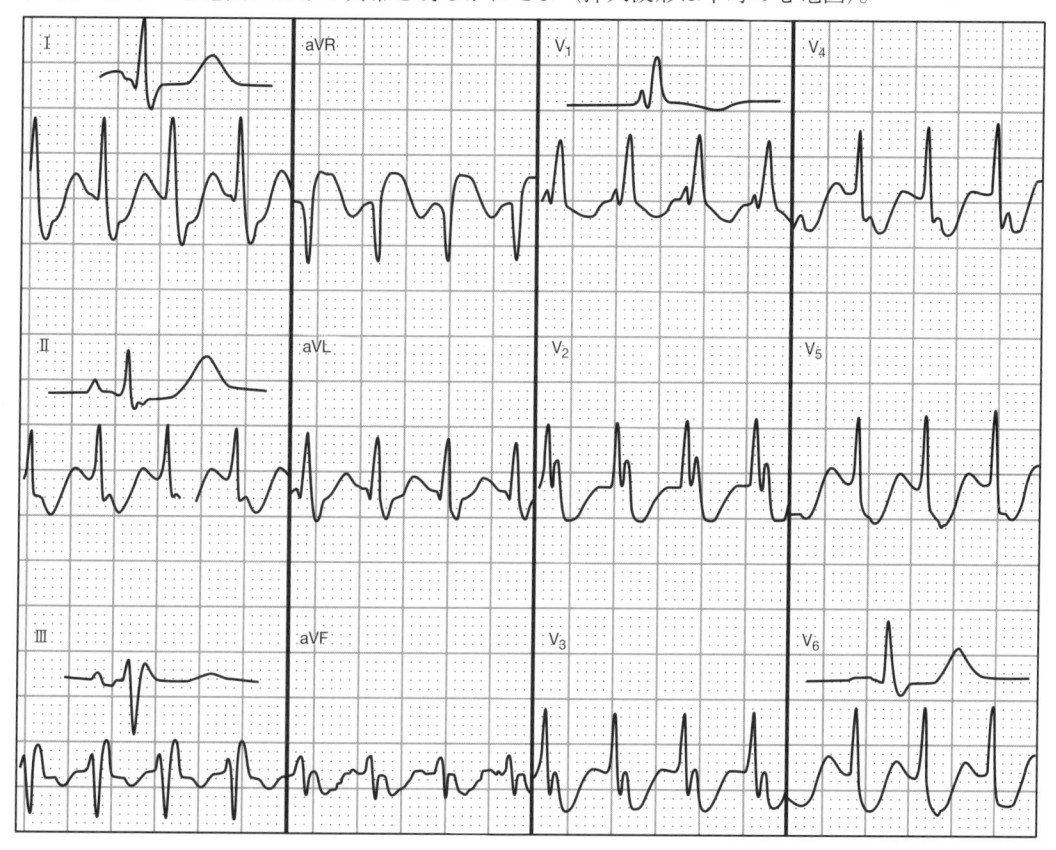

6-47 以下の心電図における異常を明らかにせよ。

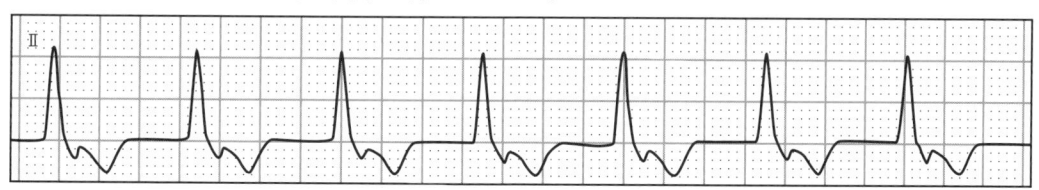

6-48 以下の心電図における異常を明らかにせよ。

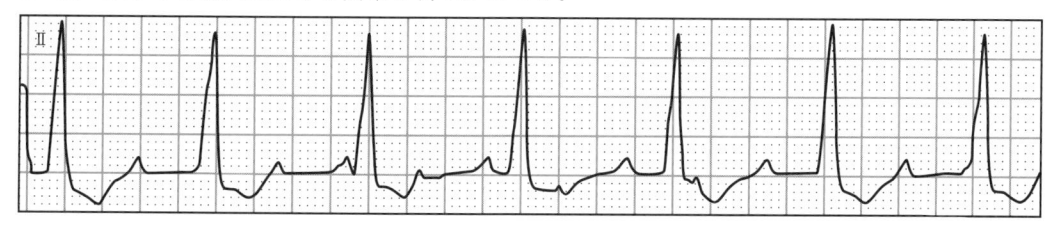

6-49 以下の心電図における異常を明らかにせよ。

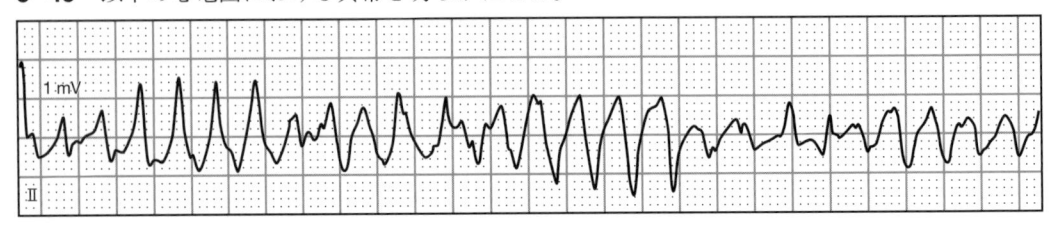

6-50 以下の心電図における異常を明らかにせよ。

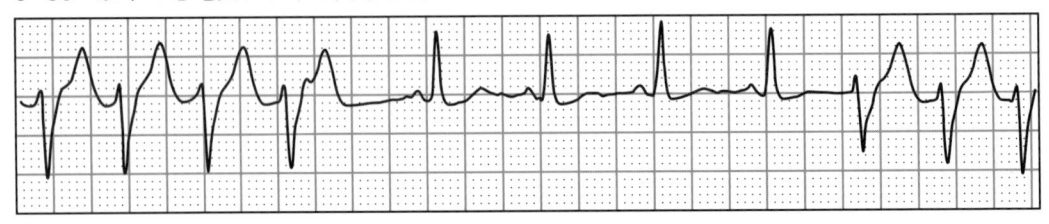

6-51 以下の心電図（Ⅱ誘導）には3個の伝導異常が存在する。明らかにせよ。

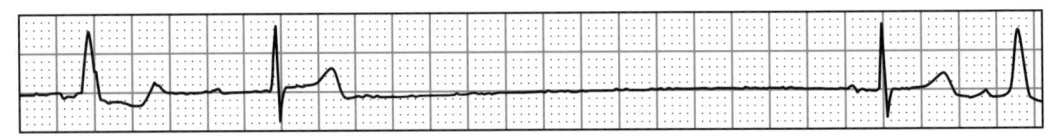

6-52 以下に示す心房粗動の房室伝導比は何か。

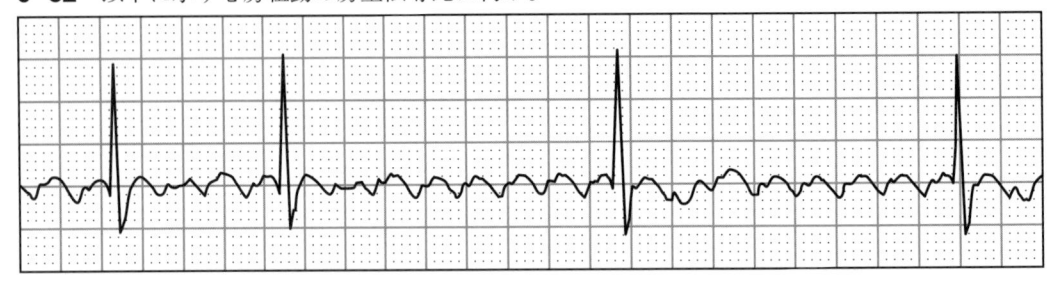

6-53 以下の心電図における異常を明らかにせよ。

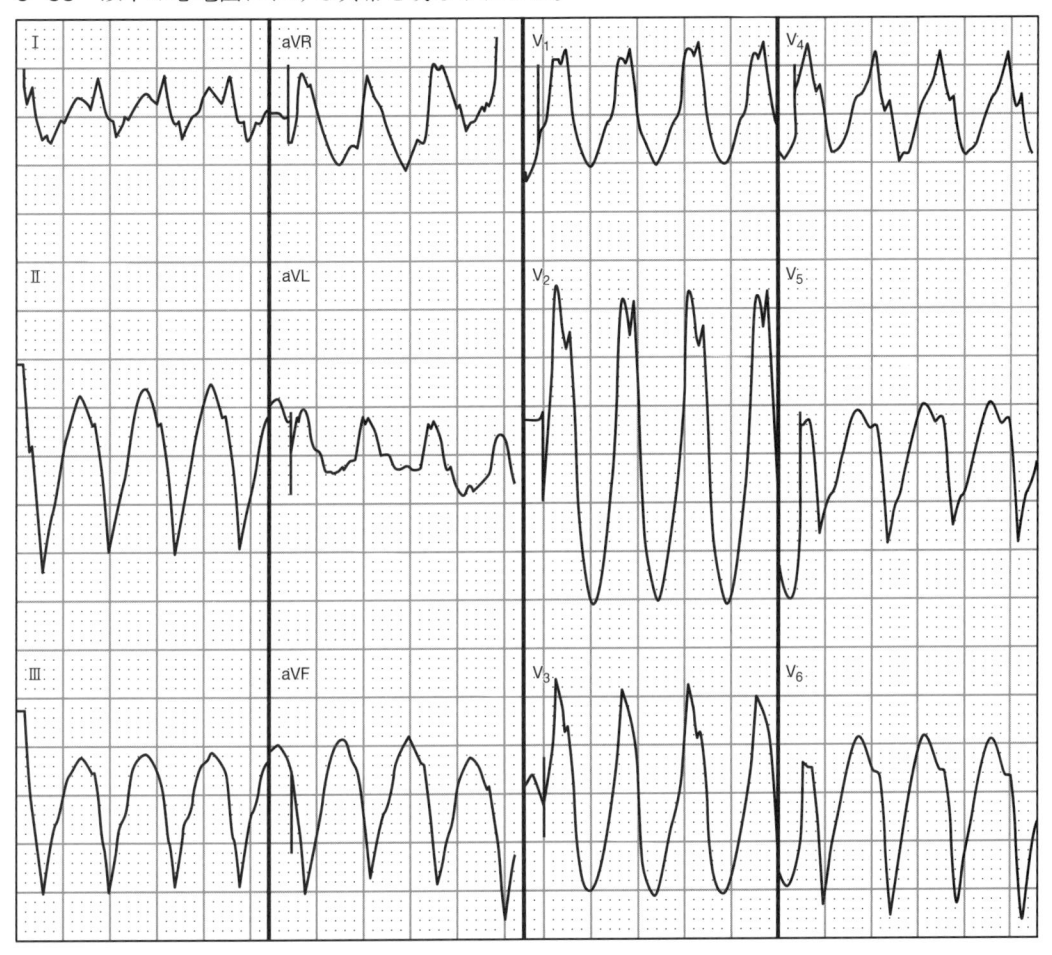

6-54 以下の心電図における異常を明らかにせよ。

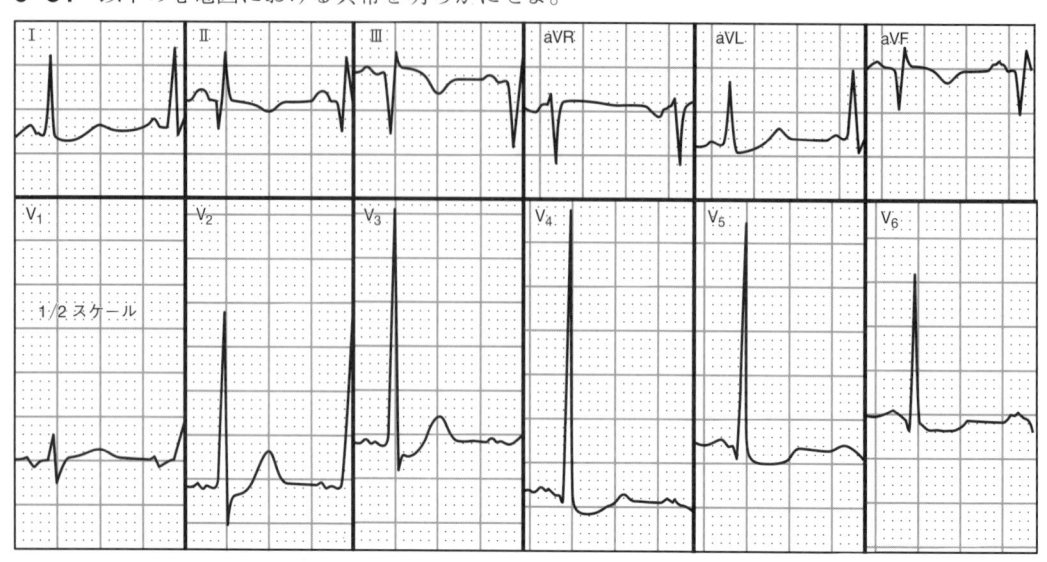

6-55 以下の心電図における異常を明らかにせよ（僧帽弁狭窄症例）。

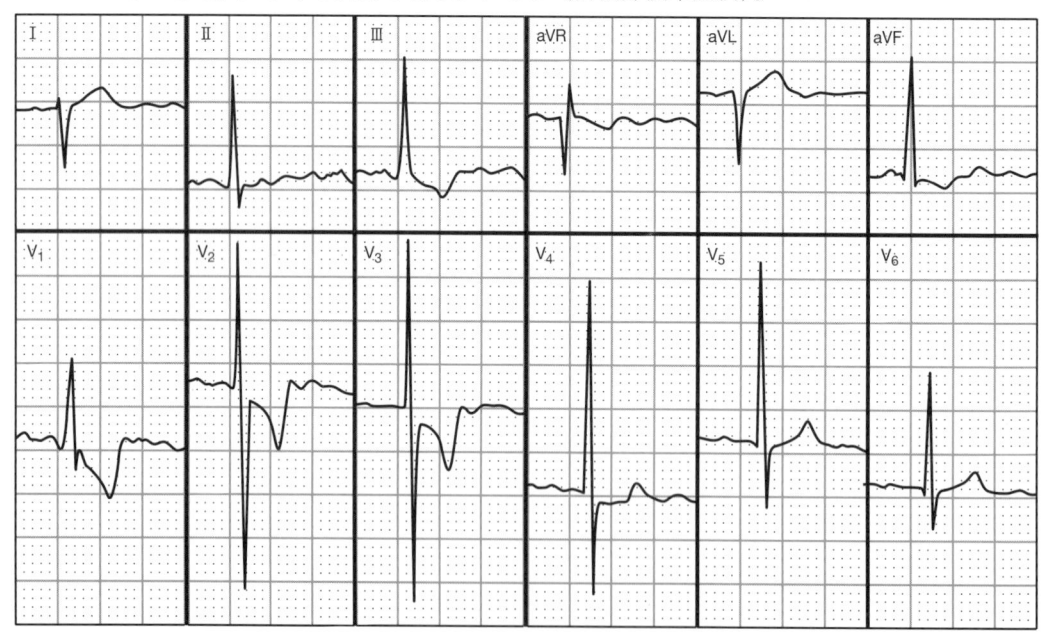

6-56 以下の心電図の調律記録でR-R間隔が短縮した原因は何か。

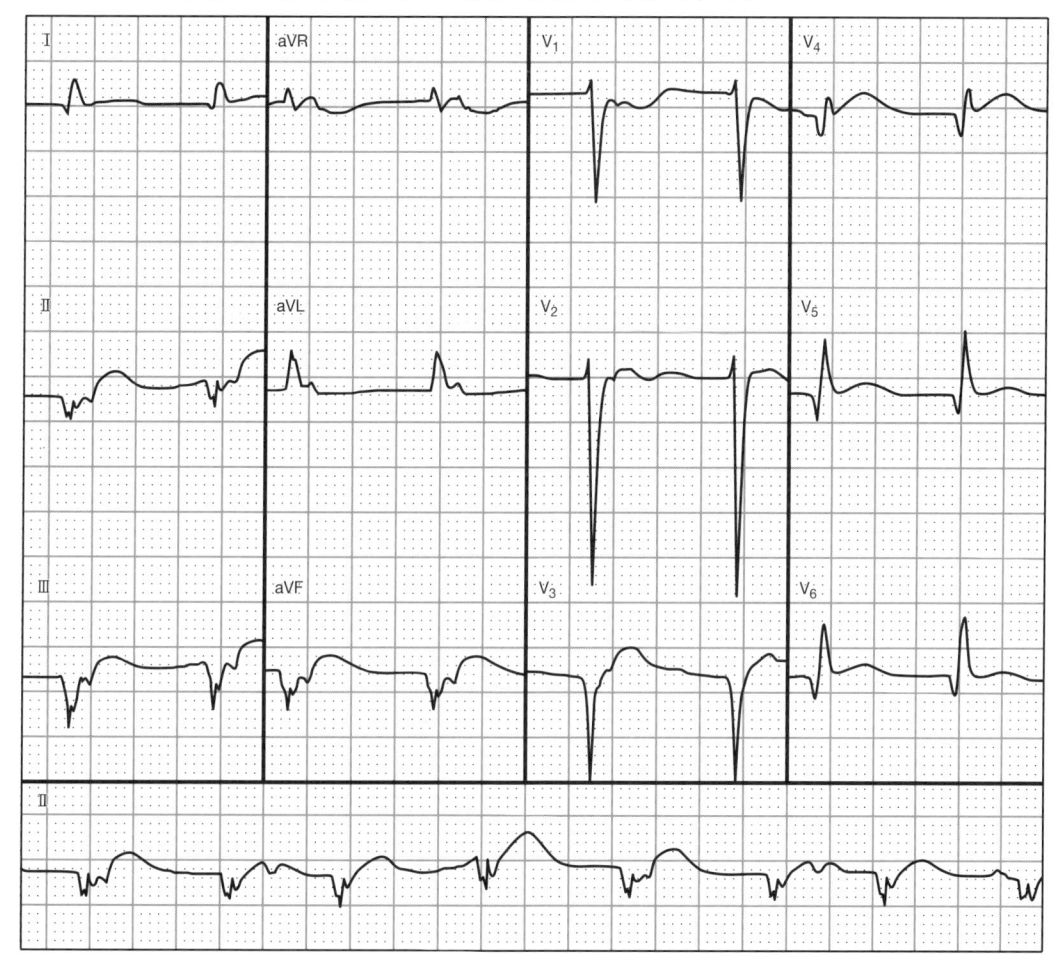

6-57 以下の心電図における異常を明らかにせよ（胸痛症例）。

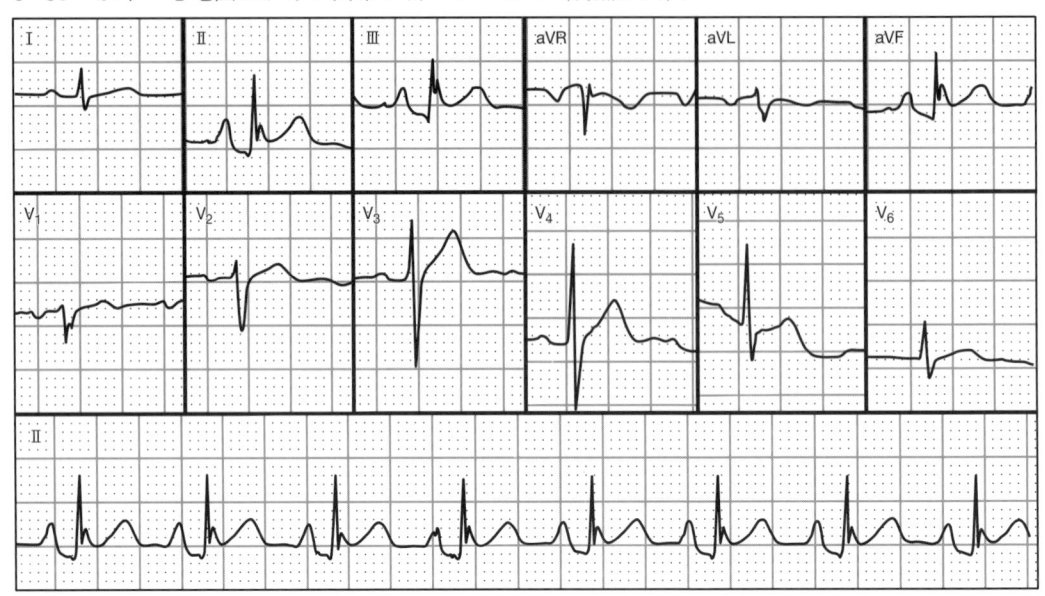

6-58 以下の心電図における異常を明らかにせよ。

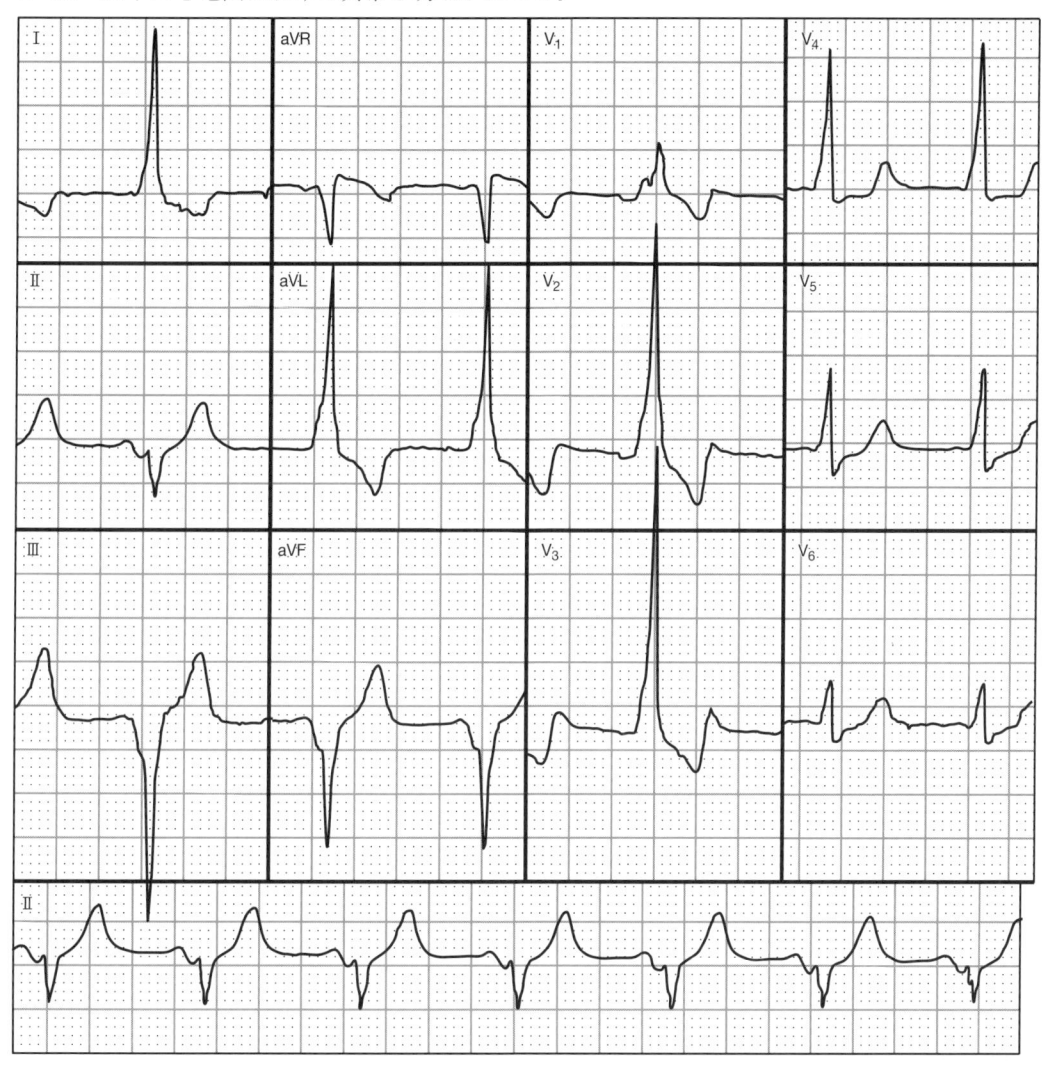

6-59 以下の心電図における異常を明らかにせよ。

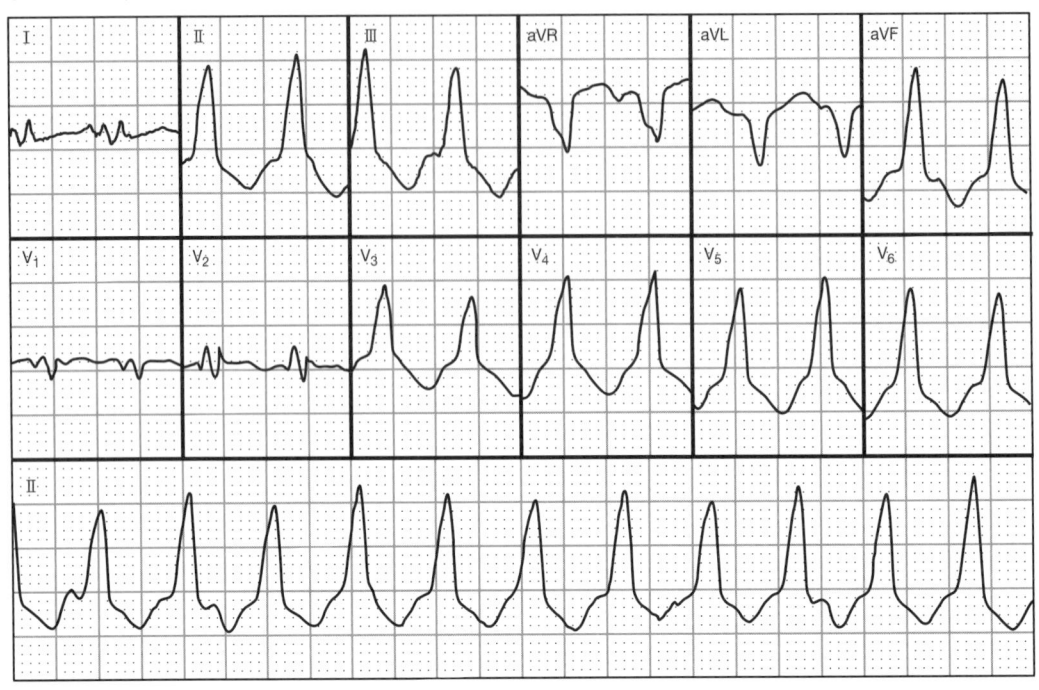

6-60 以下の心電図における異常を明らかにせよ（Ⅱ, aVR, aVF 誘導の挿入波形は平時の心電図）。

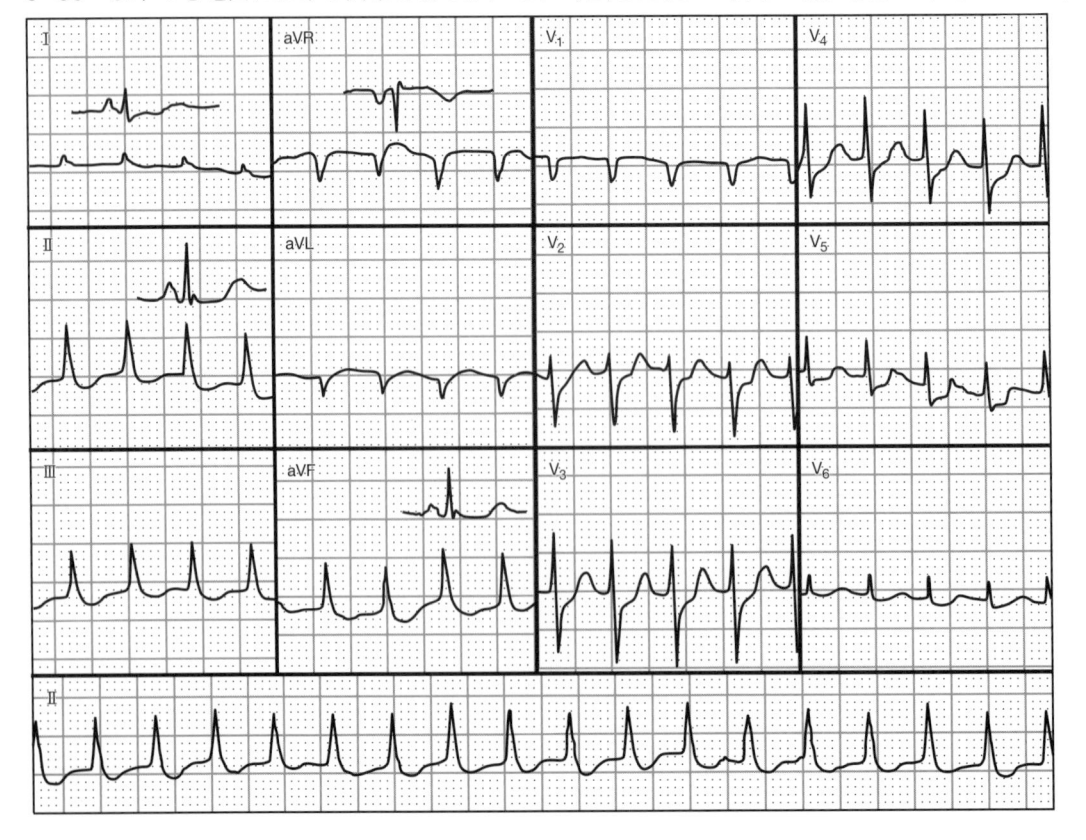

参考文献

Bernstein AD, Daubert JC, Fletcher RD et al., North American Society of Pacing and Electrophysiology/British Pacing and Electrophysiology Group. The revised NASPE/BPEG generic code for antibradycardia, adaptive-rate, and multisite pacing. *Pacing Clin Electrophysiol* 2002; **25**: 260–264.

Bernstein NE, Sandler DA, Goh M, Feigenblum DY. Why a sawtooth? Inferences on the generation of the flutter wave during typical atrial flutter drawn from radiofrequency ablation. *Ann Noninvasive Electrocardiol* 2004; **9**: 358–361.

Brugada P, Brugada J. Right bundle branch block, persistent ST segment elevation, and sudden cardiac death: a distinct clinical and electrocardiographic syndrome. A multicenter report. *J Am Coll Cardiol* 1992; **20**: 1391–1396.

Buxton AE, Marchlinski FE, Doherty JU et al. Hazards of intravenous verapamil for sustained ventricular tachycardia. *Am I Cardiol* 1987; **59**: 1107–1110.

Coumel P. Catecholaminergic polymorphic ventricular tachyarrhythmias in children. *Card Electrophysiol Rev* 2002; **6**: 93–95.

Coumel P, Leclercq JF, Attuel P, Maisonblanche P. The QRS morphology in postmyocardial infarction ventricular tachycardia. A study of 100 tracings compared with 70 cases of idiopathic ventricular tachycardia. *Eur Heart J* 1984; **5**: 792–805.

Fenichel RR, Malik M, Antzelevitch C et al. Drug-induced torsades de pointes and implications for drug development. *J Cardiovasc Electrophysiol* 2004; **15**: 475–495.

Haïssaguerre M, Jaïs P, Shah DC et al. Spontaneous initiation of atrial fibrillation by ectopic beats originating in the pulmonary veins. *N Engl J Med* 1998; **339**: 659–666.

Josephson ME, Callans DJ. Using the twelve-lead electrocardiogram to localize the site of origin of ventricular tachycardia. *Heart Rhythm* 2005; **2**: 443–446.

Kerr C, Gallagher JJ, German L. Changes in ventriculoatrial intervals with bundle branch block aberration during reciprocating tachycardia in patients with accessory atrioventricular pathways. *Circulation* 1982; **66**: 196–201.

Kindwall KE, Brown J, Josephson ME. Electrocardiographic criteria for ventricular tachycardia in wide complex left bundle branch block morphology tachycardias. *Am J Cardiol* 1988; **61**: 1279–1283.

Marriott HJL. Differential diagnosis of supraventricular and ventricular tachycardia. *Geriatrics* 1970; **25**: 91–101.

Olshansky B. Ventricular tachycardia masquerading as supraventricular tachycardia: a wolf in sheep's clothing. *J Electrocardiol* 1988; **21**: 377–384.

Priori SG. Inherited arrhythmogenic diseases: the complexity beyond monogenic disorders. *Circulation Res* 2004; **94**: 140–145.

Schamroth L, Dove E. The Wenckebach phenomenon in sino-atrial block. *Br Heart J* 1966; **28**: 350–358.

Wellens HJ, Bar FW, Lie KI. The value of the electrocardiogram in the differential diagnosis of a tachycardia with a widened QRS complex. *Am J Med* 1978; **64**: 27–33.

Zeltser D, Justo D, Halkin A. Drug-induced atrioventricular block: prognosis after discontinuation of the culprit drug. *J Am Coll Cardiol* 2004; **44**: 105–108.

セルフアセスメント　解答

NB：軸の値は 10°の範囲内とした。この範囲内の値はどれも正確と考えるべきである。セルフアセスメント Part 3〜6 では診断の支持のためにのみ軸を記載した。

■ セルフアセスメント Part 1

1-1　a

1-2　b, a

1-3　PR 間隔が延長（260 msec）。それ以外は正常。正常軸：+25〜+35°。

1-4　b

1-5　左軸偏位：−35〜−45°。

1-6　b

1-7　右軸偏位：+105〜+115°。

1-8　c

1-9　a

1-10　早期移行（V_2 誘導）。それ以外は正常。正常軸：+55〜+65°。

1-11　正常軸：+60〜+70°。

1-12　左軸境界域：0〜−10°。

1-13　左軸偏位：−55〜−65°。

1-14　正常軸：+70〜+80°。

1-15　右軸偏位：+115〜+125°。

1-16　正常軸：+55〜+65°。

1-17　早期移行（V_2 誘導）。それ以外は正常。左軸境界域：0〜−10°。

1-18　右軸偏位：+160〜+170°。S_I, S_{II}, S_{III} サインが存在（6 章参照）。

1-19　正常。正常軸：+55〜+65°。

1-20　QRS 波形が異常。陽性デルタ波がみられる。

■ セルフアセスメント Part 2

2-1　左脚ブロック。軸：−5〜−15°。

2-2　右脚ブロックと左脚後枝ブロック。軸：+205〜+215°。

2-3　前壁中隔心筋梗塞の超急性期（V_1〜V_5 誘導）。下壁誘導でみられる相反性 ST 部分低下（鏡面像）。

2-4　c

2-5　b

2-6　a

2-7　急性下壁側壁梗塞（II, III, aVF, V_3〜V_6 誘導）。

2-8　左脚前枝ブロック，急性前壁中隔梗塞（V_1〜V_6 誘導）。軸：−55〜−65°。

2-9	急性下壁梗塞（Ⅱ, Ⅲ, aVF 誘導）と相反性変化（鏡面像）（Ⅰ, aVL 誘導）。右脚ブロック，PR 間隔延長（240 msec）。軸：+145～+155°。
2-10	b
2-11	b
2-12	6月6日の心電図：記録は正常範囲内。軸：+40～+50°。 6月7日の心電図：前壁中隔の超急性期変化が今回存在する（V_2～V_5 誘導）。
2-13	c
2-14	8月19日の心電図：V_1～V_5 誘導で超急性期変化。軸：+50～+60°。 8月21日の心電図：非 Q 波急性前壁中隔梗塞（V_2～V_5 誘導）。軸：+55～+65°。
2-15	左脚前枝ブロック。軸：-55～-65°。陳旧性側壁梗塞（Ⅰ, aVL 誘導），前壁梗塞（V_2～V_6 誘導）。
2-16	最近発症した後壁梗塞：V_1～V_3 誘導の相反性変化（鏡面像）と V_5, V_6 誘導の電位低下。軸：+40～+50°。
2-17	11月29日の心電図：左脚前枝ブロックの可能性。軸：-30～-40°。超急性期前壁中隔梗塞（V_2～V_5 誘導）。 11月30日の心電図：左脚前枝ブロック。軸：-55～-65°。急性前壁梗塞（V_2～V_5 誘導）。
2-18	1月25日の心電図：左脚前枝ブロック。軸：-50～-60°。超急性期前壁中隔梗塞。 1月26日の心電図：二枝ブロック（左脚前枝ブロックと右脚ブロック）。軸：-70～-80°。急性前壁中隔梗塞（V_1～V_5 誘導）。前胸部側壁誘導でR波高の減少が認められる。
2-19	最近発症した下壁梗塞（Ⅱ, Ⅲ, aVF 誘導）。最近発症した後壁梗塞（V_1～V_3 誘導の相反性変化と V_5, V_6 誘導の電位低下）。
2-20	前胸部誘導（V_1～V_4）での急性のST上昇は，狭心症に合致する。軸：+35～+45°。
2-21	急性下壁梗塞の進行（Ⅱ, Ⅲ, aVF 誘導）。後壁梗塞（V_1～V_3 誘導の相反性変化と V_5, V_6 誘導の電位低下）。軸：0～-10°。
2-22	左脚前枝ブロック。軸：-35～-45°。PR 間隔が延長（240 msec）。
2-23	陳旧性下壁側壁梗塞（Ⅱ, Ⅲ, aVF, V_5, V_6 誘導）。陳旧性後壁梗塞の可能性（V_1～V_3 誘導で高いR波）。軸：+210～+220°。低電位と著明な右軸偏位は左室心筋の消失を反映している可能性がある。
2-24	陳旧性下壁梗塞（Ⅲ, aVF 誘導）。前壁心筋虚血（V_2～V_5 誘導でST低下）。軸：-10～-20°。
2-25	左脚前枝ブロック。軸：-55～-65°。最近発症した前壁中隔梗塞（V_1～V_3 誘導）。

■ セルフアセスメント Part 3

3-1	洞頻脈，136 回/分。
3-2	b
3-3	洞徐脈，48 回/分。洞停止（3.06 sec）。
3-4	洞不整脈，60～90 回/分。
3-5	Set A：右脚ブロック。左脚後枝ブロック。軸：+205～+215°。 Set B：左脚ブロック。軸：+55～+65°。
3-6	洞調律，81 回/分。4：1 伝導比の 2 度洞房ブロック。ポーズは洞基本周期（周期長）の倍数であり，3番目の QRS 波は接合部補充収縮。

3-7 洞調律，約70回/分。3:2洞房伝導比の2度I型（Wenckebach）洞房ブロック。
3-8 左室肥大。軸：+15〜+25°。
3-9 右室肥大。右房異常の可能性。軸：+150〜+160°。
3-10 a
3-11 a
3-12 11月15日の心電図：左室肥大。軸：+45〜+55°。
11月16日の心電図：左脚ブロック。軸：−10〜−20°。
3-13 急性心膜炎。軸：+55〜+65°。
3-14 c
3-15 急性心膜炎または早期再分極。軸：+55〜+65°。
3-16 早期再分極症候群。軸：+55〜+65°。
3-17 a
3-18 12月19日の心電図：急性前壁側壁心筋梗塞。左脚前枝ブロックを伴う。軸：−70〜−80°。
12月21日の心電図：急性前壁側壁心筋梗塞。右脚ブロックと左脚前枝ブロックを伴う。軸：−55〜−65°。
調律記録（II誘導） 1：正常心室内伝導と右脚ブロックの交互脈。
2：正常伝導と左脚前枝ブロックの交互脈。
3：正常伝導と，左脚前枝ブロックと右脚ブロックの交互脈。
3-19 b
3-20 c
3-21 a
3-22 b
3-23 右室肥大。右房異常。軸：+115〜+125°。
3-24 洞頻脈，107回/分。洞停止。
3-25 洞調律，65回/分。2度II型（Mobitz II）洞房ブロック。
3-26 洞調律。4:3洞房伝導比の2度I型（Wenckebach）洞房ブロック。
3-27 右脚ブロックと左脚後枝ブロックを伴う。軸：+130〜+140°。
3-28 急性前壁中隔心筋梗塞。左脚前枝ブロックを伴う。軸：−40〜−50°。
調律記録：洞調律，99回/分，心房期外収縮を伴い心房細動を誘発している。
3-29 右室肥大。軸：+115〜+125°。S_I，S_{II}，S_{III}サインが存在している。
3-30 急性心膜炎よりも早期再分極症候群の可能性。最近の下壁心筋梗塞。左室肥大。
3-31 最近発症した下壁心筋梗塞。後壁梗塞も可能性あり。急性心膜炎を伴う。
3-32 右室肥大。軸：+115〜+125°。調律記録：心房細動。
3-33 急性心膜炎。軸：+55〜+65°。
3-34 左室肥大。最近の下壁心筋梗塞。軸：+5〜−5°。
3-35 "神経原性"T波を伴うクモ膜下出血の可能性。軸：+25〜+35°。
3-36 右室肥大。軸：+115〜+125°。
3-37 左脚ブロック。軸：−10〜−20°。調律記録：洞調律，100回/分。心室内伝導は間歇的に正常化（幅の狭いQRS波）。
3-38 早期再分極症候群。軸：+55〜+65°。
3-39 左室肥大。軸：+55〜+65°。

3-40 右脚ブロック。左脚後枝ブロック。軸：＋150〜＋160°。調律記録：2度Ⅱ型（MobitzⅡ）房室ブロック。

■ セルフアセスメント Part 4

4-1 右脚ブロックと左脚後枝ブロック。軸：＋150〜＋160°。調律記録：心房二段脈。

4-2 急性前壁梗塞。右脚ブロック，左脚後枝ブロックを伴う。軸：＋120°。
調律記録：発作性房室ブロック。

4-3 洞調律，94回/分。2度Ⅰ型（Wenckebach）房室ブロック（伝導比は6：5）。

4-4 多源性心房頻拍，約125回/分。

4-5 心房粗動（伝導比は4：1）。心室レート：71回/分。

4-6 超急性期前壁中隔心筋梗塞。調律記録：心房粗動（伝導比は6：1）。

4-7 右脚ブロックと左脚前枝ブロック。軸：−70〜−80°。調律記録：洞調律，94回/分。2度Ⅱ型（MobitzⅡ）房室ブロック。

4-8 最近発症した下壁心筋梗塞，後壁心筋梗塞。調律記録：洞頻脈，105回/分。2度Ⅰ型（Wenckebach）房室ブロック（伝導比は4：3）。

4-9 多源性心房頻拍，約150回/分。右室肥大の可能性あり。軸：未確定。

4-10 洞調律，78回/分。右脚ブロック。洞停止。

4-11 洞頻脈，106回/分。3度房室ブロック。補充調律（37回/分）がみられる。

4-12 右室肥大。軸：未確定。
調律記録：心房頻拍で2：1まで伝導比が変化するWenckebach伝導。

4-13 急性前壁中隔心筋梗塞。低位心房（接合部）調律。
調律記録：洞調律，83回/分。心房期外収縮が心房細動を誘発している。

4-14 洞頻脈，105回/分。最初のポーズは非伝導性心房期外収縮。2番目の心房期外収縮は変行伝導を伴って伝導している（7番目のQRS波）。

4-15 右脚ブロック。右室肥大の可能性あり。軸：＋115〜＋125°。心房細動。

4-16 洞調律，81回/分。2度房室ブロック（伝導比は2：1）。

4-17 洞調律，94回/分。2度Ⅰ型（Wenckebach）房室ブロック。2度Ⅱ型（MobitzⅡ）洞房ブロック。両結節疾患の例。

4-18 洞頻脈，102回/分。右脚ブロック。左脚後枝ブロック。軸：＋150〜＋160°。伝導比2：1の房室ブロック。
調律記録：2度房室ブロックで2：1伝導。R-R間隔が延長すると心室内伝導が一時的に正常化する。

4-19 急性下壁心筋梗塞。Ⅰ型（Wenckebach）洞房ブロック（伝導比は3：2〜4：3）。

4-20 洞調律，86回/分。2度房室ブロック（伝導比は2：1）。

4-21 洞調律。3度房室ブロック。接合部補充調律，36回/分。

4-22 洞調律，73回/分。1度房室ブロック（PR間隔：420 msec）。

4-23 心房二段脈。

4-24 3度房室ブロック。洞頻脈（125回/分）が37回/分の接合部補充調律と解離している。

4-25 洞調律，88回/分。2度Ⅱ型（MobitzⅡ）房室ブロック（伝導比は4：3）。

4-26 洞調律，94回/分。3度房室ブロック。接合部補充調律，36回/分。

4-27　時計方向回転の心房粗動，2：1の房室伝導比（360 msec：180 msec）。

4-28　洞調律。心房期外収縮が心房頻拍（156 回/分）を誘発している。

4-29　洞調律，71 回/分。2 度 II 型（Mobitz II）洞房ブロック。

4-30　洞調律，65 回/分。2 度 II 型（Mobitz II）房室ブロック。

4-31　洞調律，94 回/分。右脚ブロックと左脚前枝ブロック。軸：−75〜−85°。
　　　調律記録：3 度房室ブロック。補充調律，45 回/分。

4-32　急性下壁梗塞。2 度 I 型（Wenckebach）房室ブロック。

4-33　洞調律，88 回/分。心室期外収縮が発作性房室ブロックを誘発している。2 つの異なった起源からの補充収縮がみられる。

4-34　反時計方向回転の心房粗動で 3：1 の房室伝導比。心室応答は約 100 回/分。

4-35　左脚ブロック。調律記録：2 度房室ブロック。補充捕捉二段脈。

4-36　洞調律，64 回/分。2 度房室ブロック（伝導比は 2：1〜3：1）。

4-37　左脚前枝ブロック，QRS 軸：−55°。右脚ブロック。左室肥大。

4-38　左脚ブロック。洞頻脈，115 回/分。2 度房室ブロック（房室伝導比 2：1）が，緩徐な補充調律（23 回/分）を伴う高度房室ブロックに進展。最下段の 1 番目の QRS 波はたまたま洞捕捉している。

4-39　9 月 10 日の心電図：超急性期前壁中隔心筋梗塞。
　　　9 月 11 日の心電図：急性前壁中隔心筋梗塞。

4-40　右室肥大。軸：+130〜+140°。

4-41　洞調律，83 回/分。1 度房室ブロック（PR 間隔：440 msec）。非伝導性心房期外収縮の結果，補充捕捉二段脈。

4-42　12 月 19 日の心電図：急性心膜炎。
　　　12 月 23 日の心電図：心膜炎回復中。ST 部分は基線に復帰し T 波は陰転化。

4-43　左脚ブロック。

4-44　5 月 3 日の心電図：左脚ブロック。
　　　調律記録：洞頻脈，105 回/分。3 度房室ブロック。接合部補充調律，61 回/分。
　　　5 月 4 日の心電図：右脚ブロックと左脚前枝ブロック。軸：−55〜−65°。調律は心房細動。

4-45　左脚ブロック。調律記録：洞調律，71 回/分。2 度 I 型（Wenckebach）房室ブロックで，伝導比は 3：2〜5：4。心室内伝導が長い R−R 間隔により部分的に正常化している。

■ セルフアセスメント Part 5

5-1　洞頻脈，106 回/分。Wolff-Parkinson-White 症候群（後中隔副伝導路）。

5-2　d

5-3　b

5-4　3：31 pm の心電図：心房細動早期興奮頻拍，273 回/分。
　　　5：18 pm の心電図：Wolff-Parkinson-White 症候群。

5-5　房室結節リエントリー性頻拍（AVNRT），176 回/分。

5-6　房室回帰性頻拍（AVRT），181 回/分。前胸部での ST 低下に注意。P 波は ST 部分にある。

5-7　右室肥大。軸：+125〜+135°。

5-8　8 月 2 日 12：47 am の心電図：順方向性頻拍，214 回/分。

8月2日 12:50 pm の心電図：最小早期興奮。
8月3日 5:53 am の心電図：Wolff-Parkinson-White 症候群（右前壁副伝導路）。

5-9 房室結節リエントリー性頻拍（AVNRT），215 回/分。

5-10 Wolff-Parkinson-White 症候群（左側壁副伝導路）。

5-11 房室結節リエントリー性頻拍（AVNRT），167 回/分。

5-12 洞調律，83 回/分。1 度房室ブロック（PR 間隔：320 msec）。心房期外収縮が発作性房室ブロックを誘発している。3 番目の QRS 波は接合部補充収縮を表している。

5-13 洞調律，84 回/分。非伝導性心房期外収縮。

5-14 房室回帰性頻拍（AVRT），150 回/分。

5-15 Wolff-Parkinson-White 症候群（後中隔副伝導路），間歇性。

5-16 Wolff-Parkinson-White 症候群。順方向性頻拍，230 回/分。右脚ブロック変行伝導。

5-17 房室結節リエントリー性頻拍（AVNRT），190 回/分。

5-18 洞調律，75 回/分。2 度 I 型（Wenckebach）房室ブロック。

5-19 洞頻脈，106 回/分から，心房頻拍，136 回/分へ移行。

5-20 房室回帰性頻拍（AVRT），187 回/分。前胸部誘導での ST 低下と ST 部分にある P 波に注意。

5-21 房室回帰性頻拍（AVRT），190 回/分。ST 部分にある P 波に注意。

5-22 房室結節リエントリー性頻拍（AVNRT）で，交代性周期長を伴う。電気生理検査（EPS）で，順行伝導が 2 つの遅伝導路を交互に介し，逆行伝導が単一の速伝導路を介することがわかった。

5-23 上段：洞頻脈，107 回/分。Wolff-Parkinson-White 症候群。
中段：順方向性頻拍，215 回/分。
下段：心房細動早期興奮 QRS 波。最短の早期興奮 R-R 間隔が約 160 msec で，可能な心室レートは約 330 回/分。

5-24 房室回帰性頻拍（AVRT），214 回/分。V_1 誘導のわずかな QRS 交互脈に注意。

5-25 反時計方向回転心房粗動，変動的な 2：1 伝導比。

5-26 1 月 13 日の心電図：Wolff-Parkinson-White 症候群（左側壁副伝導路）。
1 月 19 日の心電図：順方向性頻拍，197 回/分。

5-27 房室回帰性頻拍（AVRT），214 回/分。

5-28 左室肥大。

5-29 Wolff-Parkinson-White 症候群（右前壁副伝導路）。

5-30 房室結節リエントリー性頻拍（AVNRT），158 回/分。

5-31 房室回帰性頻拍（AVRT），187 回/分。

5-32 Wolff-Parkinson-White 症候群（右後壁副伝導路）。

5-33 陳旧性前壁心筋梗塞。左脚後枝ブロック。軸：+115〜+125°。

5-34 Wolff-Parkinson-White 症候群（後中隔副伝導路）。

5-35 早期再分極症候群。

5-36 Wolff-Parkinson-White 症候群（後壁副伝導路）。

5-37 房室結節リエントリー性頻拍（AVNRT），172 回/分。

5-38 房室回帰性頻拍（AVRT），217 回/分。

5-39 房室回帰性頻拍（AVRT）で左脚ブロック変行伝導を伴う（逆行性 P 波が下壁誘導の ST 部分に存在する）。

■ セルフアセスメント Part 6

6-1 VAT ペースメーカ。レートは 75 回/分。

6-2 心室頻拍，129 回/分。室房伝導比は 2：1。

6-3 洞頻脈，107 回/分。2 度 I 型房室ブロック。5 番目の P 波は心房期外収縮で再入（リエントリー）して心房反響収縮（エコービート，矢印）を生じている。

6-4 心房頻拍，伝導が変化して右脚ブロック変行伝導が 3 拍ある。

6-5 房室結節リエントリー性頻拍（AVNRT），172 回/分。挿入部は洞調律。

6-6 DDD ペースメーカ。4 番目の QRS 波は心房期外収縮への反応である。5 番目の QRS 波後の心房期外収縮は PVARP 中で感知されていない。

6-7 洞頻脈，103 回/分。心室期外収縮により急に発作性房室ブロックが生じている。

6-8 洞徐脈，57 回/分。1 度房室ブロック（PR 間隔：400 msec）。2 度 II 型洞房ブロック。3 番目の QRS 波は補充収縮。これは"両結節疾患"の例。

6-9 b

6-10 a

6-11 a

6-12 b

6-13 b

6-14 a

6-15 心室頻拍，152 回/分（房室解離に注意せよ）。

6-16 上室頻拍，156 回/分。左脚ブロック変行伝導。心房調律は 2：1 の伝導比の心房粗動の可能性あり。

6-17 心室頻拍，147 回/分。

6-18 c

6-19 洞頻脈，120 回/分。心房期外収縮により急に発作性房室ブロックが生じている。4 番目の QRS 波は補充収縮。

6-20 Wolff-Parkinson-White 症候群（右前壁副伝導路）。

6-21 洞頻脈，125 回/分。3 度房室ブロック。接合部補充調律，46 回/分。

6-22 心室頻拍，202 回/分。調律記録で融合収縮が生じている。

6-23 洞調律，60 回/分。両心腔において補足不全と感知不全が認められる。

6-24 洞調律，91 回/分。房室解離。VVI ペースメーカ，75 回/分。

6-25 洞頻脈，129 回/分。心室頻拍，151 回/分。2 番目と 11 番目の QRS 波は融合収縮。房室解離が存在する。

6-26 洞調律，62 回/分。心房期外収縮。ペースメーカ刺激は捕捉されておらず，間歇的に適切に感知している。

6-27 5 つの可能性がある。①異所性心房頻拍，②速-遅房室結節リエントリー性頻拍（F-S AVNRT），③遅-遅房室結節リエントリー性頻拍（S-S AVNRT），④房室回帰性頻拍（AVRT）で室房伝導が緩徐伝導する副伝導路を介するもの，⑤永続性接合部回帰性頻拍（PJRT）。

6-28 b

6-29 c

6-30 a

6-31 a
6-32 Wolff-Parkinson-White 症候群（後中隔副伝導路）。
6-33 VVI ペースメーカ（最初の QRS 波），心房頻拍，215 回/分の可能性があり，2：1 のペーシング反応（上限レートトラッキング）。
6-34 DDD ペースメーカ，82 回/分。
6-35 Wolff-Parkinson-White 症候群（挿入記録）。順方向性頻拍，230 回/分。
6-36 VVI ペースメーカ，60 回/分。感知不全。4 番目の QRS 波は偽性融合収縮。
6-37 VVI ペースメーカ，68 回/分。間歇的な感知不全と捕捉不全。
6-38 二方向性心室頻拍，167 回/分。
6-39 心室頻拍，160 回/分。
6-40 a
6-41 Wolff-Parkinson-White 症候群。心房細動が副伝導路を介して間歇的に伝導している。最短の早期興奮 R−R 間隔は 220 msec。
6-42 DDD ペースメーカ，62 回/分。
6-43 永続性接合部回帰性頻拍，131 回/分。
6-44 心室頻拍，168 回/分。
6-45 Wolff-Parkinson-White 症候群（後中隔副伝導路）。
6-46 房室結節リエントリー性頻拍（AVNRT），187 回/分。早期興奮右脚ブロック。
6-47 促進心室固有調律，86 回/分。
6-48 心房頻拍の可能性，174 回/分。房室解離。補充調律，73 回/分。
6-49 多形性心室頻拍。
6-50 心室頻拍，131 回/分，6：1 進出ブロック。房室解離の存在に注意。
6-51 1 度房室ブロック，左脚ブロック，2 度 II 型洞房ブロックの 4：1 伝導比。
6-52 心房粗動（伝導比は 4：1〜8：1）。
6-53 心室頻拍，231 回/分。上方軸。
6-54 最近の下壁後壁心筋梗塞。左室肥大。
6-55 心房細動，右室肥大。軸：+115〜+125°。
6-56 促進接合部調律，95 回/分。逆行伝導により心室エコービートが生じている。
6-57 急性心膜炎（下壁誘導での PR 部分の低下に注意）。
6-58 Wolff-Parkinson-White 症候群（左後壁副伝導路）。
6-59 心室頻拍，137 回/分。調律記録での房室解離に注意。
6-60 房室結節リエントリー性頻拍（AVNRT），216 回/分。

索引

【ギリシャ，数字】

β遮断薬　181, 183
ε波　168

Ⅰ型(Wenckebach)洞房ブロック　58
　　──，セルフアセスメント　64
1度洞房ブロック　58
1度房室ブロック　4, 76
2度洞房ブロック　58
2度房室ブロック　76
2連発　161
3度洞房ブロック　58
3度房室ブロック　79

【欧文】

A

A型RVH　52
Andersen-Tawil症候群　170, 181
Ashman現象　29
ATP　189
atrial fibrillation(AF)　89
atrial flutter(AFL)　90
atrial tachycardia(AT)　91
atrioventricular nodal reentrant tachycardia(AVNRT)　115
atrioventricular reciprocating tachycardia(AVRT)　117

B

Bachmann束　56
Brugadaサイン　179
Brugada症候群　179
　　──，セルフアセスメント　193
Brugadaのアリゴリズム　166

C

C型RVH　52
Chagas病　29, 79
coved型　179

D・E

DFT　190

Ebstein奇形　124
Einthovenの三角形　6
　　──，セルフアセスメント　15
Einthovenの法則　6

F・H

f波　89
F波　90
F波レート　90

His束　21

I・J

implantable cardioverter-defibrillator(ICD)　180, 183, 189

J点　4, 11
　　──，急性心膜炎　53
J波　5, 54
Jervell and Lange-Nielsen症候群　4, 180

K

Kent束　124
Kindwallの基準　166
Kosowsky A型　83
Kosowsky B型　83

L

Lenègre病　28, 79
Lev病　28, 79
Lewis誘導　93
lone AF　90
Lyme病　79

M

Mahaim頻拍　128
MobitzⅠ型(Wenckebach)2度房室ブロック　76
MobitzⅡ型2度房室ブロック　76
MobitzⅡ型洞房ブロック　59

O・P

Osborn波　5, 54
　　──，セルフアセスメント　62

P細胞　56
P波　1
P'波　88
P-P間隔　4
　　──，洞調律　57
PR延長　179
PR間隔　4
　　──，異なる　122
　　──，房室ブロック　76
　　──，の動揺　76
PR低下，急性心膜炎　53, 54
premature ventricular complex(PVC)　161
Prinzmetal狭心症　33
　　──，セルフアセスメント　41
Purkinje線維　22

Q

Q波　2
QR間隔　4, 24, 51
QRS間隔　4
　　──の延長　168
QRS波　2, 12
　　──の幅　163
QS波　2, 35

QT 延長　39, 170
QT 延長症候群　4, 180
QT 延長症候群 1　180
QT 延長症候群 2　181
QT 延長症候群 3　181
QT 延長症候群 4　181
QT 延長症候群 5　181
QT 延長症候群 6　181
QT 延長症候群 7　181
QT 延長症候群 8　181
QT 間隔　4
QT 短縮症候群　180

R

R 波　2
　── の増高不良　12
R 波振幅の減高　35
Romano-Ward 症候群　4, 180
RP＜PR　117
RP＞PR　117, 121
　──, セルフアセスメント　199
RP 間隔
　──, 交互に変化　119
　──, 異なる　122
R-R 間隔　4
　──, 交互に変化　119
R＞S 波形　127

S

S 波　2
S_I, S_{II}, S_{III} サイン　52
S5 誘導　93
saddleback 型　179
SCN5A 遺伝子欠損　179
ST 上昇
　──, 急性心筋梗塞　34
　──, 急性心膜炎　53
ST 低下　33
　──, 房室回帰性頻拍　119
ST 部分　4
　── の平坦化　33

T

T 波　3
　──, 高く対称性の　54
T 波陰転化　39, 168
　──, 急性心筋梗塞　34
　──, 急性心膜炎　53
　──, 心筋虚血　33
　──, セルフアセスメント　42
T 波交互脈　181

Timothy 症候群　181
torsade de pointes（TdP）　170
　──, QT 延長症候群　180

U

U 波　3
Uhl 奇形　168

V

Valsalva 洞　31
ventricular fibrillation（VF）　172
ventricular tachycardia（VT）　161

W

Wellens 症候群　34
　──, セルフアセスメント　68
Wenckebach 現象　58
Wenckebach 時間　76
Wenckebach 周期　58, 76, 80
　──, 交互脈　82
　──, 潜伏伝導　84
Wenckebach ポイント　81
Wilson 中心電極　6, 11
Wolff-Parkinson-White（WPW）症候群　5, 35, 124
　──, 心房細動　90
　──, セルフアセスメント　131
　──, 房室回帰性頻拍　117

【和文】

あ

アーチファクト　173
アコーディオン効果　125
アデノシン　93, 119
アブレーション治療　169

い

イプシロン波　168
異型狭心症　33
　──, セルフアセスメント　41
異常 Q 波, 急性心筋梗塞　34
異常右軸偏位の四分位　7
異常左軸偏位の四分位　7
異所性心房調律　91
異所性心房頻拍　120
異整脈　89, 123
移行帯　11
移行波形　8, 11, 27
移動性心房ペースメーカ　58

遺伝性 QT 延長症候群　180
一方向性ブロック　125
陰性一致性　165
陰性デルタ波　127
陰性波形　8

う

ウォームアップ　91
右冠動脈　32
右冠動脈優位　33
右脚　22
右脚ブロック　23
　── の心電図　25
右脚ブロック波形　166, 169, 170
右軸偏位　9, 10, 23, 52
右室中隔ベクトル　26
右室パターン　11
右室肥大　51
右室流出路頻拍　168
　──, セルフアセスメント　193
右線維三角　21
右房異常　49
　──, セルフアセスメント　67
上に凹　53
植込み型除細動器　180, 189

え・お

エコービート　173
永続性接合部回帰性頻拍　120
遠位伝導系　21, 32

オーバードライブサプレッション　60

か

カテコラミン感受性多形性心室頻拍　170, 182
　──, セルフアセスメント　193
下壁心筋梗塞　38
　──, 3 度房室ブロック　79
　──, セルフアセスメント　41
下方軸　165, 168, 169
加算平均心電図　168
過剰感知　188
過常期　1, 2, 80
過常伝導　2, 80
回帰　115
回帰収縮　160, 173
完全心ブロック　79
完全房室ブロック　79
冠動脈疾患　31

冠動脈の解剖　31
冠攣縮　33
貫通脚　21
間隔　2
間入性心室期外収縮　84, 88, 161
感知　184
感知閾値　184
感知不全　188
感度　184

き

基本機能パラメータ　184
基本ペーシングレート　185
期外間隔　175
期外性 P 波　88
機能の感知不全　188
機能的脚ブロック　29
偽性 q 波　116
偽性 r' 波　117
偽性 s 波　116, 117
脚枝間リエントリー　169
脚枝間リエントリー性心室頻拍　169
逆方向性頻拍　126, 129
休日心臓症候群　90
急性冠症候群　31
急性期
　──，心筋梗塞　35
　──，セルフアセスメント　41
急性心筋梗塞　34
急性心膜炎　53
　──，セルフアセスメント　68
巨大 T 波　39
鋸歯状　90
峡部　90
　── 依存性　90
　── 非依存性　90
鏡像変化　34, 38
近接様効果　51
筋性部心室中隔　21

く

クモ膜下出血　39
クルックス　32
クロストーク　186
偶数比　81

け

稀有型，上室リエントリー性頻拍　115
頸動脈洞マッサージ　93, 119

撃発活動　161
結滞 P 波　83
減衰伝導　76, 81
減速依存性脚ブロック　29

こ

コーブ−平坦 T 波　35
孤立性心房細動　90
交互性 R−R 間隔　119
交互脈，Wenckebach 伝導　82
交差干渉　186
後下行枝　32, 33
後心室間溝　32
後天性 QT 延長症候群　182
後壁心筋梗塞　38
後方経路　115, 116
後方軸偏位　14
高カリウム血症　54
　──，セルフアセスメント　68
高周波アブレーション　90
高電位　49, 50
高度 2 度房室ブロック　78
高度ブロック　59
高頻度駆動（オーバードライブ）抗頻拍ペーシング　189
高頻度駆動抑制　60
梗塞 Q 波　34, 35
異なる PR 間隔　122
異なる RP 間隔　122

さ

サイン波様波形　55
サルボ　161, 162
左回旋枝　31
左冠動脈　31
左冠動脈優位　32
左脚　22
左脚後枝　22
左脚後枝ブロック　23
左脚後枝ブロック波形　169
左脚前枝　22
左脚前枝ブロック　23
　──，セルフアセスメント　43
左脚ブロック　27
左脚ブロック波形　166, 168, 169, 184
　──，Mahaim 頻拍　128
左脚変行伝導　119
左軸偏位　9, 23
左室パターン　12
左室肥大　49
左主幹部　31

左上方軸　164
左線維三角　21
左前下行枝　31
左側壁副伝導路　127
左房異常　49, 90
最小共通周期　175
最小早期興奮　124
最大早期興奮　124
最大トラッキングレート　187

し

ジギタリス中毒　170
肢誘導　6
自動能亢進　161
持続性，心室頻拍　162
軸偏位　163
室房伝導　173
終末偏向成分　90
従属的ペースメーカ（細胞）　59, 87, 156, 174
出力　185
瞬時ベクトル　6, 13
順方向性頻拍　125
除細動　172
除細動閾値　190
上限レート保護回路　187
上室頻拍　119
上室リエントリー性頻拍　115
上部共通路　85
上方軸　169
心筋虚血　33
心筋梗塞　34
心交差　32
心室エコービート　121, 123
心室期外収縮　161, 168
心室興奮　12, 13
　──，右脚ブロック　24, 26
　──，左脚ブロック　27, 28
心室興奮到達時間　23, 50, 51
　──，セルフアセスメント　42
心室後心房不応期　186
心室細動　90, 172
心室三段脈　161
心室静止　79
心室相性洞不整脈　60
心室内伝導障害　21
心室内伝導遅延　4
心室内変行伝導　29, 88
心室二段脈　161
心室頻拍　161, 162
心室頻拍起源の位置決定　167

心室不応期　187
心室不整脈　161
心室融合収縮　165
心室融合波　117
心臓突然死　168, 179
心電図　1
心電図上静的　1
心内電位　1
心内膜下梗塞　38
心内膜リード　184
心拍依存性脚ブロック　118
心拍適合ペーシング　188
心房異常　49
心房期外興奮　88
心房期外収縮　88
心房細動　89, 190
　──, WPW 症候群　125, 127
　──, 急性心膜炎　53
心房束枝伝導路　129
心房束枝頻拍　128
心房粗動　90
　──, Ⅰ型　90
　──, Ⅱ型　90
　──, 急性心膜炎　53
心房調律複合体　56
心房二段脈　88
心房頻拍　91
心房不応期　186
心房不整脈　88
心房補充間隔　188
進出ブロック　175, 177
進入ブロック　174
診断のピットホール　172

す

スキャンペーシング　190
ストレインパターン　50
スラー　4, 27
スリューレート　188
水平面誘導　11

せ

正常軸の四分位　7
正常心電図　11
接合部期外収縮　156
接合部調律　156
接合部頻拍　156
接合部不整脈　156
接合部ペースメーカ　156
接合部補充調律　156
接合部レート　156

絶対的不整　89, 127
絶対不応期　1
零位面　8
先天性 P 波　52
線維性組織　21
線維輪　21, 124
潜在性副伝導路　117, 125
潜在的ペースメーカ　156
潜伏興奮　84
潜伏性期外収縮　160
潜伏性接合部期外収縮　159
潜伏性リエントリー　85
潜伏伝導　84
前額面誘導　6
前胸部誘導　11
前壁心筋梗塞　35, 36, 78
　──, 3 度房室ブロック　79
前方経路　115, 116
前方軸偏位　14

そ

粗動波　90
双極肢誘導　6, 7
双極リード　184
早期移行　11
早期興奮（波）, WPW 症候群　124
早期後脱分極　161
早期再分極　54
早期再分極症候群, セルフアセスメント　64
相対不応期　1
僧帽性 P 波　49
束枝心室頻拍　169
束枝リエントリー　169
促進依存性脚ブロック　29
促進心室固有調律　38, 172
促進接合部調律　79, 86, 156
速-遅型, 房室結節リエントリー性頻拍　116
速伝導路　115
側副血行　33
側壁心筋梗塞　37

た

多形性, 心室頻拍　163
多形性心室期外収縮　161
多形性心室頻拍
　　4, 39, 170, 179, 181, 183
　──, セルフアセスメント　196
多源性心房調律　91
多源性心房頻拍　89, 91

多束枝ブロック　27
対角枝　31
代償性休止　161
高く対称性の T 波　54
単極肢誘導　6, 7
単極リード　184
単形性, 心室頻拍　163
単形性心室頻拍　162

ち・つ

チャネル病　179
遅延移行　11, 23
遅延伝導　125
遅-速型, 房室結節リエントリー性頻拍　116
遅-遅型, 房室結節リエントリー性頻拍　116
遅伝導路　115
中隔枝　31
中隔ベクトル　14, 26
中間枝　32
中間束枝　22
中心線維体　21
中心中隔束枝　22
中部中隔副伝導路　128
超急性期, 心筋梗塞　35

通常型, 上室リエントリー性頻拍
　　　　115

て

デマンドモード　185
デルタ波　5
　──, WPW 症候群　124
低カリウム血症　170
低電位　12
低マグネシウム血症　170
電位減衰　38
電気減衰曲線　189
電気的交互脈　117
電気的ストーム　190
電気的ペーシング　184
電磁干渉　188, 190

と

トリガードアクティビティ　161
トリガーペーシング　185
トルサード・ド・ポアント　4, 170
　──, QT 延長症候群　180
時計方向回転　90
等電位　4

等電位線　1
等頻度房室解離　79, 156
同側性脚ブロック　119
洞結節回復時間　60
洞結節動脈　33
洞徐脈　58
洞性P波　56
洞調律　56
　──の異常　58
洞停止　58, 59
洞頻脈　57
洞不整脈　57
洞不全症候群　59
洞房結節リエントリー性頻拍
　　　　　　　　　60, 121
洞房進出ブロック　58
洞房ブロック　59
洞捕捉収縮　166, 172
特発性心室頻拍　169
鈍角枝　32

な

内因性心室興奮　186
内因性心房興奮　186
内因性洞レート　56

に

二重心室応答　123
二重伝導路　122
二重頻拍　156
二相性T波　34
二束ブロック　27
二段脈の法則　162
二方向性心室頻拍　170, 181, 183

の

ノッチ　5, 23, 27
脳性T波　39

は

バーストペーシング　190
波形　2
　──の命名法　3
歯磨き頻拍　173
肺性P波　49
発火帯　56, 58
幅の狭いQRS波の頻拍　115, 125
幅広いQRS波の頻拍
　　　　　　127, 156, 162, 163
反時計方向回転　90
瘢痕関連性AFL　90

ひ

ヒステレシス　157, 187
非Q波梗塞　34, 38
非持続性，心室頻拍　162
非伝導性PAC　88, 89
非同期　184
非特異的心室内伝導遅延　30
左回旋枝　31
左冠動脈　31
左冠動脈優位　32
左主幹部　31
左上方軸　164
左線維三角　21
左前下行枝　31
左側壁副伝導路　127
羊飼いの杖　33
標示変化　34, 38
標示誘導　35
標準誘導　6
頻拍誘発性心筋症　91, 120
頻脈徐脈症候群　59

ふ

ブランキング時間　186, 187
ブロック促進解離　79
不応期　186
不完全脚ブロック　29
不整脈原性右室異形成症　168
不定軸　10
　──の四分位　7
不適切洞徐脈　59
副収縮　174, 176
副収縮調律　175
副収縮ペースメーカ　175
副伝導路　117, 124, 125, 128
　──の位置決定　127
副伝導路不全　117
複数の伝導路　121
分界稜　56
分裂　5

へ

ヘミブロック　22
ペーシング　184
　──による心室興奮　186
　──による心房興奮　186
ペーシング閾値　185
ペーシング抑制　185
ペースメーカ悪戯者症候群　189
ペースメーカ間隔　186

ペースメーカ関連合併症　189
ペースメーカ起因頻拍　186
ペースメーカ機能不全　188
ペースメーカコード（符号）　185
ペースメーカ不全　58
平均QRS軸　6
平均の心臓ベクトル　6
変時性応答不全　57, 58

ほ

捕捉　159
捕捉不全　189
補充　156
補充間隔　187
補充時間　157
補充調律　158
補充捕捉性二段脈　158
補正QT間隔　4, 180
房室回帰性頻拍　117
房室解離　79, 165, 167, 172
房室間隔　186
房室結節　21
房室結節枝　21
房室結節動脈　33
房室結節リエントリー性頻拍　115
房室溝　31
房室接合部　156
房室伝導の促進　57
房室ブロック　38, 76
北西軸　8
発作性心房細動　179
発作性房室ブロック　78

ま

マイクロリエントリー　161
マグネットレート　188
マクロリエントリー　161
膜性部心室中隔　21

み・む・も

右冠動脈　32
右冠動脈優位　33
右線維三角　21

無人地帯　7

モード変換　188

や

矢先T波　34

ゆ

融合収縮　124, 166, 172, 175, 177
優先伝導路　56

よ

予期せぬ夜間突然死症候群　179
陽性一致性　165
陽性デルタ波　127
陽性波形　8
抑制　184, 186

ら・り・れ・ろ

ランプペーシング　190

リエントリー　115

履歴現象　187
硫酸マグネシウム　182
両脚ブロック　28
両結節疾患　59

連結期　175

六軸座標系　6, 7